아동간호학

장우심 · 황혜정 · 주영주 · 구정아 공저

Child Health Nursing

학지사

머리말

이 책의 집필을 결심하게 된 계기는 몇몇 제자들이 현재 교재로 사용하고 있는 '아동간호학'의 어려움을 토로하면서, 의학적 지식에 초점을 맞춘 간호학보다는 사회복지학과 보육학 등을 전공하는 이들에게 현장에서 사용할 수 있는 보다 실제적이고 유용한 지식과 기술이 포함된 알맞은 교재가 필요하다는 요구에서부터 시작되었다. 현재 국내에는 아동 건강과 질병을 다룬 교재가 이미 여러 권 출간되어 있다. 그러나 기존의 관련 서적들은 의학 혹은 간호학의 관점에서 주제를 다룸으로써 그 내용이 지나치게 깊고 어려운 것도 사실이다. 실제 간호학을 전공하고 있는 간호학도들에게도 '아동간호학'은 결코 쉽지만은 않을 것이다.

유치원교사, 보육교사 및 사회복지사 양성을 목표로 하는 교육과정에서의 '아동간호학'은 다소 다르다고 생각된다. 그러므로 그동안 이루어져왔던 아동 건강과 질병에 관련된 지식과 기술이 의료기관뿐만 아니라 아동보육시설 및 교육현장에서도 도움이 되었으면 하는 바람이다. 이에 아동의 건강과 안전에 대하여 좀 더 쉽게 접근할 수 있도록 하고자 뜻을 함께한 몇몇 선생님들이 힘을 모아 교재를 집필하였다. 사랑하는 제자들에게 그저 지식만을 강요하기보다는 좋아하고 즐길 수 있는 공부가 되도록 해 주자는 생각에서 바쁜 일정 가운데도 여러 차례 편집회의를 거쳐 마침내 교재를 완성하였다.

교재의 구성을 보면, 제1장의 서론 부분은 아동 건강과 안전에 대한 전반적인 개념, 제2장은 아동복지정책의 전망과 과제 그리고 제3장은 성장과 발달에 대해 살펴보았다. 제4, 5, 6장에서는 개인위생, 영양과 휴식, 감염병 관리에 대하여 최근 변경된 부분들을 세세히 살펴보았다. 특히 제7장은 증상에 따른 감염병으로 타 교재의 계통별 분류와는 차별화하여 전문 의료인이 아니더라도 아동 관찰 시 나타나는 증상을 살펴봄으로써 곧바로 어떤 질환인지 쉽게 알 수 있도록 정리하였다. 제 8, 9, 10장은 아동의 주요 질병과 특수아동관리, 심리 · 사회적 건강문제에 대하여 정리하였다. 특히 제11장의 응급처치 부분은 풍부한 현장 경험을 바탕으로 아동에게 흔히 일어날 수 있는 응급상황에 곧바로 대처할 수 있는 유용한 자료들로 구성하였다. 이 책은 교재로서의 활용뿐만 아니라 실제현장에서의 실천지침으로도 활용할 수 있을 것이다.

한 가지 아쉬운 점은 필자들이 집필을 위하여 나름의 노력을 기울였으나 집필에 대한 많은 어려움을 느꼈다는 것이다. 이에 대해 부족한 부분은 향후 강의를 통하여 보충하고 계속 다듬어 나가고자 한다.

『논어』의 옹야(雍也)에는 "아는 것은 좋아하는 것만 못하고, 좋아하는 것은 즐기는 것만 못하다(知之者 不如好之者 好之者 不如樂之者)."라는 말이 있다. 아동간호학을 공부함에 있어 부디 학습자들이 아는 것에만 그치지 말고 좋아하고 즐기길 진심으로 바란다. 이 교재가 유치원교사, 보육교사, 사회복지사 및 관련 학과의 더 나은 발전을 위하여 도움이 된다면 이 또한 큰 보람이 될 것이다.

이 책을 출간할 수 있도록 물심양면으로 도움을 주신 학지사 김진환 사장님과 한승희 차장님, 그 외 원고 교정 및 디자인을 도와주신 편집부 직원 분들께도 진심으로 감사의 인사를 전한다.

2013년 2월

저자 일동

차 례

제 1 장 서 론

1. 아동 건강
2. 안전의 개념
3. 다문화가족과 건강

학습목표

1. 아동 건강의 개념을 이해한다.
2. 아동 건강에 영향을 미치는 요인을 이해한다.
3. 안전의 개념을 이해한다.
4. 다문화가족과 건강의 관련성을 이해한다.

제1장

서 론

1. 아동 건강

1) 아동 건강의 개념

'아동'이란 일반적으로 '신체적 · 정신적으로 아직 미성숙한 상태의 인간'을 의미하는 것으로 「아동복지법」 제2조 제1항에서는 '18세 미만의 자'를 말한다. 또한 교육학 사전에서는 '아동이란 신생아와 유아까지 포함하고 사춘기와 청년기에 도달하기 전까지'를 이른다.

'건강'에 대한 정의는 매우 다양하며 간단하게 정의 내리기가 결코 쉽지 않다. 건강은 인간의 가장 기본적인 권리로 행복한 삶을 영위하는데 꼭 필요하며, 우리나라 「헌법」에도 "모든 국민은 건강하고 쾌적한 환경에서 생활할 권리를 가진다."라고 명시하였다.

건강의 어원을 살펴보면 10세기 이후부터 'whole'에서 시작되어 'hale'로, 이후 'health'로 변화되어 왔으며, 이는 단순히 '신체상태가 완전하고 양호하며 굳세다.'라는 뜻을 의미하였다. 그러나 현대에 이르러 1998년 5월 제네바에서 열린 세계보건기구(World Health Organization: WHO) 총회에서는 '건강'이란 단순히 질병이나 불구가 없는 상태가 아니라 '신체적 · 정신적 · 사회적으로 안녕한 상태'라고 정의하였다. 이처럼 건강의 개념을 소극적 개념이 아닌 적극적 개념으로 생각하였음을 알 수 있다.

그 밖에도 버나드(Claude Bernard)는 "건강이란 외부 환경의 변동에 대한 내부 환경의 항상성이 유지되는 상태"라고 하였고, 파슨즈(Talcott Parsons)는 "건강은 각 개인이 사회적인 역할과 임무를 효과적으로 수행할 수 있는 최적의 상태"라고 하였다. 즉, '주어진 환경과 유전적인 조건하에서 인간이 적절하게 기능을 하는 상태 또는 수준'이라고 할 수 있다.

이상의 정의에 비추어 보면, '아동 건강'이란 '미성숙한 아동의 신체적 · 정신적 · 사회적으로 안녕한 상태'를 유지하도록 하는 것이다. 아동의 건강은 다음 세대를 이어갈 나라의 기둥으로 대단히 중요할 뿐만 아니라 아동발달 주기에서도 영아기의 경우 발달의 여러 측면에서 결정적 시기(critical period)를 내포하므로, 이 시기의 건강은 대단히 중요하다. 그러므로 아동을 돌보는 부모, 대리양육자 및 교사는 아동을 잘 보살피고, 최적의 환경을 제공함과 동시에 신체적 · 정신적 · 사회적으로 안녕한 건강상태를 유지할 수 있도록 노력해야 할 것이다.

2) 아동 건강의 영향 요인

아동의 건강은 부모로부터 받은 선천적 · 생물학적인 유전적 요인과 외부세계의 경험에서 얻는 환경적 요인과 같이 다양한 내적 · 외적 요인에 의해 영향을 받는다. 이 두 요인은 상호 역동적이며 복합적으로 작용하므로 어느 한 요인이 더 큰 영향을 미친다고 단정 짓기는 어렵다.

(1) 유전적 요인

아동이 부모로부터 물려받게 되는 생물학적 · 심리학적 요인이나 능력을 이르는 것이다. 여러 가지 유전인자들은 인종, 얼굴 모양, 키 등과 같은 신체적 특성뿐만 아니라 활동 수준, 반응, 내향적 · 외향적 등과 같은 성격적 특성을 포함하여 수많은 특성을 가지고 있다. 이처럼 부모로부터 받은 유전적 요소는 향후 개인의 건강상태를 좌우하고 개인의 특성을 결정하는 중요한 요인이다. 좋은 유전자는 튼튼한 체질, 건강한 신체, 우수한 지능, 성격발달의 기본이 되지만, 이상이 있을 경우에는 여러 가지 질환의 가능성도 있다. 예를 들어, 유전인자의 이상으로는 헌팅턴병, 페닐케톤뇨증 등이 나타날 수 있으며, 성염색체 이상의 경우는 클라인펠트 증후군, 터너 증후군, X염색체 결함 증후군 등이 나타날 수 있다. 또한 상염색체 이상의 경우는 21번 염색체의 이상으로 다운증후군이 나타나기도 한다. 이처럼 여러 가지 유전질환의 가능성이 있을 경우에는 미리 유전 상담 및 검사를 받아볼 것을 적극 권유한다. 그 밖에도 심장병, 암, 당뇨병, 정신분열증 등의 질환도 가족적인 요인과 깊은 관련이 있으므로 가족력을 자세히 살펴볼 필요가 있다.

(2) 환경적 요인

환경적 요인은 주로 '출생 전'과 '출생 후'로 나눌 수가 있으며 다양한 요소들이 태아의 성장 · 발달에 영향을 줄 수 있다.

'출생 전' 요인은 주로 임신 중의 모체와 관계있는 것으로 모체의 연령, 건강상태, 영양상태, 질병과 약물 복용, 흡연, 정신적 건강, 내분비장애, 방사선 조사, 감염성 질환, 모아 간의 혈액부적합증 등이다. 예를 들어, 임신 중 모체의 건강문제로 약물 투여 시 약물의 태반 통과로, 태아는 약물 대사 및 배설 능력이 미성숙한 상태에서 영향을 받게 되고 특히 마약은 태아가 수동적으로 중독에 빠지게 된다. 또한 임신 중 흡연의 경우는 모세혈관을 수축시켜 산소의 효율성을 저하시키고 태반순환 감소에 따른 태아 성장의 지연으로 저체중아를 출산할 수도 있다. 그 밖에 모체의 정신문제는 태아의 성격 형성에도 큰 영향을 미치게 되며 임신 초기의 방사선 조사는 기형아 발생의 원인이 되기도 한다.

'출생 후' 요인으로는 양육의 질, 사회 · 경제적인 요인, 물리적 환경이 있다. 양육의 질은 아동이 양육자에게 충분한 사랑을 받느냐 혹은 못 받느냐에 따라 안정애착과 신뢰감, 긍정적 자아개념의 형성으로 두뇌발달에 도움이 될 수 있다.

사회 · 경제적인 요인은 양육자의 상황에 따라 아동 영양의 충분 또는 불충분으로 아동에게 영향을 미칠 수 있다. 아동 영양은 아동의 성장 · 발달과 성인이 된 이후의 건강과도 밀접한 연관이 있으며, 충분한 열량 공급 및 균형 잡힌 영양섭취가 이루어지지 않는다면 영양결핍과 장애가 올 수 있다. 이에 한국영양학회에서는 한국인의 1일 표준 영양권장량을 제시하고 이를 적극 권유하고 있다. 또한 수면과 휴식, 건강 습관, 정서적 안정, 질병의 조기 발견 및 치료도 아동의 건강관리에 대단히 중요하다. 그러므로 아동 건강을 유지하고 향상시키기 위해서는 부모,

•표 1-1• 한국인 영양섭취기준 설정을 위한 체위기준 및 주요 영양소별 섭취기준

성 별	연 령	신장 (cm)	체중 (kg)	에너지 (kcal/일)	단백질 (g/일)	칼슘 (mg/일)	철 (mg/일)
영아(개월)	0~5	60.3	6.2	550	9.5	200	0.3
	6~11	72.2	8.9	700	13.5	300	6
유아(세)	1~2	86.1	12.2	1,000	15	500	6
	3~5	107.0	17.2	1,400	20	600	7
남자(세)	6~8	122.2	25.0	1,600	25	700	8
	9~11	139.6	35.7	1,900	35	800	11
	12~14	158.8	50.5	2,400	50	1,000	14
	15~18	171.4	62.1	2,700	55	900	15
여자(세)	6~8	121.0	24.6	1,500	25	700	8
	9~11	140.0	34.8	1,700	35	800	10
	12~14	155.9	47.5	2,000	45	900	13
	15~18	160.0	53.4	2,000	45	800	17

에너지: 필요추정량, 단백질: 권장섭취량 표시, 영아는 충분섭취량 표시

출처: 한국영양학회(2010). 한국인 영양섭취기준 개정판에서 재구성

대리양육자 및 교사들의 노력이 필요하다.

한국영양학회, 보건복지부와 식품의약품안전청이 공동 발간한 『2010년 한국인 영양섭취기준』에 의하면 아동들에게 필요한 주요 영양소는 〈표 1-1〉과 같다.

3) 건강 관련 통계

(1) 신생아 사망률

'신생아'란 '출생 후 4주, 즉 28일 이내의 영아'로 이 시기는 모체의 자궁을 벗어나 자궁 밖의 생활에 적응하는 시기로 매우 취약한 상태다. 신생아의 사망 시기는 대체로 신생아 초기(0~6일) 사망과 신생아 후기(7~27일) 사망으로 구분된다. 초기 사망은 주로 자궁 밖 생활 적응에 가장 중요한 문제인 호흡에 관련된 문제가 가장 높은 빈도를 차지하고 있으며, 그 밖에도 유전적 이상, 산모 체내에서의 이상, 분만 시의 사고 등이 있다.

•표 1-2• 2010년 우리나라 신생아 사망 원인

신생아 사망 원인별	0~6일		7~27일	
	사망자 수 (명)	신생아 사망률 (천 명당)	사망자 수 (명)	신생아 사망률 (천 명당)
특정 감염성 및 기생충성 질환	1	0.0	2	0.0
신생물	2	0.0	4	0.0
내분비, 영양 및 대사 질환	0	–	5	0.0
신경계통의 질환	0	–	2	0.0
순환기 계통의 질환	2	0.0	3	0.0
호흡기 계통의 질환	0	–	1	0.0
소화기 계통의 질환	0	–	1	0.0
출생 전 · 후기에 기원한 특정 병태	458	1.0	175	0.4
선천성 기형, 변형 및 염색체 이상	86	0.2	46	0.1

(계속)

달리 분류되지 않은 증상, 징후와 임상 및 검사의 이상 소견	33	0.1	11	0.0
질병 이환 및 사망의 외인	15	0.0	8	0.0
계	597	1.3	258	0.5

출처: 통계청(2010). 사망 원인. http://www.kostat.go.kr

(2) 영아 사망률

영아 사망률은 어떤 연도 중 정상 출생 수 1,000명에 대한 1년 미만의 영아 사망 수다. 건강 수준이 향상되면 영아 사망률이 제일 먼저 감소하므로 국가나 지역사회의 보건 수준을 나타내는 지표로서 큰 의미가 있으며, 국민보건 상태의 대표적인 측정 지표로 사용된다.

•표 1-3• OECD 주요 국가의 영아 사망률(출생아 1,000명당)

국가별	2010년	국가별	2010년
OECD 평균	5.2	프랑스	3.5
일본	2.6	독일	3.7
터키	24.0	호주	4.7
캐나다	5.2	뉴질랜드	5.1
멕시코	16.7	미국	6.8
스페인	3.8	한국	3.8

출처: 통계청(2010). 국제기구 회원국별 통계. http://www.kostat.go.kr
참고: 미국의 경우 전 국민의 의료보험이 실시되지 않아 OECD 국가 중 영아 사망률이 가장 높다.

(3) 유아 및 아동기 사망률

유아 및 아동기의 사망률과 불구를 야기하는 중요한 원인은 안전사고다. 이 중에서도 특히 성장과 발달에 있어 신체적 발달, 운동발달, 감각발달, 지적 발달의 미숙으로 인해 발생하는 자동차 사고가 주된 원인이 된다. 그러므로 주 양육자 및 대리모는 안전사고에 대한 주의와 관심을 기울여야 한다.

(4) 아동기 이환율

과거의 아동기 질환은 주로 감염병, 기생충 감염 및 영양불량이 질병 이환의 원인이었다. 그러나 현대에는 천식, 결핵 등의 호흡기 장애, 위장장애, 상해가 주로 발생하는 원인이다. 예방접종률이 점차 높아짐에 따라 감염질환은 감소하는 추세에 있으나, 주기적으로 유행하는 질환 및 전염병은 여전하다. 예를 들어, 예방접종으로 인한 소아마비의 발생은 거의 자취를 감춘 데 반하여 홍역과 같은 전염성 질환은 주기적으로 유행하며, 어린이 시설에서는 흔히 수족구병, 수두, 포진성 구협염 및 유행성 설사와 같은 전염성 질환이 유행하고 있기 때문이다.

예방 가능한 아동기 질환의 전체 발생률은 대체로 하락하고 있다. 그러나 저개발 국가에서는 충분한 예방접종을 받지 못하거나 식량 부족으로 인한 영양실조와 같은 복합적인 요인으로 인하여 감염질환에 매우 취약하다. 또한 건강과 위생에 대한 인식도 대단히 낮은 수준이다. 그러므로 아동은 물론 아동을 돌보는 부모, 대리양육자 및 교사들의 건강교육이 절실히 요구되며 그 필요성이 상대적으로 더 크다.

(5) 예방접종률

1960년대 이후 인간의 평균 수명은 꾸준히 상승하고 있다. 이는 영아 및 아동기 사망의 감소가 큰 기여를 하였다. 우리나라의 영아 및 아동 예방접종률은 사회경제 계층에 따라 약간의 차이는 있으나, 질병관리본부의 조사 결과(2011)에 의하면 우리나라 영유아의 예방접종률은 75%로 OECD 권장접종률 95%보다 무려 20%가 뒤떨어지는 것으로 나타났다.

서울대학교 산학협력단에 의하면(2009) 우리나라 아동이 만 2세 전에 받는 기초 예방접종률은 90% 이상으로 높지만, 만 4~12세 사이 기초 예방접종 이후 약해진 면역력 증강을 위한 추가 예방접종률의 경우는 40% 이하로 대단히 낮게 나타났다.

지난 2011년 유럽 지역에서도 낮아진 예방접종률로 인하여 무려 2만 명에게서 홍역이 발병하여 WHO에서 주의 경고를 내리기도 하였다. 이처럼 예방접종이 영유아기에 위험한 감염병을 가장 효과적으로 예방할 수 있음을 고려할 때, 예방접종률을 더 높일 수 있도록 부모와 보호자의 교육 및 재정지원을 늘려야 할 것이다.

(6) 미숙아 출생률

'미숙아(prematurity)' 또는 '조산아'는 재태기간 37주 이전에 분만된 아기를 의미한다. 만삭은 40주가 되어야 태어나는 아기이며, 미숙아는 3주 이상 일찍 태어나는 아기다. 우리나라의 미숙아 출생률은 해를 거듭할수록 증가하고 있는 추세로 이는 최근 만혼으로 인한 고위험 임부의 증가, 여성의 활동 증가로 인한 사고 노출 증가와도 관련이 있다.

•표 1-4• 우리나라의 미숙아 출생률

연 도	비 율
1997	3.2
1998	3.5
1999	3.6
2000	3.8
2001	4.0
2002	4.0
2003	4.1
2004	4.2
2005	4.3
2006	4.4
2007	4.7

출처: OECD (2009). Health Data 일부

2. 안전의 개념

1) 안전에 대한 이해

안전은 위험과 대비되는 개념이다. 국어사전에서 '안전'이란 '위험이 생기거나 사고가 날 염려가 없음 또는 그런 상태'를 의미한다. 즉, 안전한 상태란 위험 원인이 없는 상태 또는 위험 원인이 있더라도 인간이 위해를 받는 일이 없도록 대책이 세워져 있고 그런 사실이 확인된 상태를 뜻한다. 단지 재해나 사고가 발생하지 않고 있는 상태를 안전이라고 할 수만은 없으며, 잠재 위험의 예측을 기초로 한 대책이 수립되어 있어야 한다.

우리나라는 사고로 인한 아동 사망률이 OECD 국가 중 가장 높다(보건복지부, 2010). 아동의 안전은 양육자와 교사, 지역사회 모두의 관심사이며 아동의 안전을 위해 교육과 환경 개선으로 안전사고의 예방 및 관리를 철저히 해야 할 것이다.

1~19세 아동의 경우 질병에 의한 사망자 수보다는 사고가 더 많다. 1세 이하의 경우는 출산과 관련된 이상과 선천성 기형이 사망의 주원인이며, 1세 이후 아동의 경우는 많은 호기심, 운동 능력과 인지의 미성숙에 따른 자동차 사고, 자살, 익사, 화상, 낙상, 중독, 질식, 유괴 등의 사고가 원인이 된다. 어린 아동의 경우는 주로 집 안에서 상해를 입게 되는 반면, 큰 아동의 경우는 집 밖에서 상해를 입는다. 또한 연령과 성장 · 발달에 따라 상해가 다른데, 영아기는 운동기술이 미숙하고 안전의식이 없기 때문에 추락과 질식이 많고, 활동이 많아지는 유아기에는 지적 발달과 함께 호기심이 강하며 탐색하려는 욕구가 높아 낙상이나 중독이 많다. 또한 학령기에는 활동이 더욱 활발해지므로 횡단보도 건너기, 놀이터 기구 타기, 자전거 타기 등으로 상해를 입고, 청년기에는 자동차 사고를 포함하여 더욱 큰 상해를 입기도 한다.

•표 1-5• OECD 국가의 아동 10만 명당 안전사고 사망률(2007년)

대상국	OECD 평균	우리나라	스웨덴	영국	독일	일본	프랑스	미국
비 율	5.6	6.1	2.7	3.3	3.7	4.6	4.2	9.2

출처: 보건복지부(2010). 5월 3일 보도자료. http://www.mw.go.kr

우리는 일반적으로 사고란 예측할 수 없는 우연에 의한 것이라고 생각한다. 그러나 실제 위험의 가능성을 방치했거나 위험을 미처 깨닫지 못하여 발생하는 안전 불감증에 의한 경우가 많다. 특히 물리적 · 사회문화적 환경요소들은 사고 유발의 원인이 되는 경우로, 안전에 대한 경각심을 가지고 환경을 점검해 보고 예방대책을 강구하여 사고를 사전에 막을 수 있도록 해야 할 것이다.

2) 안전 관련 통계

2008~2010년(3년간) 한국소비자원의 소비자위해감시 시스템(Consumer Injure Surveillance System: CISS)[1]에 수집된 위해정보 중 14세 이하 아동 안전사고 위해사례 분석을 살펴보았다. 그 결과, 아동의 안전사고는 매년 증가 추세에 있으며, 연령별로는 취학 전 연령(0~만 6세)과 학령기 연령(만 7~14세)으로 나누어 보았을 때, 인지 능력이 떨어지는 취학 전 연령이 1만 168건(78.3%)으로 학령기 연령 2,814건(21.7%)보다 3.6배 높은 것으로 나타났다. 특히 취학 전 연령인 만 6세 이하에서 발생하는 사고가 전체 사고의 78.3%로 높은 비중을 차지하고 있다. 취학

1) 「소비자기본법」 제51조 제3항에 의거 위해정보의 수집 및 처리, 소비자안전을 확보하기 위한 조사 및 연구, 소비자안전과 관련된 교육 및 홍보, 위해물품 등에 대한 시정 건의, 소비자안전에 관한 국제협력 그 밖에 소비자안전에 관한 업무 등을 수행하고, 동법 제52조 제2항에 의거 수집된 위해정보의 분석 결과에 따라 위해방지 및 사고 예방을 위한 소비자안전경보의 발령, 물품 등의 안전성에 관한 사실의 공표, 위해물품 등을 제공하는 사업자에 대한 시정 권고, 국가 또는 지방자치단체에의 시정 조치 · 제도 개선 건의 등 소비자안전 확보를 위한 업무를 담당한다.

•표 1-6• 연도별 아동 안전사고 현황

구 분	2008년	2009년	2010년	2011년	2012년(7월 말)
위해 발생 건수	9,421	11,427	15,006	20,737	12,703
증가율(%)	–	21.3	31.3	38.2	18.9

출처: 한국소비자원(2011). 소비자위해감시 시스템.

전 연령 가운데 아이의 발달 특성에 따라 영아기(만 1세 미만), 유아기(만 1~3세), 학령 전기(만 4~6세)로 나누어 분석한 결과, 걸음마를 시작해서 끊임없이 움직임이 많아지는 유아기인 만 1~3세 때 발생하는 사고가 6,402건(49.3%)으로 가장 높게 나타났다.

사고 발생 장소별로는 가정이 8,070건(62.2%)으로 가장 높게 나타났으며, 그 다음으로 교육시설 977건(7.5%), 여가 및 문화 놀이시설 922건(7.1%), 상업시설 610건(4.7%) 등의 순으로 나타났다. 사고 발생 장소별 연령을 살펴보면, 가정에서는 만 1~3세 연령대의 사고가 가장 많고, 교육시설, 스포츠 레저시설, 교통시설, 여가 및 문화 놀이시설에서는 만 7~14세 연령대의 사고 비율이 높게 나타났다.

•표 1-7• 연령별 아동 안전사고 현황

연령 구분	건 수	비 율
만 1세 미만	997	7.7
만 1~3세	6,402	49.3
만 4~6세	2,769	21.3
만 7~14세	2,814	21.7
계	12,982	100

출처: 한국소비자원(2011). 소비자위해감시 시스템.

•표 1-8• 아동 안전사고 사망자 유형별 현황(만 14세 이하 아동) (단위: 명)

구 분	계	자동차 사고	익 사	추 락	질 식	화 상	중 독	기 타
2003년	1,016	497	156	108	96	70	4	85
2004년	891	374	183	88	90	46	7	103
2005년	756	337	156	67	72	25	4	95
2006년	645	318	78	58	69	42	5	72
2007년	538	259	78	58	70	7	4	62
2008년	508	214	78	50	67	19	2	78

출처: 보건복지부(2010). 5월 3일 보도자료. http://www.mw.go.kr

3) 아동 안전사고 예방대책

정부 부처별, 단체별로 수행하고 있는 아동 안전사고 예방사업을 매년 정기적인 점검과 평가로 효율적으로 수행하도록 유도해야 한다. 그리고 아동 안전교육의 경우 양육자 및 교사를 위한 전문교육을 제공하고, 프로그램, 교재 및 매체 개발에서의 다각적인 지원이 필요하다. 그 밖에 각종 안전사고에 대하여 스스로 보호할 수 있는 능력을 길러 주고, 각종 아동안전법령과 안전기준을 마련하여 철저히 수행하고, 이를 위반 시에는 강력한 법적 조치가 이루어져야 한다(조결자, 송지호, 유일영, 박인숙, 박은숙, 김미원, 김희순, 신희선, 2000).

(1) 자동차 사고

자동차 사고는 영아에서부터 청소년기에 이르는 주된 사망 원인이다. 예를 들어, 보호자가 어린 영아를 카시트에 앉히지 않고 안고 타거나 아동을 홀로 차 안에 남겨 두는 것 등은 자동차 사고로 인한 상해의 위험을 더욱 높일 수 있다. 그러므로 자동차 사고를 예방하기 위해서는 소비자 교육, 법률 제정, 차량 개선 등이 이루어져야 한다.

(2) 폭력 및 학대

최근에는 가정폭력과 아동학대가 해를 거듭할수록 증가하는 추세다. 가족관계를 회복하고 양육과정에서 발생하는 갈등을 해소하는 '가족지지 프로그램'과 가정폭력 행위자들에게 폭력행동 중지 및 대안 행동을 습득할 수 있도록 하는 '폭력예방 프로그램'이 필요하다. 이는 아동과 청소년 살해의 위험성 감소에 필요한 예방법으로, 사회복지사, 정신건강 전문가, 교육자, 건강관리 전문가, 보건복지부와 사법부 등으로 구성된 다양한 분야의 협력이 필요하다.

(3) 자살

청소년 자살은 날로 심각해지는 사회적 문제의 하나다. 자살은 청소년 개인의 죽음으로만 끝나지 않고 주변인들에게 많은 영향을 준다. '청소년 자살방지 상담 및 예방교육'은 청소년이 올바른 가치관을 가질 수 있도록 교육 및 상담을 통하여 어려움을 해결하도록 해야 한다. 프로그램은 초 · 중 · 고등학교 등 단체의 특성에 알맞게 실시되어야 한다.

(4) 익사

익사는 주로 영유아를 욕조에 혼자 두거나 혹은 수영장에서의 실족 등으로 빈번히 발생하고 있으며, 드물게는 강이나 저수지의 빙판 위에서 놀다가 얼음이 깨지면서 물에 빠져 사망하는 경우도 있다. 물가나 물에 있는 아동은 매사에 눈을 떼지 말고 관찰하여야 하며, 물에 들어가기 전 항상 아동용 구명조끼(life jacket)를 착용하도록 하는 것이 매우 중요하다.

발작 병력이 있는 아동은 특별한 주의가 필요하며, 고위험 그룹의 익사는 목욕 중에 발생하는 경우가 흔하므로 익사예방을 위해서는 목욕보다는 샤워를 권하는 것이 좋다.

(5) 화상 및 화재

화상은 1~4세 아동에게 '자동차 사고' 다음으로 큰 사망 원인이 되고 있다. 화상의 원인으로는 열(불꽃), 전기, 여러 가지 화학물질, 방사선 등을 들 수 있다. 장소별 화상의 경우를 살펴보면 다음과 같다.

- 욕조: 뜨거운 물에 의한 화상이 대부분이다. 그러므로 이를 예방하기 위해서 목욕물의 온도는 체온보다 2~5℃ 정도 높은 물을 사용하도록 한다.
- 주방: 뜨거운 물이나 음식물을 엎지르거나 가열된 그릇에 의해 화상을 입을 수 있으므로 보호자는 각별히 주의가 필요하며 아이들의 손이 닿지 않도록 하여야 한다.
- 야외: 폭죽 사용 시에는 반드시 보호자의 감독이 요구된다.

화재는 화기에 대한 부주의에서 발생한다. 따라서 화재대책의 첫걸음은 불조심으로, 화기의 처리, 취급의 주의, 화재 및 방화화재(放火火災)의 조기 발견, 화재 시에 대비한 준비(예: 연기감지기, 소화기 설치) 등이 중요하다.

화재가 발생했을 때에는 입과 코를 젖은 손수건 등으로 막아 유독가스를 흡입하지 않도록 주의하며 안전하게 비상구로 대피하도록 교육한다.

(6) 중독

중독은 독성물질을 먹거나 숨을 쉬거나, 피부의 노출, 눈 접촉 등으로 발생 가능하다. 1~2세에서 중독 사고가 가장 높은 이유는 아동의 활동 증가와 함께 탐색적 행동이 증가하기 때문이다. 최근 안전포장의 강화로 포장중독이 감소하긴 하였으나 지속적인 노력이 요구된다.

(7) 질식

질식은 1세 이하의 영아에게 특히 위협적이다. 예를 들어, 엎드려 재우거나 매트나 담요 덮개, 커튼 줄, 방수비닐, 줄 달린 턱받이, 고무 젖꼭지줄 등을 아무 곳에나 둘 때 위험성이 증가하며 또한 버려진 냉장고나 세탁기, 트렁크, 옷장 등도 아동의 특성상 숨는 경우가 많아 위험하므로 교육 및 주의가 필요하다.

(8) 이물질 흡인

땅콩, 아몬드와 같은 종류의 견과류, 포도, 사탕, 과자나 비스킷, 고기 조각, 당근, 사과 등은 흡인이 잘되는 음식물이다. 이러한 음식물은 쉽게 녹지 않으며, 분비물에 의해 습해지면서 팽창하기 때문에 더 큰 문제가 될 수 있고 흡인성 폐렴의 위험이 증가되기도 한다. 이물질이 기도로 들어가서 발생하는 질식은 6세 이하 아동의 가정 내 사고사의 주된 원인이다. 이물질 흡인을 예방하기 위해서는 음식물을 아동이 열 수 있는 쓰레기통에 버려서는 안 되며, 화장품 중 가루분과 같은 것들은 아동의 손이 닿지 않는 곳에 두도록 해야 한다.

(9) 낙상

낙상이란 아동이 성장하면서 구르고, 기고, 서고, 걷고 하면서 발생한다. 걷거나 달리기 시작한 아동이 미끄러지거나 떨어져 낙상을 입게 된다. 아동이 사용하는 많은 기구들은 반드시 안전성을 점검해야 한다.

(10) 자전거 사고

자전거 타기는 많은 아동과 청소년이 좋아하는 운동이다. 그러나 자전거와 관련된 상해와 사망은 해마다 증가하고 있으며, 14세 이하 아동의 경우 자전거로 인한 상해 중 25%가 심각한 머리부상이다. 사고를 예방하기 위해서 자전거는 반드시 자전거 전용도로에서 타도록 하고, 야간에는 밝은 색 계통의 옷을 입고 자전거에 반사지를 부착하며, 안전모를 반드시 착용하는 것이 중요하다. 또한 체계적인 교육과 자전거 전용 도로 등 교통안전시설 활성화로 사고를 미리 예방하도록 해야 한다.

(11) 보행사고

보행사고는 갑자기 달려 나가다가 발생하는 경우가 많으며, 여아보다는 남아에게 더 많이 발생한다. 이를 예방하기 위해서는 아동에게 기본적인 안전수칙을 교육하고, 부모교육, 법률의 제정, 환경 요인의 개선(횡단보도 조성, 보도 개선 등), 보행자와 운전자 교육을 포함해야 한다.

(12) 동물과 사람에 의한 교상

반려견 및 애완동물의 수가 증가함에 따라 동물 관련 상해의 잠재성도 증가하고 있다. 대부분의 동물은 어릴 때 잘 무는 경향이 있으며 감염성 질환도 많다. 사람에 의한 교상은 놀이 중에 아동끼리 싸우거나 또는 아동학대의 결과로 야기될 수 있다. 타액은 많은 세균을 포함하고 있으므로 즉각적인 처치를 요구한다. 아동이 타인을 물거나 물리지 않도록 교육하고, 만약 물리면 즉각적인 관리를 해야 한다.

(13) 위험한 장난감

장난감의 안정성 증가를 위해서는 소비자와 정부가 함께 노력해야 하며, 장난감 및 놀이기구의 안전은 부모의 주의를 필요로 한다. 아주 크거나 작은 장난감, 날카로운 모서리, 흔들리는 부속품의 위험에 대해 부모에게 주의를 주고 화학 세트, 가위, 전기 장난감의 사용 시 안전교육과 감독이 꼭 필요하다.

(14) 유괴

최근 어린이를 대상으로 한 유괴 및 성범죄가 해마다 증가하고 있고 그 피해도 점차 심각한 상황이다. 유괴의 예방을 위해 부모의 허락 없이 낯선 사람을 따라가거나 낯선 차에 타지 말 것을 알려 주고, 강제로 데려가려고 할 때에는 고함을 지르도록 교육한다. 그리고 등 · 하교 시에는 지정된 길로 다니도록 일러 둔다.

3. 다문화가족과 건강

1) 다문화가족의 이해

최근 우리 사회는 자본과 노동의 세계화에 따라 이주노동자, 새터민, 결혼이민자 등의 이주가 증가하고 있고, 다양한 외국의 문화가 급속도로 유입되면서 '다문화사회'로의 진전이 급격하게 이루어지고 있다. 다문화가족은 국제결혼을 통해 형성된 가족으로서 국적을 달리하는 남녀가 결혼을 통해 가정을 이룬 것을 의미한다.

통계청 자료에 따르면 2010년 현재 다문화 가구는 총 38만 6,977가구로 점차 증가하는 추세에 있다. 통계청(2005)의 혼인 · 이혼 통계 결과에 따르면 2005년 한 해 국제결혼은 총 결혼 건수의 13.6%로 100명 가운데 13명이 외국인과 결혼하였고, 국제결혼 중 외국 여성과의 결혼은 72%에 이르는 것으로 나타났다(www.mogef.go.kr). 이는 결혼상대자를 찾기 어려운 일부 한국 남성들이 외국 여성들과 혼인을 하고 있는 데 기인하는 것으로 볼 수 있다. 2005년부터 2010년까지의 결혼이민자 현황은 〈표 1-9〉와 같다.

•표 1-9• 결혼이민자 현황 연도별 증감 추이

(단위: 명)

연 도	2005	2006	2007	2008	2009	2010
인 구	75,011	93,786	110,362	122,552	125,087	141,654

출처: 통계청(2011). 통계정책자료실. http://kostat.go.kr

우리나라의 다문화가족은 혈연을 중요시해 온 가족 가치관 때문에 환영받지 못했으나 한국의 국제적 지위 향상, 인터넷의 발달, 외국과의 빈번한 교류 왕래, 농촌 총각의 결혼문제 등과 관련하여 최근에는 대체로 국제결혼에 대한 부정적 인식도 점차 감소하고 있다.

다문화가족 중 이민자의 문화 적응 정도는 출신국과 정착국의 사회문화적 상황, 이민의 동기, 정착국의 이민자에 대한 태도와 사회정책 등에 따라 달라질 수 있다. 이민자들은 이민 후 정착과정에서 낯선 언어와 문화적 관습을 배우고, 그에 맞는 행동을 습득할 것을 요구받게 되는데, 이에 대한 사회적 압박이 심할 경우 이민자들이 심리사회적 문제를 갖게 될 가능성이 있다. 이민자들이 경험하는 정신건강 문제는 단순히 새로운 문화권에 적응하는 과정에서 경험하게 되는 스트레스의 결과라기보다, 적응과정에서 유발되는 다양한 스트레스와 이에 대응하는 개인의 내적·외적 자원과의 관계에서 이루어지는 결과라고 보아야 한다.

특히 여성 결혼이민자들의 경우, 한국적 가족문화에 적응함과 동시에 사회문화적 상황에도 적응해야 하는 이중의 부담을 가지고 있어, 다른 이민자 집단에 비해 더 많은 문화 적응상의 스트레스를 경험하고 있는 것으로 보인다. 이로 인하여 우울증을 경험하거나 정신건강 문제에 노출되고 있다. 여성 결혼이민자들은 한국에서의 결혼생활에 적응하는 과정에서 아내로서의 역할, 며느리로서의 역할, 어머니로서의 역할 등 가족 내에서 다양한 역할을 수행할 것을 요구받게 된다. 그런데 그로 인한 역할갈등과 개인적인 역량과 대처 능력의 정도는 이들 여성의 정신건강을 좌우한다.

여성 결혼이민자들의 정신건강 문제에 대해 우리 사회가 더욱 깊은 관심을 기울여야 하는 이유는 그들의 정신건강상의 문제가 다문화가정 전체의 정신건강에 미치는 부정적인 영향이 있기 때문이다.

여성 결혼이민자들의 가장 큰 어려움은 가족 내에서의 생활방식 및 가치관의 차이로 인한 배우자와의 갈등, 한국의 가부장적 가족질서로 인한 갈등, 가사 분담을 포함한 가정 내에서의 역할 분담을 둘러싼 가족갈등, 가정폭력 및 학대로 인한 정신적 상흔, 경제적 어려움과 한국어 의사소통의 어려움, 한국 음식에 대한 적응의 어려움, 고부간의 갈등이나 부부간의 갈등, 자녀양육 및 교육에 대한 부담과 어려움, 남편과의 나이 차이로 인한 의사소통의 갈등 등이다. 이로 인한 이혼도 증가하는 추세에 있다. 이처럼 최근 국제결혼의 증가가 우리 사회에 미치는 파급효과는 과거의 국제결혼으로 나타나는 영향력과는 확실히 다르다(최명민, 이기영, 최현미, 김정진, 2009).

여성가족부에서는 '가족 모두가 행복한 사회, 함께하는 평등사회'를 비전으로 '다문화가족의 사회통합지원'을 과제로 하고 있다. 또한 '일과 생활이 조화롭고 여성 · 청소년 · 가족이 건강한 사회 조성'을 정책목표로 가족 기능과 다양한 가족지원 측면에서 다문화가족의 사회통합과 결혼이민자 인권보호 강화정책과 생애주기별 맞춤형 서비스, 다문화가족지원센터를 운영하여 다문화가족을 돕고 있다. 기본적으로 다문화가족을 위한 가족교육 · 상담 · 문화 프로그램 등 서비스 제공을 통해 결혼이민자의 한국 사회 조기 적응 및 다문화가족의 안정적인 가족생활을 지원하기 위함이다.

'생애주기별 맞춤형 서비스'는 구체적으로 1단계인 입국 전 결혼준비기와 2단

•표 1-10• 우리나라 총 이혼 건수와 국제결혼 이혼 건수의 비율

연 도	총 이혼 건수	국제결혼 이혼 건수	비 율
2005	128,035	4,171	3.3
2006	124,524	6,136	4.9
2007	124,072	8,671	7.0
2008	116,535	11,255	9.7
2009	123,999	11,692	9.4
2010	117,000	11,200	9.6

출처: 통계청(2011). 통계정책자료실. http://kostat.go.kr

계인 입국 초 가족관계 형성기로 이를 위해 결혼이민자의 조기 적응 및 안정적 생활 지원, 다양한 매체를 통한 한국어교육, 위기개입 및 가족 통합교육을 실시한다. 이때 가정폭력 피해 상담 · 보호를 위해 이주여성긴급지원센터(1577-1366)를 운영하고 있다. 3단계는 자녀양육 및 정착기로 주로 다문화가족지원센터의 도움을 받도록 한다. 그리고 이후 4단계에서는 다문화가족의 역량강화 그리고 전 단계에서는 다문화 역량강화를 돕고 있다.

2) 다문화가족의 문제점

(1) 의사소통의 불편함과 문화의 이질성

결혼을 하고 한국에 정착한 외국인 배우자의 경우 가장 먼저 부딪히는 어려움은 언어를 통한 의사소통 문제다. 언어소통의 문제는 생활 전반에서 오는 문화적 차이를 극복할 수 있는 통로를 원천적으로 가로막는다. 함께 생활하는 가족뿐 아니라 배우자와도 언어소통이 원활하지 못하다 보니 사소한 오해가 더 큰 부부문제로 이어지고, 언어 단절이 정서적 단절로 이어지기도 한다(김승권, 2005). 부부 및 친인척 관계에서의 정서적 갈등은 물론, 자녀양육 방법이나 교육방법 등에서의 이질적인 문화적 배경은 생활습관이나 가치관의 차이로 인한 가족 간 공동생활에 혼란과 어려움을 초래한다.

(2) 사회의 편견과 차별

가부장적 혈연 중심의 사회 가치관과 인종 및 저개발국가에 대한 문화적 편견은 외국인 배우자의 국적에 따라 사회적 시각이 달라진다. 특히 외국인 배우자의 국적에 대한 편견은 그 배우자뿐만 아니라 이들 부부의 자녀에게도 차별적으로 나타난다. 선진국의 경우는 그들이 부러움과 배려의 대상이 되지만 후진국이나 개발도상국의 경우는 그들에 대해 우월의식을 갖고 냉대하거나 차별하는 경향이 있다. 이러한 사회적 분위기 속에서 외국인 배우자는 이웃과 직장 등 지역사회에서 따돌림을 당하여 소외감과 정신적 긴장감에 놓이게 될 뿐 아니라 가족 형성 및 적응과정에서 많은 문제를 초래한다(임경혜, 2004).

이러한 사회적 차별은 다문화가족의 2세의 경우 더욱 심각하다. 혼혈이라는 이유로 또래집단과 교육제도 등에서 소외되고 상처받을 가능성이 높다.

(3) 폭력과 학대

최근 들어 결혼이민자 여성의 사기결혼, 폭력, 학대 등이 사회문제로 대두되고 있다. 보건복지부의 첫 실태조사를 보면 농촌지역 외국인 배우자 4명 중 1명은 남편에게 구타를 당한 적이 있음에도 그들이 상담할 곳이 전혀 없는 것으로 조사되었다. 또한 외국인 여성 배우자의 14.4%가 원하지 않는 일을 강요당할 때도 신고 없이 참고 사는 것으로 나타났다(동아일보, 2005년 7월 1일). 이로써 실제로 이들 결혼이민자 여성의 안전을 보장할 사회적 안전장치가 미흡하다는 것을 알 수 있다. 그들은 한국 문화와 언어에 미숙하여 폭력이나 학대에 제대로 대응하지 못하고, 한국 국적 취득을 위해서는 한국인 배우자와 2년 이상 동거하며 혼인상태를 유지해야 하기 때문에 폭력 상황을 외부에 노출시키거나 도움을 요청하기 어렵다.

(4) 사회제도의 미흡

외국인 배우자가 한국 국적을 취득하지 못했거나 불법체류 상태인 경우 국제결혼가족은 국민연금 및 건강보험 등 사회보장의 사각지대에 존재한다. 현행 「국민기초생활보장법」에 따르면 외국인 배우자는 「국적법」 제6조의 간이귀화를 한 후 한국 국적을 취득할 때까지 배우자가 속한 가구가 「국민기초생활보장법」 상의 수급권을 받는 가구라도 외국인은 수급권이 존재하지 않는다(김승권 외, 2004: 246 재인용). 그러나 최근 정부는 '결혼이민자 가족의 사회통합 지원대책'과 '혼혈인 및 이주자의 사회통합 기본방향'을 발표하여 한국 남성과 결혼해 국내로 이주한 외국 여성의 경우 생활 능력이 없고 국적을 취득하지 못했을지라도 최저생계비와 의료서비스를 제공하고 있다. 또한 한국 국적의 18세 미만 자녀를 양육하는 여성 결혼이민자들에게 2007년부터 「국민기초생활보장법」 수급권자로서 지원을 받을 수 있도록 사회적 보장을 위한 제도적 지원책을 마련하고 있다.

3) 다문화가족의 건강

앞서 살펴본 바와 같이 다문화가족의 경우 의사소통과 문화 적응의 어려움, 폭력과 학대 노출 및 사회제도의 미흡 등으로 신체적 · 정신적으로 많은 건강문제가 초래되고 있다. 이러한 점들을 비추어 볼 때 먼저 다문화가족을 위한 정기적인 검진으로 조기 발견 및 치료가 요구된다. 현재 「국민건강보험법」은 결혼이주자는 귀화하지 않아도 직장가입자로 3개월 이상 국내 거주 시에 보험가입이 가능하며 그 자녀들도 피부양자로 등록이 가능하다. 반면 재혼이 증가하면서 미등록 중도 입국자녀들도 많아지고 있는데, 이들은 체류자격으로 인하여 의료지원 혜택에서 제외되어 건강을 위협받고 있다. 따라서 이에 대한 대안이 필요한 실정이다.

현재 다문화가족지원센터에서는 결혼이민자에게 산전 · 후 건강관리 서비스를 제공하고 있다. 또한 보건복지부에서는 건강보험 가입의 적극적인 홍보와 외국인 전담진료병원에 대한 홍보, 보건소 중심 건강관리 프로그램을 제공하고 있다. 그리고 검진, 진료, 교육, 건강증진 프로그램을 활용 · 개발하여 결혼이주여성 대상 프로그램을 제공하며, 무료 정신건강 상담서비스를 안내하고 있다. 2007년에는 「국민기초생활보장법」 수급권자로서의 지원을 받을 수 있도록 하였다. 그러나 여전히 다문화가족의 건강관리에 있어서는 정책적으로 미비하다. 빠른 시간 내에 좀 더 실질적이고 확실한 정책대안이 확립되어야 할 것이다.

토 론

1. 아동 건강은 왜 필요한지에 대해 토론해 보자.
2. 아동 건강에 영향을 미치는 요인들에는 어떤 것들이 있는지 토론해 보자.
3. 아동을 대상으로 하는 구체적인 안전교육에 대해 토론해 보자.
4. 다문화가족의 건강문제에 대해 토론해 보자.

제 2 장

아동복지정책의 전망과 과제

1. 아동복지의 개념
2. 아동복지의 필요성
3. 현대사회와 아동문제
4. 아동복지정책의 발전 방향

학습목표

1. 아동복지의 개념을 이해한다.
2. 아동복지의 필요성을 이해한다.
3. 현대사회와 아동문제를 이해한다.
4. 우리나라 아동복지정책의 과제를 이해한다.

제2장

아동복지정책의 전망과 과제

현대사회는 과거의 전통적인 가족제도에서 최근 급변하는 사회문제로 인해 고유의 가족 기능이 약화되고 있는 실정이다. 즉, 인구구조의 변화, 가족의 규모, 가족의 형태, 가족의 기능, 가족관계, 사회·경제적 상황 등과 밀접한 관계가 있다. 최근 맞벌이 부부의 증가와 저출산으로 인하여 고유의 양육방식은 새로운 위기를 맞이하였고, 이는 한 가정의 문제만이 아닌 사회적 문제로 떠오르고 있다. 예를 들어, 가족의 가장 중요한 기능 중의 하나인 부모의 자녀양육과 사회화가 여성들의 사회진출로 경제적인 부와 교환이 되는 것이다. 과거에 요보호 아동들을 중심으로 펼쳐졌던 선별적 아동복지 서비스는 시대적 요구에 따라 이제 특수아동들에게만 국한되는 것이 아닌 모든 아동들에게 혜택이 주어지는 보편적인 서비스가 되어야 한다.

1. 아동복지의 개념

일반적으로 아동은 16세 이하로 보나, 우리나라 「아동복지법」에서는 18세 미만으로, 「소년법」에서는 20세 미만으로, 「근로기준법」에서는 18세 이하로 보고 있다. 또한 생물학적으로는 '미성숙한 성인'으로서 심신이 함께 성장 · 발달하고 사회적 보호를 필요로 하며 미래를 책임질 사회적 역할이 기대되는 대상이다.

아동복지의 개념은 학자들에 의해 다양하게 정의되고 있으나 아동과 복지의 복합 개념으로서, 아동의 욕구나 문제를 해결하기 위한 총체적인 사회복지 서비스를 말한다.

카두신(Kadushin)은 좁은 의미의 아동복지는 '특수한 욕구를 가진 아동과 가족을 대상으로 전문적인 기관에서 제공하는 특수한 서비스'라고 정의하였고, 넓은 의미의 아동복지는 '모든 아동들의 행복 및 사회 적응을 위해 신체적 · 사회적 · 심리적 발달을 보호하고 촉진하기 위한 모든 대책'이라고 정의하였다.

또한 장인협과 오정수(2001)는 사회 구성원으로서 아동의 기본적인 욕구를 충족시키고 건전한 성장과 발달을 도모하기 위해 여러 가지 활동을 가능하게 하는 공적인 방법과 절차를 '아동복지'라고 정의하였다. 또한 방법과 절차에는 아동과 관련된 법령, 공공조직 및 인간기관, 사회복지 전문직과 같은 제도화된 실천방법이 모두 포함되어 있다고 하였다.

우리나라의 '사회복지사전'에서는 아동복지를 일반적으로 특수한 장애를 가진 아동은 물론 모든 아동들이 가족 및 사회의 일원으로서 육체적으로나 정신적으로 건전하게 성장 · 발달할 수 있도록 지역사회나 사회복지 서비스, 공공 · 민간단체나 기관들이 협력하여 아동복지에 필요한 사업을 계획하며 실행에 옮기는 조직적인 활동을 의미한다고 하였다.

다시 말해, 좁은 의미의 아동복지는 '부모의 양육이 불가능한 경우 요보호 아동과 그 가족을 위해 공공·민간기관에서 제공하는 서비스'이며, 넓은 의미의 아동복지는 아동을 대상으로 그 가족과 사회 구성원 전체가 주체가 되어 아동의 행복과 성장을 도모하는 것이 목적이며, 제도적·정책적·기술적 서비스 등의 조직적인 활동을 수단으로 하는 것이다.

2. 아동복지의 필요성

아동복지의 필요성은 아동의 기본적인 생활보장, 사회적인 입장에서 국가 발전을 위한 인력의 보호와 육성 그리고 앞으로 발생할 수 있는 사회문제의 예방의 세 가지 관점에서 그 의의를 찾을 수 있다.

첫째, 아동의 기본적인 생활보장의 관점에서는 인간이 자립하여 사회적 인간으로서 생활하기까지 장기간에 걸친 보호와 양육이 필요하다는 것이다. 현대사회에서는 가족 기능의 약화로 부모나 가족이 그 책임을 다하지 못할 때 사회나 국가 차원에서 예방책과 대책을 세워 아동이 기본적인 생활을 영위할 수 있도록 보장해야 한다.

둘째, 국가 발전을 위한 인력의 보호와 육성의 관점에서는 아동이 미래사회의 주역으로 보다 건강하고 지식과 인격을 갖춘 훌륭한 성인으로 자랄 수 있도록 보호·육성해야 한다.

셋째, 사회문제의 예방 관점에서는 아동의 욕구가 적절히 충족되지 않는다면 성장과 발달이 제대로 이루어지지 않고 신체적 이상, 정서적 결함, 사회적 문제, 비행 등의 문제가 나타날 수도 있으며 성인기까지도 영향을 미치기 때문이다. 이를 방지하기 위해서는 아동의 신체적·사회적·심리적 발달을 보호하고 촉진하기 위해 경제, 교육, 보건, 노동 등 아동을 둘러싼 모든 사회체계의 개선을 위한 총체적인 사회적 노력이 요구된다.

3. 현대사회와 아동문제

1) 가족문제

아동문제를 유발하는 가족문제는 흔히 '문제아동의 이면에는 문제가족이나 문제부모가 있다.'는 말처럼 빈곤이나 실업에 의한 가족의 경제적 불안정, 가족구조상의 결함, 부모가 아동을 양육함에 있어서 발생하는 결함 등이 있다. 부모의 학력이나 사회적 지위가 우대받는 사회에서 부모의 빈곤과 실업은 아동에게 매우 부정적인 영향을 미칠 수 있다. 또한 빈곤으로 인한 영양실조, 불결한 주거환경 등은 아동의 성장 · 발달에 문제가 된다.

아울러 부모의 이혼 또는 사망 등으로 인하여 가족이 해체되거나 결손가족이 될 경우에는 아동에게 심각한 정서적 상처를 줄 수도 있다.

2) 사회 · 환경적인 문제

환경오염, 공해문제, 교통문제, 빈민 지역, 위험 지역 등은 아동에게 부정적인 영향을 미친다. 특히 현대사회에서 대중매체의 영향, 무절제된 성인들의 행태는 물론, 아동학대나 성폭행 등은 심각한 사회문제로 대두되고 있다. 이에 따라 사회 · 환경적인 측면에서 아동의 건전한 성장과 발달을 위한 개입이 필요하다.

3) 부적응의 문제

대개 지적장애 및 발달장애 아동들은 일상생활의 부적응 문제로 특별한 보호가 요구된다. 이러한 부적응 문제를 지닌 아동은 가족들이나 사회환경의 무관심과 방치에 따른 경우도 있으므로 적합한 서비스 개입이 필요하다.

4) 지원체계의 부족

오늘날 핵가족화의 증대, 맞벌이 가정의 증가, 한부모가족 등은 아동문제의 주된 요인이 되기도 한다. 특히 사회적 지원체계의 부재는 아동을 가정에 홀로 방치시킴으로써 또 다른 아동문제를 발생시키고 있다. 이와 같이 다양한 아동문제를 해결하기 위해서는 사회적 지원체계가 요구된다.

5) 경제적 문제

경제적 안정은 가정생활에서 아동에게 미치는 영향이 매우 크다. 가정의 경제적 불안정은 아동의 최저 욕구가 충족되지 않은 상태로 건전한 성장과 발달의 장애 요인이 된다. 즉, 경제적 문제가 그들의 육체적 건강을 해칠 뿐만 아니라 교육의 기회마저 박탈함으로써 지능이나 정서에 커다란 상처를 주게 된다. 따라서 아동에게 의식주 문제는 심신의 발달에 필수적인 요소가 되므로 공적 · 사적 프로그램을 통해서 경제적 혜택과 안정이 보장되어야 한다.

4. 아동복지정책의 발전 방향

1) 영유아보육시설의 질적 향상

최근 여성의 취업 증가로 영유아의 보육서비스 수요가 크게 증가하였다. 이에 양적 측면에서 많은 증가를 가져온 것도 사실이다. 그러나 양적 확충뿐 아니라 보육서비스의 질적 측면에 관심을 가져야 한다. 이를 위해서 보육 인력의 전문성이 요구되며, 환경 개선, 우수보육 프로그램 개발과 보급, 보육기준과 내용의 내실화 등 질적 향상이 이루어져야 한다.

2) 요보호 아동의 발생 예방

자녀양육뿐만 아니라 가정문제 전반에 대한 종합적인 상담 기능의 강화, 시설아동 및 소년 · 소녀 가장의 세대 지원, 요보호 아동의 사회진출에 대비한 조기 자립 강화를 위한 지원 마련, 국내 입양의 활성화 대책, 시설보호보다 사회적 적응을 위한 그룹홈 형태의 보호제도 개발이 필요하다. 이를 위해서는 국민의식의 전환과 함께 국가적 지원을 현실적인 수준으로 상향해야 하며 이를 정책적으로 정착시켜 나가기 위한 노력이 필요하다.

3) 요보호 아동을 위한 서비스 강화

가족 기능의 부재, 아동의 장애로 인해 가족 기능이 활성화되지 못한 경우에는 이를 사회적 문제로 인식하고 이에 대한 국가 차원의 적극적인 서비스가 필요하다. 아동학대에 대한 대책 강화, 장애아 조기 진단 및 치료와 함께 정보 제공 및 물적 지원 프로그램의 확충, 빈곤 아동, 불우 아동을 위한 복지사업, 입양 및 가정위탁 프로그램의 활용, 보호시설의 질적인 변화 등의 적극적인 서비스 강화가 필요하다.

4) 부모교육

최근 급변하는 현대사회에서는 가치관, 인생관, 책임감, 도덕관 등이 달라지고 있으므로 과거 전통적인 양육방식과는 다르다. 흔히 문제아동의 뒤에는 문제부모가 있다고 한다. 이를 예방하자면 자녀들을 양육하고 지도하는 데 있어 올바른 부모교육이 뒤따라야 할 것이다. 각종 단체나 관련 기관은 평생교육의 일환으로 바람직한 양육자가 되고자 하는 예비부모에게 부모교육을 할 필요가 있다.

5) 저출산 · 고령화 대책

현재 심각한 사회문제로 떠오르고 있는 저출산 · 고령화 대책으로 여성의 임신 · 출산과 관련 프로그램을 개발 · 운영하고, 육아휴직, 아동의 교육비, 양육비 지원, 한 자녀 문제, 맞벌이 부부를 위한 보육시설 등의 구체적인 복지서비스의 대책방안이 강구되어야 한다.

토 론

1. 현대사회의 아동문제로는 어떤 것들이 있는지 토론해 보자.
2. 아동복지에는 구체적으로 어떤 것들이 있는지 토론해 보자.
3. 향후 아동복지의 발전 방향에 대해 토론해 보자.

제 3 장

성장과 발달

1. 성장과 발달의 이해
2. 성장과 발달의 단계적 특징
3. 성장과 발달검사
4. 성장과 발달이론

학습목표

1. 아동의 성장과 발달의 용어와 개념을 이해한다.
2. 발달의 기본 원리를 이해한다.
3. 성장과 발달의 단계별 특징에 대해 이해한다.
4. 성장과 발달이론을 이해한다.
5. 아동발달에 영향을 주는 전반적인 요인을 이해한다.

제3장

성장과 발달

인간은 일생을 통해 성장하고 발달하는 잠재적인 능력을 가지고 있으며, 인간의 성장 · 발달은 보다 복잡하고 다양한 변화과정의 연속이다. 한 개인의 발달은 과거에 이미 형성되었던 구조에 현재의 경험이 복합적으로 융화되어 가는 것이다. 따라서 인간발달을 보다 폭넓게 이해하기 위해서는 생물학적 · 사회학적 · 심리학적 · 인류학적 접근이 요구된다.

부모 및 교사는 아동의 성장 · 발달과정의 이해를 통해 인간의 공통점을 알고 예측함으로써 아동이 가지고 있는 잠재력을 최대한 발휘할 수 있도록 도와야 할 것이다.

1. 성장과 발달의 이해

인간은 성숙한 난자와 정자가 난관에서 수정되어 하나의 생명체가 되고, 태어난 순간부터 죽음에 이르기까지 끊임없는 변화가 일어난다. 인간의 성장 · 발달은 인간과 환경의 역동적 관계에서 평생 동안 일어나는 양적 · 질적인 변화과정이다. 즉, 변화의 총체이며 역동적인 과정이다. 변화란 신체적 · 지적 · 정서적 · 사회적 · 종교적 · 성격적 변화 등의 총칭이며, 이들은 크게 양적인 변화와 질적인 변화로 나눌 수 있다.

1) 성장과 발달의 개념

(1) 성장

성장(growth)은 양적인 변화로 세포의 수와 크기, 세포의 분화, 무게에서의 증가를 의미한다. 외적 자극이 없이도 일어나는 것으로 비교적 환경의 영향을 적게 받고 측정이 가능하다. 예를 들어, 체중, 키, 골격의 변화, 제2차 성징의 발현 등이 있다.

(2) 성숙

성숙(maturation)은 유전적인 소인에 의해 훈련이나 경험과는 관계없이 규칙적으로 진행되어 가는 질적 변화과정으로 시간 또는 연령에 따라 개체가 발달한다. 예를 들어, 3개월이 지나면 뒤집고, 기고, 걷고, 유치가 나는 것처럼 점차 기능이 유능화되는 것이다.

(3) 분화

분화(differentiation)는 초기 세포와 구조가 특징적인 속성으로 변화되고 수정되는 생물학적인 과정이다.

(4) 발달

발달(development)은 기술과 기능의 점진적인 증가로 성장, 성숙, 학습을 통해 성취된다. 발달은 심리적 · 사회적 · 지적 · 신체적 변화의 과정으로, 최근에는 성장과 발달의 개념이 좁은 의미로 국한되지 않고 포괄적인 의미에서 동의어로 사용되기도 한다.

2) 성장 · 발달의 기본 원리

(1) 복합성

인간의 성장 · 발달은 상호 관련된 복합적인 과정으로, 특히 운동 능력의 발달과 사회성의 발달은 밀접한 연관성이 있다. 인간발달은 지속적이고 비가역적이며 일생동안 지속되는 복합적인 과정이다.

(2) 양적 · 질적 변화과정

신체적 크기 변화와 기능 구조의 변화가 함께 발생한다. 태아 및 영아기에 가장 빠르다.

(3) 연속성

비가역적이고 예측 가능하며 하나의 기능이 획득되면 다음 단계로 진전되는 연속적인 과정이다.

(4) 일정한 방향

성장 · 발달은 규칙적인 양상으로 이루어진다.

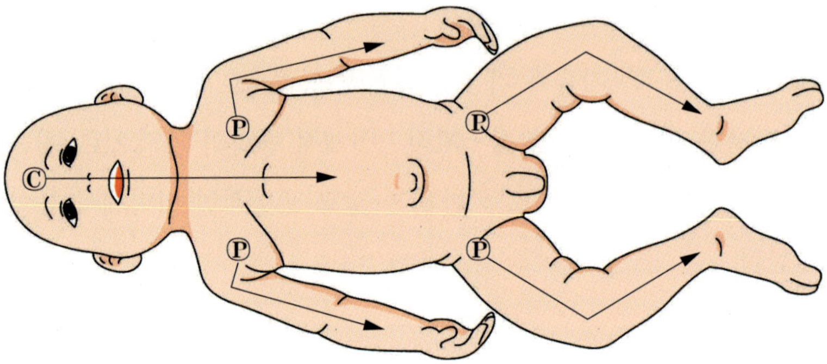

ⓒ: 두미 방향, ⓟ: 근위-원위 방향

[그림 3-1] 발달의 진행과정

① 두미의 법칙

두미의 법칙(cephalo-caudal law)은 머리에서부터 발끝 방향으로 발달이 이루어진다. 대체로 눈과 머리를 조절(3~4개월)한 후 팔과 상체를 조절(6개월)하게 되고, 이후 하체를 조절(9개월)하게 된다.

② 근원의 법칙

신체 중심에서 말초 방향으로 발달하며 좌우 대칭적이다. 대체로 팔을 뻗치는 능력은 손과 손가락의 협응을 배우기 전에 일어난다.

③ 일반적 운동에서 특수적 운동으로

물체를 집는 데 손 전체를 사용하다가 점차 손가락을 사용하게 된다. 또한 감정 표현의 경우도 전신적으로 표현되던 흥분이 점차 사랑, 미움, 두려움, 분노, 질투 등의 감정으로 분화된다.

(5) 주기적인 성장 속도

급진적으로 발달하다가 잠시 중지하는 주기적인 양상이 나타난다.

(6) 신체 각 부분의 성장 속도 차이

영아까지는 키의 성장이 이루어지고, 1세 이후에는 피하조직의 지방 축적이 현저하며, 유아기에는 피하지방이 소실되고 팔다리의 빠른 성장이 일어난다.

(7) 개인차

신체적 성장 · 발달뿐만 아니라 정서적 · 사회적 발달에도 개인차가 있고 각각 하나의 개체로서 독특성을 가진다. 남아와 여아는 성장 · 발달에 있어서 차이를 보이며, 속도와 비율에도 개인차가 있다.

(8) 결정적 시기

어떤 행동에 대한 학습이 며칠에서 몇 주까지 지속해서 이루어지는 특정한 기간을 말한다. 이 시기에 아동은 새로운 행동을 야기하는 환경에서 자극에 반응하는 데 필요한 성숙의 단계에 이르게 된다. 그런데 이 시기에 적절한 환경적 자극이 주어지지 않으면 특정한 행동은 발달되지 않거나 결함이 생기게 된다. 특정 시기에 특정한 영역이나 부위가 현저히 발달하는 양상을 보인다.

2. 성장과 발달의 단계적 특징

1) 출생 전기(수정~출생)

출생 전기(prenatal)는 어머니 자궁 내에서 태아의 신체 조직이 구성되고 발달하는 시기다. 태내기에 형성되는 신체적 구조와 기능은 전 생애를 통해 특징지을 수 있는 발달의 기초가 된다.

2) 영아기(출생~1세 미만)

영아기(infancy) 동안 중추신경계가 성숙해져 근육 조정력이 점차 나아지고 신경근육 발달이 운동발달에 직접적인 영향을 미친다. 한편 운동발달은 인지 능력, 사회, 정서발달에 밀접하게 관계한다. 영아기는 신체적으로 빠르게 성장하는 시기로 1세가 되면 걸을 수 있게 되고 간단한 어휘를 구사하게 된다. 생후 6~8개월경이 되면 낯선 사람에 대한 두려움을 나타내게 된다. 반사적인 반응만을 보이다가 학습이 이루어지고, 타인이나 자신과 구별되는 개체로 어머니를 인식하게 된다.

3) 유아기(1~3세)

유아기(toddlerhood)에는 영아기에 비해 성장 속도가 느려지면서 일정한 속도를 유지하고 영아기의 수평적 발달에서 수직적 발달로 변화한다. 점차 하지가 빨리 자라게 되고 무릎이 곧게 펴지며, 걸을 때 두 발 사이의 간격이 좁아진다. 근골격, 소근육 발달로 신체적 기능의 변화가 두드러져 걷고 뛰는 이동 및 조작 운동이 발달한다. 새롭게 배운 동작으로 넓은 세상에 호기심을 갖고 경험하려 하는 시기이며, 지적 · 언어적 발달이 이루어지므로 발견한 것에 의미를 부여하고자 한다. 유아는 사람이나 물건에 친숙하지 않으므로 이 시기에 가족의 도움이 필요하다.

4) 학령 전기(4~6세)

학령 전기(preschooler)는 신체 성장률이 영유아기에 비해 감소하지만, 전신운동 능력이 현저하게 발달하는 시기다. 몸통, 팔, 다리가 점차 길어지는 동시에 목이 길어지고 가슴이 넓어지면서 곧은 자세로 변화되어 성인의 축소된 외형을 보인다. 신체 내부의 중요 장기 및 조직이 발달하며 뇌, 신경계 발달이 눈과 손의 협응 능력에 영향을 미치고 연골이 빠르게 골화되어 뼈대가 더욱 단단해진다. 또한 운동 능력이 민첩하여 출발, 멈추기 등을 효과적으로 해낸다. 상상력이 풍부해 주위 환경을 탐색하며 환경에 적응하려고 노력한다. 학령 전기에는 급속한 언어의 획득으로 사고의 범위가 넓어지고 친구와의 사회화가 활발히 이루어지게 된다. 언어의 양적 발달 시기로 성인 언어의 90%까지 정확히 발음하고 의미를 이해한다. 부모의 관심과 격려, 칭찬이 언어발달에 영향을 미치며, 여전히 자기중심적인 언어를 사용하는 경향이 있다.

5) **학령기**(7~12세)

학령기(schooler)는 신체적 성장 · 발달 속도가 느리지만 꾸준하게 성장 · 발달이 이루어진다. 신경근육 발달과 전체운동 및 미세운동 기술이 정교화되고, 학교생활을 통해 또래관계와의 상호작용이 활발해지며, 경쟁에 대한 자각과 근면성을 형성해 가는 시기다. 공식적인 교육을 통해 학교사회를 경험하고 세상과 문화를 접하게 된다.

6) **청소년기**(13~21세)

청소년기(adolescence)는 신체적 성장 · 발달 비율이 현저하게 증가하는 것과 함께 제2차 성징이 나타나는 시기다. 이성에 대해 관심을 갖고 가족으로부터 독립하려는 욕구가 커지며, 자신이 누구이고 사회에서의 목표가 무엇인지를 설정하는 과정에서 정체감이 형성된다.

3. 성장과 발달검사

유전학적 상담으로는 태아의 경우 태내진단으로 양수검사, 융모검사, 초음파 검사, 내시경 검사법, 부모의 혈액검사, 소변검사, DNA 분석 등이 있다. 출생 이후에는 성장 단계별 신체사정 및 발달검사 등이 있다. 우리나라에서는 영유아 건강검진의 경우 「건강검진기본법」 제11조, 제12조에 따라 국가 및 지방자치단체가 2007년 11월 15일부터 무상으로 실시하고 있다.

1) 신체사정

영유아의 경우 주로 신장, 체중, 두위, 흉위, 복위 등을 계측하는데, 이 중에서 체중은 신장보다 더 큰 건강의 의미를 가진다. 여기에서는 신생아~유아기까지의 신체사정에 대해 알아보고자 한다.

(1) 신생아(출생~28일)

일반적 신장은 남아 51.4cm, 여아 50.5cm이며, 체중은 남아 약 3,400g, 여아 약 3,200g 정도다. 두위는 약 34~35cm이며 정상 범위는 33~37cm로 신장의 약 3/4에 해당한다. 신생아의 두위는 흉위보다 약간 더 크다. 흉위는 출생 시 종모양이며, 흉위는 복위와 같고 두위보다는 약 1.25cm 정도 작다. 생리적 기능을 살펴보면, 신생아의 체온은 36.5~37℃(액와체온)이고, 맥박은 불규칙하고 빠르며 보통 120~140회/분 정도다. 호흡은 30~50회/분으로 어른의 2배 정도로 불규칙하다. 혈압은 성인에 비해 낮아 70/40mmHg 정도이며 최고 혈압은 80~90mmHg 이다.

(2) 영아(1~12개월)

신장은 출생 후 6개월 동안 매달 약 2.5cm씩 증가하여 12개월에는 출생 시의 1.5배로 25.4cm 정도 성장한다. 체중은 3~5개월이 되면 출생 시의 2배, 12개월이 되면 출생 시의 3배가 된다. 두위는 뇌 발달의 지침이 될 수 있으며 12개월이 되면 두위보다 흉위가 커진다. 뇌의 발달은 생후 2년간 급증하여 뇌의 무게가 성인의 50%가 된다.

(3) 유아(1~3세)

2세 때의 신장은 성인의 1/2이며 4세가 되면 출생 시의 2배가 된다. 신장의 증가가 체중의 증가보다 많고 다리 길이가 많이 자란다. 체중은 2년 6개월이 되면 출생 시의 4배 정도가 된다. 어린 유아는 신체의 다른 부위보다 여전히 두부가 큰 편이며 흉위가 두위보다 크고 흉부의 좌우경이 전후경보다 크다.

2) 발달검사

발달검사의 유형은 크게 두 가지로 나뉜다. 발달이상이 있는지 없는지에 대한 선별검사와 발달 정도가 어떤 상태인지를 세부적으로 알 수 있는 진단검사가 있다. 가장 널리 사용되는 발달검사로는 브레즐턴 신생아 행동평가척도, 한국형 덴버 발달선별검사, 베일리 영유아발달검사, 사회성숙도 검사, 포테이지 발달검사 등이 있다. 브레즐턴 신생아 행동평가척도와 한국형 덴버 발달선별검사에 대하여 간단하게 살펴보자.

(1) 브레즐턴 신생아 행동평가척도

브레즐턴 신생아 행동평가척도(Neonatal Behavioral Assessment Scale: NBAS)는 신생아가 주위 환경에 반응하는 방식을 알아보기 위해 브레즐턴 박사가 1973년에 개발한 검사다. 이 검사는 생후 5일이 채 안 된 신생아를 대상으로 감각반응, 반사와 운동수준, 달라지는 정도, 사회적 상호작용의 4개 하위 영역에 대한 신생아의 개별 행동의 차이를 평가한다.

(2) 한국형 덴버 발달선별검사

한국형 덴버 발달선별검사(Korean Denver Developmental Screening Test: K-DDST)는 장애아의 조기 발견과 치료에 대한 관심이 높아짐에 따라 가장 널리 사용되고 있는 검사법으로 보다 정확한 결과를 얻을 수 있다. K-DDST는 유아의 발달상태를 알아보기 위한 104개의 검사 항목이 개인성 · 사회성, 미세운동 · 적응성, 언어, 전체운동의 4개 발달 영역으로 나뉘어 구성되어 있다. 그러나 1990년 언어 영역 항목의 추가 및 재표준화로 125문항의 덴버 II로 대치되었다. 그 밖에도 부모에 의해 5분 정도의 시간으로 작성될 수 있는 부모용 발달검사지 PDQ II (The Denver Prescreening Developmental Questionaire II)도 있다.

4. 성장과 발달이론

인간발달의 복잡하고 다양한 측면을 단 하나의 이론으로 설명하기는 어렵다. 학자에 따라 인간의 발달과정을 이해하기 위해 행동, 인지, 사회정서에 초점을 맞추기도 하고 같은 측면이라 할지라도 그 요인에 따라 접근법이 다르다. 그러므로 여기에서는 인간발달을 보다 이해하기 쉽도록 정신분석학적 관점(프로이트 이론), 심리사회적 관점(에릭슨 이론), 인지발달 관점(피아제, 비고츠키, 콜버그 이론), 정보처리 관점(글레이저, 플라벨 이론), 학습적 관점(파블로프, 스키너, 반두라 이론), 동물행동학적 관점(로렌츠, 볼비, 윌슨 이론)으로 나누어 살펴보고자 한다.

1) 프로이트의 정신분석이론

(1) 프로이트의 정신분석

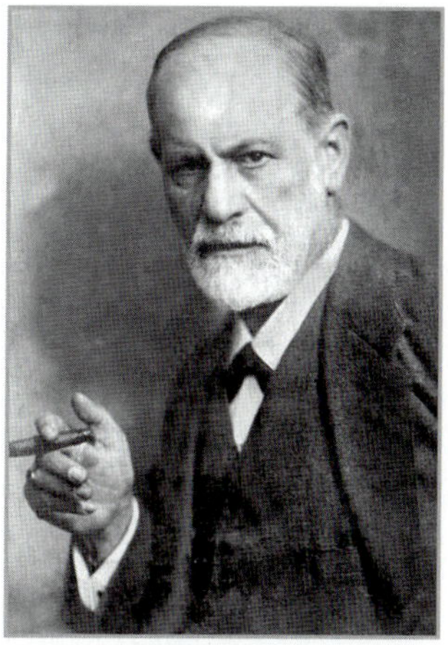
프로이트

'정신분석학의 아버지'라고 불리는 프로이트(Freud, 1856~1939)는 중대한 심리적 본성이 이성이 아닌 욕망이라고 하였다. 인간발달은 무의식적이고 생물학적인 욕구가 성적이며 공격적인 행동을 유발한다고 보고, 욕망이 사회적 체제와 갈등을 일으키게 되어 불안을 형성한다고 하였다.

그는 정신을 빙산에 비유하여 물 위에 떠 있는 작은 부분은 의식이고, 물속에 잠겨 있는 훨씬 더 큰 부분은 무의식이며, 파도에 의해 수면 위로 나타나기도 하고 잠기기도 하는 부분은 전의식이라고 보았다.

프로이트에 따르면 의식은 자신이 주의를 기울이는 순간에 곧 알아차릴 수 있는 정신 작용의 부분이고, 전의식은 주의를 집중하고 노력하면 의식이 될 수 있는 정신 작용의 부분이며, 무의식은 자신이 전혀 의식하지 못하는 정신 작용의 부분이다.

성격의 대부분은 의식 수준 아래에 있으며 원초아(id), 자아(ego), 초자아(superego)로 구성되어 있다. 먼저 원초아는 성격의 가장 원초적인 부분으로서 생물학적 본능으로 구성되어 있는데, 이 본능은 주로 성적이고 공격적인 것이다. 원초아는 전적으로 무의식 세계에 존재하며, 현실 세계와는 접촉이 전혀 없다. 원초아는 쾌락원리(pleasure principle)에 지배되는데, 이 원리는 쾌(快)를 최대로 하고 고통은 최소로 한다.

자아는 합리성이나 상식적 이성으로 만족을 얻기 위해 적절한 방법을 추구하는 현실을 고려하므로 현실원리(reality principle)를 따르며 원초아와 초자아 사이를 연결한다.

초자아는 사회적으로 승인된 '해야 하는 것'과 '해서는 안 되는 것'을 자신의 가치체계에 내면화하는 것으로 6세경에 형성된다. 초자아는 우리가 흔히 양심이라고 부르는 것과 자아이상으로 구성된다. 자신의 잘못한 행동에 대해 죄책감을 느끼는 것이 양심이고, 자신의 잘한 행동에 대해 자부심을 느끼는 것이 자아이상이다. 자아와 초자아는 의식 세계와 무의식 세계에 걸쳐 존재한다.

일반적으로 원초아와 초자아는 상반된 목적을 추구하기 때문에 본능적 원초아와 이를 억제하려는 초자아 간에 긴장이 발생한다. 이때 자아의 중재 역할이 제대로 발휘되지 못하면 갈등을 느끼는데 이것이 바로 불안이다. 이러한 불안이 매우 고통스럽기 때문에 그것을 방어하는 기술을 발달시키는 것이 방어기제다.

(2) 프로이트의 인간발달 단계

프로이트는 단계를 구강기, 항문기, 남근기, 잠복기, 생식기의 5단계로 구분하였고, 각 단계마다 아동이 추구하는 쾌락을 만족시켜야만 다음 단계로 넘어갈 수 있다고 하였다.

① 구강기(oral stage, 출생~생후 1년)

입과 구강 부위가 쾌락의 주된 원천이며 빨고, 마시고, 먹는 것뿐만 아니라 입에 닿는 것은 무엇이든지 구강활동을 통해서 쾌락을 추구한다. 이 시기는 '입'이 쾌락의 주 원천으로 자기중심적이어서 외부세계를 구별하지 못하고 구강 만족을 추구한다. 이 시기에는 자아가 발달되지 않은 상태로 남아 있고, 원초아는 현실에 대한 관심이나 다가올 수 있는 위험을 거의 인식하지 못한 채 쾌락만을 추구한다. 그런데 구강기에 겪는 경험의 대부분은 언어로 표현되지 못하므로 무의식 속에 남아 있다. 만약 쾌락의 추구가 빈번히 좌절되면 고착으로 과식이나 과음, 과도한 흡연, 입맞춤, 수다, 신랄한 비평, 빈정거림 등의 구강기 성격이 나타나게 된다.

② 항문기(anal stage, 1~3세)

일차적 성감대가 영아기의 구강에서 항문 주위로 옮겨 간다. 유아는 항문의 배변활동을 통해 감각적 쾌락을 얻는다. 즉, 보다 강렬한 쾌감을 얻기 위해 배설을 미루는 보유 그리고 배설을 통해 안도와 쾌감을 경험하는 방출을 통해 만족을 얻는 것이다.

배설물의 배설을 통해 아동은 긴장과 불편함이 감소되는 쾌감을 느낀다. 어린 아동은 처음에는 배변 기능을 거의 통제하지 못한다. 배변 훈련은 이 항문기에 시작되는데, 아동은 적절한 때와 장소가 허용될 때까지 배설을 지연시키는 법을 배워야 한다. 아동이 지나치게 엄격한 배변 훈련을 받게 되면 고착으로 청결이나 질서에 대한 강박적 욕구를 보이거나 인색해 진다. 반면 배설을 하고 나서 근육 이완 쾌감에 고착하게 되면 지저분하고 낭비벽이 심한 사람이 된다.

③ 남근기(phallic stage, 3~5세)

정신 에너지가 항문으로부터 성기로 옮겨 가는 단계다. 남아는 오이디푸스 콤플렉스를, 여아는 엘렉트라 콤플렉스를 경험하게 된다. 동성에 대한 동일시 과정을 통해 성역할을 배워 간다.

④ 잠복기(latency stage, 6~12세)

잠복기는 온화한 시기로, 오이디푸스 · 엘렉트라 콤플렉스를 성공적으로 해결한 아동은 이제 비교적 평온한 시기인 잠복기에 들어선다. 부모와의 동일시가 강력해지고, 그로 인해 초자아가 발달되는 시기가 바로 잠복기다. 일반적으로 초등학교 시기가 이에 해당되는데 이 시기에 공격적 행동, 성적 본능 그리고 성욕구의 에너지인 리비도의 힘은 잠복상태에 있게 된다. 첫 세 단계의 갈등 해결에 투입되던 이전의 막대한 성적 에너지는 이제 부모에 대한 애정을 발달시키고, 동성 친구와의 강한 사회적 유대를 확립하는 데 집중된다.

⑤ 생식기(genital stage, 12세~성인기)

생식기는 성기의 성숙이 이루어지는 시기로 잠복기에 확립되었던 원초아, 자아, 초자아 간의 균형이 갈등과 혼란을 겪으면서 갑자기 균형을 잃게 된다. 자아와 초자아는 생식기 동안 중요한 시험에 직면하며, 한쪽 내지 양쪽 모두의 부적절한 발달로 인해 청소년의 자살, 비행, 심각한 정신이상을 야기한다. 자아는 억압과 같은 방어기제를 통해 원초아의 욕구를 부정하고 한편으로는 지성화, 합리화, 금욕주의, 퇴행 등의 방어기제를 통해 초자아를 진정시킴으로써 이러한 갈등에 대처한다. 또한 청소년의 첫 이성 대상은 오이디푸스적 · 엘렉트라적 소망을 수용할 수 있는 비근친상간적 대상으로 남아의 경우는 어머니, 여아의 경우는 아버지와 같은 사람이다.

2) 에릭슨의 심리사회적 발달이론

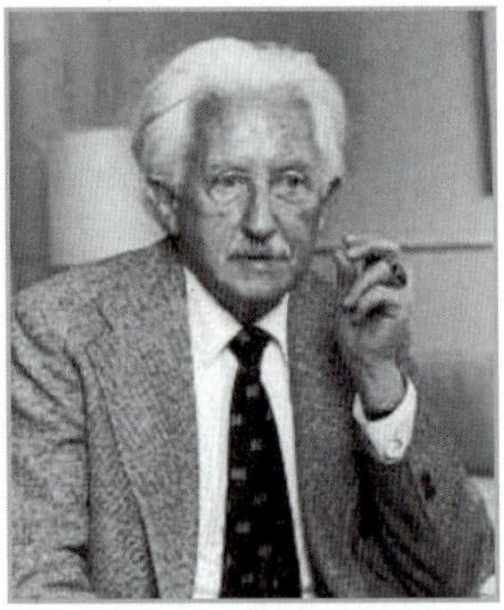
에릭슨

에릭슨(Erikson, 1902~1994)은 인간발달의 사회적 맥락을 강조함으로써 프로이트의 심리성적 발달의 5단계를 전 생애적 접근의 8단계로 확장하였다.

(1) 1단계: 신뢰감 대 불신감(출생~1세)

프로이트의 구강기에 해당되며, 주된 발달은 영아의 믿음으로서 어머니 또는 주 양육자가 초점이 된다. 주 양육자가 영아의 신체적 · 심리적 욕구를 잘 충족시켜 주면 영아는 신뢰감을 갖게 되나, 영아의 욕구가 제대로 충족되지 못하면 영아는 불신감을 갖게 된다. 그러나 무조건 신뢰감만이 바람직한 것은 아니라고도 하는데, 이는 건강한 자아발달과 성장을 위해서는 때로 불신감의 경험도 필요하다는 것이다.

(2) 2단계: 자율성 대 수치심 및 회의감(1~3세)

프로이트의 항문기에 해당되는 이 단계에서는 자율적이고 창의적인 사람 또는 의존적이고 자기회의적인 사람이 될 수도 있다. 만약 아동에게 새로운 것들을 탐색할 기회가 주어진다면 자율성이 발달하지만, 지나친 사랑과 과잉보호는 자신의 능력에 회의를 느끼고 수치심을 갖게 한다. 또한 자율성의 저지로 떼쓰기가 나타날 수도 있다.

(3) 3단계: 주도성 대 죄책감(3~6세)

프로이트의 남근기에 해당되며, 이때 경험하는 심리사회적 갈등은 활동, 호기심, 탐색과 두려움이나 죄책감으로 주저하는 것 사이에 발생한다. 아동은 놀이활동을 통해 보다 자유롭고 공격적으로 움직이며 활동 반경을 점점 더 넓혀 간다. 아이들이 장난감을 해체하거나 자신과 타인의 몸을 탐색하는 것에 대해 강한 제재를 받을 경우 죄책감을 느끼게 된다. 이렇듯 새롭게 발달되고 있는 주도성을 억제하고 반대하여 처벌하면 결과는 죄책감으로 나타난다.

(4) 4단계: 근면성 대 열등감(6~11세)

프로이트의 잠복기에 해당되는 이 단계를 에릭슨은 역동적이고 활동적인 시기로 보았다. 학교교육이 시작되는 시기로 인지적 · 사회적 기술을 습득해야 하며, 만약 이러한 기술을 개발하지 못하게 되면 자신이 무능력하거나 중요하지 않다고 지각한다. 인정받고자 하는 과업에 실패한다면 근면성이 결여되고 무력감이 나타난다.

(5) 5단계: 정체감 대 정체감 혼미(12~18세)

프로이트의 생식기에 해당한다. 에릭슨은 청년기의 가장 중요한 발달과업은 자아정체감을 확립하는 것이며, 이 시기에는 정체감의 위기를 경험하게 된다고 주장하였다. 아동기에서 성인기로 옮겨 가는 과도기이며, 이 시기에 급격한 신체적 변화와 성적 성숙이 이루어지고 진학문제, 이성문제 등 많은 선택과 결정을 해야 하기 때문이다.

(6) 6단계: 친밀감 대 고립감(성인기)

성인기가 시작되는 단계로서 중요한 발달과업은 타인과의 관계에서 친밀감을 이루는 것이다. 친밀한 관계란 타인을 이해하고 깊이 공감을 나누는 수용력에서 발달하며 상호 신뢰와 애정을 바탕으로 해서 '우리'라는 상호 의존성을 발달시킨다.

(7) 7단계: 생산성 대 침체성(중년기)

중년기에 속하며 생산성이란 자녀를 낳아 기르고, 젊은 세대를 가르치고 지도하며, 지역사회에 도움이 되는 일들을 함으로써 다음 세대를 이끌어 가는 것이다. 생산적인 중년들은 다음 세대와의 연결을 통해 사회의 존속과 유지를 위해 헌신한다. 그러나 이 욕구가 충족되지 않으면 침체성에 빠지게 되며, 인생을 지루하고 따분하다고 생각하거나 불평 · 불만을 일삼거나 매사에 비판적이 된다.

•표 3-1• 에릭슨의 발달 단계에 따른 심리사회적 발달과업

연 령	주요 사건	발달과제
영아기(출생~1세)	1단계: 수유	신뢰감 대 불신감
유아기(1~3세)	2단계: 배변	자율성 대 수치심 및 회의감
학령 전기(3~6세)	3단계: 운동성	주도성 대 죄책감
학령기(6~11세)	4단계: 학교	근면성 대 열등감
청소년기(12~18세)	5단계: 동료관계	정체감 대 정체감 혼미
성인기(18~40세)	6단계: 애정관계	친밀감 대 고립감
중 · 장년기(40~60세)	7단계: 출산과 양육	생산성 대 침체성
노인기(60세 이상)	8단계: 생에 대한 반성과 수용	통합감 대 절망감

(8) 8단계: 통합감 대 절망감(노년기)

노인들은 자신의 죽음에 직면해서 자신이 살아온 삶을 되돌아볼 때 지금까지의 삶이 후회 없이 나름 최선을 다해 열심히 잘 살아온 것이라고 생각한다면, 자아통합감을 이루게 된다. 반면 자신의 삶이 무의미하다고 보고 후회와 회한을 갖게 된다면, 절망감에 빠지게 된다.

3) 피아제의 인지발달이론

피아제(Piaget, 1896~1980)에 의하면 인간은 환경의 요구에 적응하려는 타고난 성향을 가지고 있으며 점차적으로 정신적 구조가 복잡해진다. 그는 유아의 인지구조를 도식(schema), 즉 '아동의 경우 특정 방식으로 환경과의 상호작용에 이용되는 조직적인 행동체계'로 설명하였다. 이러한 도식은 점차 분화되어, 각각의 분리된 도식이 하나로 통합되면서 한 단계 높은 도식으로 발전하게 되고 복잡한 구조로 진보한다. 그리고 복잡한 조직과정에서 동화와 조정 및 적응기전이 이루어진다.

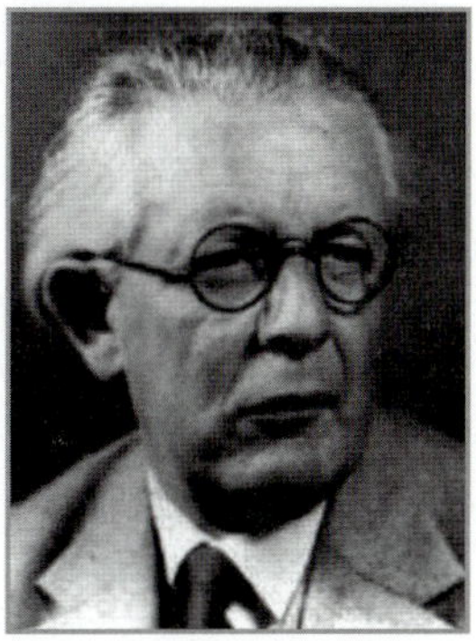
피아제

(1) 피아제 인지이론의 주요 개념

피아제 인지이론의 도식, 적응, 동화, 조정 그리고 평형의 개념은 중요한 의미를 갖는다.

도식(schema)은 사물이나 사건에 대한 전반적인 윤곽을 말하며, 빨기나 잡기와 같은 최초의 도식들은 본능적이며 반사적이다. 그러나 환경의 요구에 따라 변화하는데, 빨기의 경우 유아가 자라 숟가락을 사용하게 되면 형태상 변화한다. 이처럼 유아는 많은 도식들을 지니고 태어나지만, 적응의 과정을 통해서 새로운 도식을 개발하고 기존의 것은 변화시킨다.

적응(adaptation)은 환경과의 직접적인 상호작용을 통해 도식이 변화하는 과정이다. 적응은 개인의 욕구를 충족시키기 위해 이루어지는 개인 또는 환경의 변화를 포함하는 매우 복잡한 과정이다. 적응은 동화와 조절이라는 두 가지 수단을 통해 진행된다.

동화(assimilation)는 새로운 환경 자극에 반응함으로써 기존의 도식을 사용해 새로운 자극을 이해하는 것을 말한다. 음식이 아니더라도 무엇이나 입으로 가져가는 것은 동화의 한 예다. 이것은 환경의 요구에 관계없이 하나의 도식을 사용한다는 것을 나타낸다. 이 경우 유아는 자신의 내적 욕구를 만족시키기 위해 환경을 변화시킨다.

조절(accomodation)은 기존의 도식으로는 새로운 사실을 이해할 수 없을 때 기존의 도식을 변경하는 것을 말한다. 아동이 비행기를 보고 새라고 말할 때, 다른 사람은 이를 바로 알려 줄 수 있다. 이때 아동은 '비행기'라는 새로운 도식을 형성하게 된다.

평형(equilibaration)은 현재 가지고 있는 도식을 새로운 도식에 적응시키고 새로운 도식을 자연스럽게 바꾸기 위해 도식을 수정하는 것이다. 인간은 항상 평형상태를 유지하려는 경향이 있으며, 이를 유지하기 위하여 동화와 조절이 일어난다.

(2) 피아제의 인지발달 단계

피아제의 인지발달에는 4단계가 있으며, 질적으로 다른 이 단계들은 정해진 순서대로 진행되고, 단계가 높아질수록 복잡성이 증가한다.

① 감각운동기(출생~2세)

신생아의 단순한 반사가 나타나는 출생에서부터 시작하여 초기의 유아적 언어와 상징적 사고가 나타나는 2세경에 끝난다. 피아제는 이 단계에서 독립적이지만 상호 관련된 6개의 하위 단계들을 제시하였다. 아동의 행동은 자극에 대한 반응으로, 여기서 자극은 감각이고, 반응은 운동이다. 그래서 이 단계를 감각운동기라고 부른다.

② **전조작기**(2~7세)

아동의 언어가 급격히 발달하고 상징적으로 사고하는 능력도 증가한다. 그러나 이 단계에서는 논리적인 조작이 가능하지 않기 때문에 전조작기라 부른다. '조작'이란 과거에 일어났던 사건들을 내면화해 서로 관련지을 수 있는 것, 즉 논리적인 관계를 이룰 수 있는 것을 뜻한다. 전조작기 사고의 특징은 상징놀이, 자기중심적 · 물활론(物活論)적 · 직관적 사고를 하는 것 등이다.

③ **구체적 조작기**(7~11세)

이 시기의 아동은 전조작기에서 갖지 못한 가역성(可逆性)이라는 특성을 갖는다. 구체적 조작기의 아동은 조작의 순서는 전환될 수 있고, 조작 전 상황의 특성들이 회복될 수 있다는 것을 이해한다. 구체적 조작기에 나타나는 사고의 특징은 보존 개념의 획득, 유목(類目) 포함, 분류화, 서열화를 할 수 있다는 점이다.

④ **형식적 조작기**(11~15세)

형식적 조작기의 특징을 보면, 새로운 상황에 직면했을 때 현재의 경험뿐만 아니라 과거와 미래의 경험을 이용하며, 체계적인 과학적 사고가 가능하다. 또한 추상적인 사고가 가능하고, 이상주의적 사고를 한다. 청년들은 이상적인 부모상에 대해 생각하고 이 이상적 기준과 자신의 부모를 비교한다. 그리고 자신이 생각하는 이상적인 기준에 맞추어 자신과 다른 사람을 비교하기도 한다.

4) 비고츠키의 사회문화적 인지이론

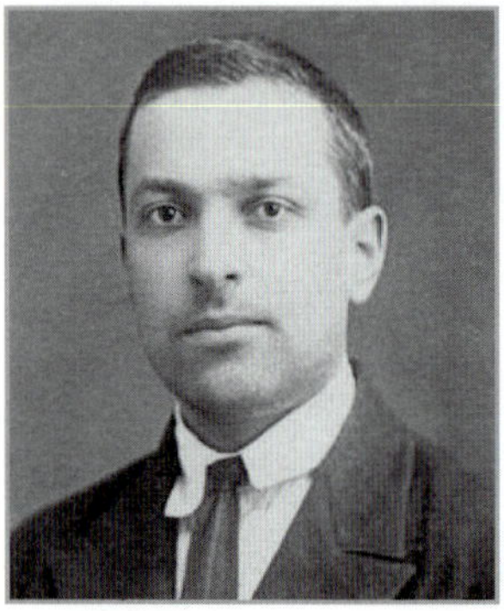
비고츠키

아동이 성장하고 있는 문화적 배경을 고려하지 않고는 아동발달을 제대로 이해할 수 없다는 것으로, 특정 문화의 가치, 신념, 관습, 기술이 어떻게 다음 세대로 전수되는지에 초점이 맞추어져 있다. 사회적 상호작용, 특히 아동과 성인 간의 대화가 아동이 특정 문화에 대해 적절하게 사고하고 행동하는 법을 습득하는 데 필수적이라고 한다.

비고츠키(Vygotsky, 1896~1934)는 인지발달의 문화적 보편성을 강조했던 피아제와는 달리 인지발달의 문화적 특수성을 강조한다. 인간은 문화를 창조한 유일한 종(種)이며, 모든 아동은 문화의 맥락 속에서 성장하고 발달한다는 것이다. 이때 아동은 지식의 대부분을 문화로부터 습득하며, 문화로부터 사고과정이나 사고 수단을 습득한다.

(1) 근접발달 영역

비고츠키는 아동의 지적 능력을 근접발달 영역(zone of proximal development: ZPD)의 개념으로 설명하고 있다. 근접발달 영역은 아동이 스스로의 힘으로 문제를 해결할 수 있는 수준인 실제적 발달 수준과 성인이나 유능한 또래로부터 도움을 받아 문제를 해결할 수 있는 수준인 잠재적 발달 수준 간의 영역을 의미한다. 도움에 의해 수행 능력이 증가할수록 근접발달의 영역은 더 넓어진다. 비고츠키는 아동이 혼자의 힘으로 문제를 해결할 수 있는 수준을 발달의 '열매'로 그리고 타인의 도움으로 문제를 해결할 수 있는 수준은 발달의 '봉오리' 또는 '꽃'으로 비유하였다.

(2) 비계

비계(scaffolding, 飛階)는 건축학에서 빌려온 용어로 건물을 지을 때 발판을 사용하다가 건물이 완성되면 제거해 버리는 것이다. 마찬가지로 아동이 과제를 수행하는 데 도움을 주다가 일단 아동이 혼자서 문제를 해결할 수 있게 되면 비계는 더 이상 필요 없게 된다.

비계는 근접발달 영역과 매우 밀접한 연관이 있는 개념으로 아동이 스스로의 힘으로 문제를 해결할 수 있도록 성인이나 유능한 또래가 도움을 제공하는 것을 의미한다.

비고츠키는 아동의 인지발달은 자신이 속한 문화에 의해서보다는 오히려 성숙한 구성원들과의 상호작용을 통해서 이루어진다고 보았다. 그들은 아동의 인지발달을 위해 비계를 설정하여 아동이 성장할 수 있도록 도와준다. 아동을 가르치는 동안 아동의 현재 수준에 알맞게 가르침의 양을 조절한다. 아동이 학습하는 내용이 새로운 것이라면 직접적인 제시를 하고, 아동이 따라오면 직접적 지시 대신 힌트를 준다.

(3) 언어와 사고

비고츠키는 언어가 아동의 사고발달에 필수적이라고 주장하며, 아동은 문제를 해결하거나 중요한 목표를 달성하고자 할 때 혼잣말을 하는 경향이 있다고 하였다. 성인은 혼잣말을 주로 마음속으로 하지만, 아동은 혼잣말을 밖으로 소리 내어 한다. 시간이 지나면서 큰 소리로 하던 아동의 혼잣말은 점차 속삭임으로 변하고 다시 내부 언어로 변한다.

언어가 사고발달에 유익한 것은 사회적 상호작용의 매개 역할을 하기 때문이다. 직접적인 지시를 하든 일상적 대화를 하든 타인과의 언어적 상호작용은 아동의 현재의 이해 수준을 확장시켜 준다.

피아제가 아동의 혼잣말이 자기중심적이고 미성숙한 것이라고 하였다면, 비고츠키는 혼잣말이 아동의 사고발달에서 중요한 도구이며 혼잣말을 많이 하는 아동이 사회적 능력이 더 뛰어나다고 믿었다. 비고츠키는 혼잣말을 인지발달에서 자기조절을 향하는 중간 단계로 보았다. 아동은 다른 사람의 도움 없이 새로운 과제를 해결하고자 할 때 큰 소리로 혼잣말을 함으로써 스스로에게 지시를 내린다.

5) 콜버그의 인지적 도덕성 발달이론

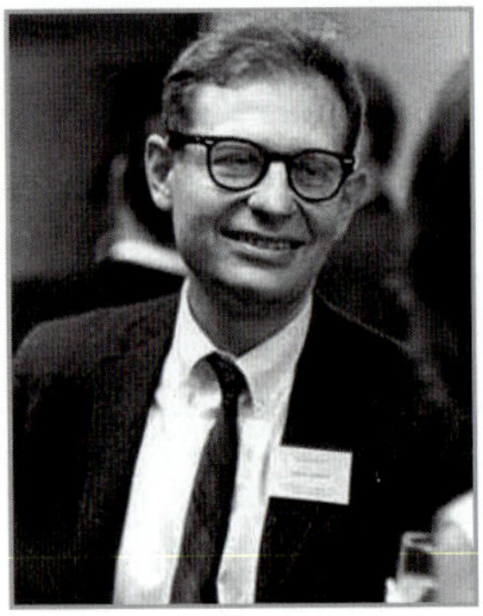
콜버그

콜버그(Kohlberg, 1927~1987)는 피아제의 이론에 대한 관심에서 출발하여 도덕적 사고에 초점을 두었다. 다음 상황을 아동들에게 제시하고 갈등 상황에서 아동은 어떻게 판단하고 추론하는가를 분석하여 3수준 6단계의 도덕발달 단계를 구분하였다. 그 단계는 전인습적 수준(4~10세), 인습적 수준(10~13세), 후인습적 수준(13세 이상)의 3수준으로 나누고 각각을 2단계씩 구분하였다.

하인츠는 죽어가는 아내를 살리기 위해 필요한 약을 구하고자 한다. 그 약을 발견한 약제사는 그 약으로 돈을 벌고자 한다. 약의 원료는 200달러밖에 되지 않는데, 이 약제사는 한 알에 2,000달러를 달라고 한다. 하인츠가 구한 돈은 1,000달러밖에 되지 않는다. 약제사에게 찾아가 사정하며 나중에 돈을 갚겠다고 해 보았지만, 약제사는 이 약으로 돈을 벌어야 하므로 안 된다고 거절하였다. 결국 하인츠는 약방 문을 부수고 들어가 약을 훔쳤다.

(1) 전인습적 수준(4~10세)

① 전인습적 수준: 1단계(벌과 복종 지향)

규칙을 어겼을 경우 벌을 받게 되며 벌을 받는 것은 나쁜 것이라고 생각한다. 따라서 훔치는 일은 나쁘고 벌을 받기 때문에 하인츠의 행동이 나쁘다고 생각한다.

② 전인습적 수준: 2단계(상대적 쾌락주의)

1단계가 처벌을 회피하고자 하는 단계라면, 2단계는 보상을 추구하는 단계로 도덕적 행위가 절대적인 것이라고는 생각하지 않는다. 하인츠는 아내를 위한 것이었으므로 훔치는 것이 정당하다고 생각할 수 있으나, 약제사의 입장에서는 도둑질이 나쁘다고 생각할 수 있다고 본다. 즉, 어느 쪽의 입장에서 생각하느냐에 따라 결과가 달라질 수 있는 것이다.

(2) 인습적 수준(10~13세)

① 인습적 수준: 3단계(착한 소년 · 소녀 지향)

인습적 수준에서는 사회적 승인과 사회질서를 염두에 둔 판단을 하는데, 3단계에서는 행위자가 '착한가'에 따라 판단한다. 즉, 동기와 감정이 정의로운지, 타인으로부터 얼마나 인정받을 수 있는지에 따라 판단한다. 하인츠에게는 동정을 보내고 약제사는 감옥에 보내야 한다고 응답한다.

② 인습적 수준: 4단계(사회질서와 권위의 유지)

일반적인 사회질서에 대해 보다 광범위하게 사고하며, 사회질서가 유지되기 위해서는 법에 복종해야 한다는 것을 강조한다. 하인츠에게 동정적이기는 하지만 약을 훔치는 나쁜 행위로 처벌도 함께 받아야 한다고 생각한다.

(3) 후인습적 수준(13세 이후)

① 후인습적 수준: 5단계(민주적으로 용인된 법)

법이란 사람들이 화목하게 살기 위해 공동체가 동의한 장치이므로 사람들이 필요로 하는 바를 충족시키지 못하면 상호 동의나 민주적인 절차를 통해 변경시킬 수 있다고 본다. 따라서 하인츠 아내의 살 권리가 중요하다는 것은 알지만 그렇다고 도둑질을 한 것을 옳다고 할 수 없어, 옳고 그름을 분명히 이야기할 수는 없다고 응답한다.

② 후인습적 수준: 6단계(보편적 원리)

가장 높은 도덕적 단계로 옳고 그름을 개인의 양심에 비추어 판단하여야 한다는 것이다. 이 양심의 원리는 구체적인 규칙이 아니고 법을 초월하는 '인간의 존엄성'이나 '정당성'과 같은 보편적 정의의 원리다. 하인츠는 도둑질을 할 법적 권리는 없지만, 보다 상위의 도덕적 권리를 갖고 있다고 응답한다.

6) 정보처리이론

정보처리이론은 어떤 특정 학자에 의한 주장이기 보다는 1970년대 많은 교사 및 학자들이 학생들의 지식습득과 응용을 돕기 위한 방법을 모색하는 과정에서 나타나게 되었다. 인간의 인지과정을 컴퓨터의 정보처리 과정과 비교해 본 이론이다. 컴퓨터와 인간의 사고과정에는 유사점이 있는데 둘 다 논리와 규칙을 사용한다는 점이다. 컴퓨터의 하드웨어와 소프트웨어의 용어를 사용해서 비교하고 있다. 즉, 하드웨어란 컴퓨터의 물리적 장치를 말하는 것이고 소프트웨어는 컴퓨터 조작을 위한 프로그래밍을 말하는데, 뇌와 신경계를 하드웨어로, 문제 해결을 위한 계획이나 전략 등은 소프트웨어로 보았다.

새로운 기술의 발달로 컴퓨터의 구조와 프로그램이 점점 복잡해지듯이, 인간의 인지과정 또한 점점 더 복잡해진다. 예를 들어, 8세 아이가 10개의 단어를 외울 수 있을 때 14세 아이가 20개의 단어를 외울 수 있는 것은 14세 아이의 뇌와 신경계가 더 성숙해 있는 것으로, 이것이 하드웨어의 차이다. 한편으로는 아동기에 갖지 못하는 기억 책략을 청년기에 와서 갖는 것으로도 해석할 수 있는데, 이것은 소프트웨어의 차이다.

정보처리이론은 인간의 인지를 세 가지 체계로 개념화한다. 첫째, 외부세계로부터의 정보는 시각, 청각, 미각, 후각과 같은 우리의 감각기관을 통해 인지체계에 투입된다. 둘째, 우리의 뇌는 감각기관에 투입된 정보를 다양한 방법으로 저장하고 전환한다. 여기에서 정보를 부호화하고 저장하며 인출하는 과정이 포함된다. 정보처리에 대한 대부분의 연구가 이에 집중되어 있다. 마지막 체계는 우리의 행동으로 나타나는 산출 부분이다.

피아제 이론과 마찬가지로 정보처리이론 역시 아동이 매우 능동적으로 정보를 탐색하고 처리한다고 보고 있다. 그러나 정보처리이론에서는 발달 단계를 설정하지 않는다. 다시 말해, 정보처리이론에서는 발달을 연속적이고 계속적인 과정으로 보았다.

미국의 교육심리학자 글레이저(Glaser)는 1970년에서 1971년 사이 미국교육연구협회 회장을 역임할 당시 학습 · 인지 및 교수에 관한 이론을 연계하여 교수심리학 분야를 정립하였고, 수업의 구성요소와 이를 전달하는 컴퓨터의 정보처리 과정과 비유하여 도식화하는 수업절차를 만들었다. 그 밖에도 플라벨(Flavell)은 정보저장과 관련된 것에 대한 지식 또는 인식을 의미하는 초기억, 초인지적 지식에 대한 개념과 함께 초인지 이론을 정립하기도 하였다.

7) 학습이론과 행동주의이론

학습이론은 아동발달에서 생물학적 요인보다는 환경적 요인을 강조하며 학습 경험이 인간발달에서 변화의 근원이라고 믿는다. 따라서 환경을 재구성함으로써 새로운 학습 경험을 하도록 하면 발달에 변화를 가져올 수 있다. 이 이론에서는 직접 관찰하고 측정할 수 있는 행동을 연구하는 것이 더 중요하다고 믿으므로 행동주의라고도 한다.

(1) 파블로프의 고전적 조건형성이론

파블로프(Pavlov, 1849~1936)는 자극과 반응 간의 관계를 최초로 연구한 사람으로, 아동발달에 대한 사고에 혁명적인 선풍을 일으켰다. 파블로프의 주요 개념은 고전적 조건반사와 고전적 조건형성이다.

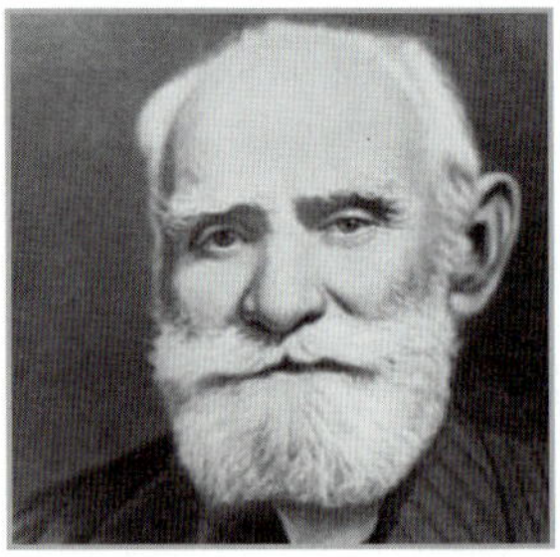
파블로프

① 고전적 조건반사와 고전적 조건형성

파블로프는 음식에 대한 반응으로 개가 타액을 얼마나 많이 분비하는가를 측정하는 과정에서 개는 음식을 보거나 냄새를 맡기 이전에 이미 침을 흘리기 시작한다는 사실을 발견하고, 이를 확인하기 위해 개에게 먹이를 주기 전에 종소리를 들려 주었다. 이 과정을 몇 번 계속했더니 마침내 개는 종소리만 듣고서도 침을 흘렸다. 이런 학습과정을 고전적 조건형성이라고 불렀다. 학습된 타액 분비 반응은 조건반사라고 부르며, 이 과정은 고전적 조건형성(classical conditioning)이라고 한다. 여기서 음식은 무조건 자극(unconditioned stimulus)이다. 무조건 자극은 사전 학습이나 경험 없이 학습되지 않은 반응을 자연적으로 낳는 어떤 사건이다. 개의 타액 분비는 무조건 자극에 대한 반응으로 무조건 반응(unconditioned response)이라고 부른다. 무조건 반응인 타액 분비가 나타난 후에는 음식과 종을 짝지어 음식을 제시하면서 종을 울린다. 음식과 종소리를 몇 번 짝지어 제시한 후, 개는 종만 울려도 타액을 분비하게 된다. 이때 종소리는 조건자극(conditioned stimulus)이라 부르고, 개의 타액 분비는 조건반응(conditioned response)이라 부른다.

일상생활에서 경험하는 고전적 조건형성의 예로는 개에게 물려 놀란 경험이 있는 아동이 강아지만 보아도 공포 반응을 보이는 경우다. 파블로프의 고전적 조건형성의 원리를 인간행동에 적용한 왓슨(Watson)에 의하면, 아동의 정서 반응은 고전적 조건형성을 통한 학습에 영향을 받기 쉽다.

② 고전적 조건형성과 영향 요인

파블로프는 조건반사의 강도에 영향을 주는 몇 가지 요인을 확인했는데, 강화와 소멸 그리고 일반화와 변별화가 그것이다.

강화는 한 행동에 뒤따르는 자극 사건이 그 행동을 다시 일으킬 가능성(확률)을 증가시킨다는 것을 의미한다.

소멸은 조건형성이 한 번 이루어졌다고 해서 조건자극이 계속해서 영원히 작용하는 것은 아님을 나타낸다. 예를 들어, 종소리를 타액 분비를 위한 조건자극으로 만들 수는 있으나, 만약 음식 없이 종소리만 제시하면 종소리는 그 효과를 잃게 되는데 이것이 바로 소멸이다.

일반화는 원래 자극과 유사한 조건자극에 대해 조건반응을 하는 것을 의미한다. 종소리에 타액을 분비하도록 조건형성된 개는 유사한 다른 음조의 종소리에도 같은 반응을 하는데 이것이 일반화다.

변별화는 일반화에 대한 보완적인 과정으로, 한 자극이 다른 것과 변별되는 방식을 말한다. 어두운 곳에서 공포를 느끼는 아동이 극장과 같은 특정한 어두운 장소에서는 공포를 느끼지 않는 경우다.

(2) 스키너의 조작적 조건형성이론

스키너(Skinner, 1904~1990)에 의하면 자극과 반응이 연결되는 또 다른 방법은 조작적 조건형성(conditioning)을 통해서다. 즉, 행동은 그 결과에 의해서 결정된다는 것이다. 아동의 어떤 행동이 강화를 받게 되면, 그 행동이 다시 발생할 확률

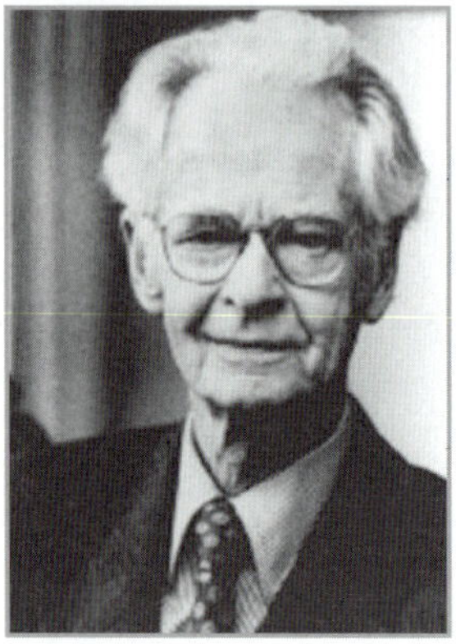
스키너

은 높아지고, 어떤 행동이 처벌을 받게 되면 그 행동이 다시 발생할 확률은 낮아진다. 조작적 조건형성에서는 강화와 처벌의 역할이 중요하다.

스키너는 습관을 조작적 학습 경험의 결과라고 믿는다. 한 소년의 공격적인 행동은 친구들에게 공격적인 행동을 했을 때 친구들이 그의 힘에 굴복하면 강화된다. 또 다른 소년의 경우는 그보다 더 힘이 센 친구가 역공을 하면 더 이상 공격적인 행동을 하지 않게 된다. 두 소년은 강화와 처벌이라는 두 요인에 의해서 전혀 다른 방향으로 공격적 성향이 발달하였다. 스키너에 의하면 아동발달에서 '공격적 단계'라는 것은 없으며 인간에게 '공격적 본능'이라는 것도 없다. 대신 아동이 습득하게 되는 대부분의 습관은 자신의 행동 결과에 의해 형성된다. 따라서 스키너의 조작적 조건형성이론에서는 아동발달이 본능, 욕구 또는 생물학적 성숙과 같은 내적 요인보다는 강화인(强化因) 또는 처벌인(處罰因)이라는 외부 자극에 달려 있다고 본다.

① 반응적 행동과 조작적 행동

인간의 모든 행동은 두 가지 범주로 나눌 수 있다. 첫 번째 유형은 반사로서 반응을 유발하는 자극으로 구성된다. 이때 자극과 반응의 관계는 생물학적이고 선천적인 것이다. 스키너는 모든 유기체가 보이는 단순한 반사를 포함하는 반응을 반응적 행동이라고 부른다. 자극이 있으면 반응하고 자극이 없으면 반응하지 않는 매우 단순한 모형이다. 인간의 반응적 행동은 영유아기에 현저한데, 입에 젖꼭지를 물리면 빨기 반응을 보이고 손바닥에 어떤 물체를 놓으면 잡기 반응을 보인다. 두 번째 유형은 조작적 행동으로서 인간행동의 대부분이 조작적 행동이라고 본다. 조작적 행동은 어떤 행동이 야기하는 결과에 의해서 통제되며, 일반적으로 긍정적인 결과는 그 행동이 다시 발생할 가능성을 높이고 부정적인 결과는 그 반대다.

스키너는 파블로프의 고전적 조건형성이 인간의 어떤 행동 유형은 설명할 수 있으나 보다 복잡한 행동 유형을 설명하는 데에는 조작적 조건형성이 더 적합하다고 믿는다. 고전적 조건형성에서는 자극이 반응을 유발하지만, 조작적 조건형성에서는 반응이 자극을 유도한다.

조작적 조건형성에서는 개의 행동 목록에 들어 있지 않은 특정 행동을 개가 수행할 수 있도록 훈련시키기 위해 강화가 사용된다. 조작적 조건형성에서 어떤 행동을 다시 발생하도록 만드는 과정은 '강화'라고 부르며, 어떤 행동이 다시 발생할 가능성을 증가시키는 자극은 '강화인'이라고 부른다. 강화인은 긍정적일 수도 있고 부정적일 수도 있다.

② 강화인

강화인에는 긍정적 강화인과 부정적 강화인의 두 종류가 있다. 긍정적 또는 부정적이라는 용어는 행동의 제시 또는 철회를 말한다.

긍정적 강화인은 그것의 제시가 행동이 다시 발생활 확률을 증가시키는 자극이다. 예를 들어, 자기 방 청소를 한 아동에게 용돈을 주거나 칭찬을 하는 것은 그 행동을 유지하도록 하는 매우 효과적인 방법이다.

부정적 강화인은 그것의 철회가 행동이 다시 발생할 확률을 증가시키는 자극으로 불쾌하거나 혐오스러운 자극의 철회를 통해 그 행동은 강화된다. 예를 들어, 다리에 박힌 파편을 제거하는 것은 불쾌한 것이 제거되므로 강화되는 것이다.

처벌이 어떤 행동이 발생할 확률을 감소시킨다면, 부정적 강화인은 긍정적 강화인과 마찬가지로 어떤 행동이 발생할 확률을 증가시킨다는 점에서 다르다.

③ 소멸과 처벌

소멸은 어떤 반응이 더 이상 강화되지 않을 때 발생하며, 처벌은 혐오스럽거나 불쾌한 자극을 제시함으로써 반응이 감소하는 것을 말한다.

(3) 반두라의 인지적 사회학습이론

반두라(Bandura, 1925~)는 행동과 환경뿐만 아니라 인지도 인간발달에 있어서 중요한 요인이 되며 다른 사람의 행동을 관찰함으로써 학습이 된다고 하였다. 유아는 어머니의 자녀양육 행동을 관찰하고 인형놀이를 할 때 그 행동을 모방한다. 유아는 다른 사람의 행동을 관찰함으로써 발생하는 학습에 초점을 맞추는데 이것을 모방 또는 모델링이라고 한다.

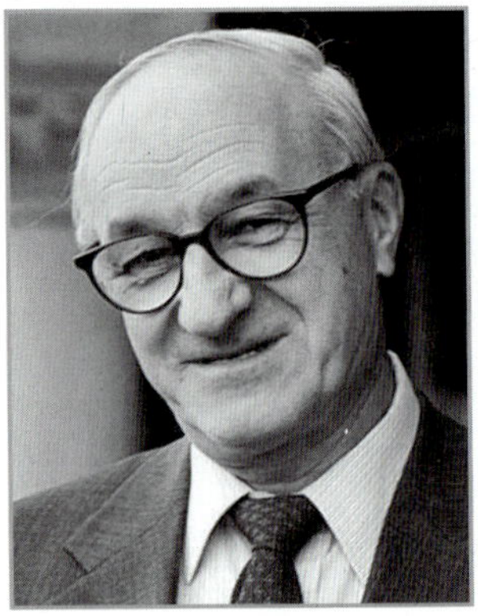

반두라

① 관찰학습의 구성 요소

반두라에 의하면 관찰학습에는 주의, 기억, 운동재생, 동기유발의 네 가지 과정이 필요하다. 이 중 한 과정이라도 빠지면 사회학습이론의 모형은 불완전한 것이 되며 성공적 모방이 이루어지지 않는다.

② 상호결정론

사회학습이론에서는 행동의 원동력이 본질상 환경이라는 초기 행동주의의 기본 가정에서 벗어나 발달과정을 개인과 환경 간의 상호성으로 보는 양방향성을 가정한다. 반두라는 이러한 견해를 상호결정론이라고 불렀다. 환경이 아동의 성격과 행동을 조성한다는 왓슨이나 스키너와는 달리, 반두라는 개인, 행동, 환경 간의 관계가 양방향적이라고 주장한다. 상호결정론의 모형은 상호작용의 삼각형을 구성한다. 아동발달은 아동과 환경 간의 계속적 상호작용에 의해 이루어진다고 주장한다.

③ 자기효능감

자기효능감이란 자신이 어떤 일을 잘해 낼 수 있다는 개인적 신념으로서, 어떤 행동을 모방할지를 결정하는 데 도움이 된다. 즉, 자신의 능력 범위 내에 있는 활동은 시도하려 할 것이고, 자신의 능력을 벗어나는 과제나 활동은 회피하려 할 것이다.

8) 동물행동학적 발달이론

(1) 로렌츠의 각인이론

① 각인

각인은 새끼 오리가 부화한 직후부터 어미를 따라다니는 행동이다. 새끼가 어미 곁에 가까이 있음으로써 먹이를 얻을 수 있고, 위험으로부터 보호를 받을 수 있다. 각인은 생후 초기의 제한된 기간 내에서만 일어난다. 만약 이 기간 동안 어미가 없으면 어미 대신 어미를 닮은 대상에 각인이 일어날 수도 있다.

로렌츠(Lorenz, 1903~1989)는 어미 오리가 낳은 알을 두 집단으로 나누고 한 집단의 알은 어미 오리가 부화하게 하고, 다른 집단의 알은 부화기에서 부화하게 하였다. 첫 번째 집단의 새끼 오리는 예측한 대로 부화 직후부터 어미 오리를 따라다녔다. 그러나 부화하자마자 로렌츠를 보게 된 두 번째 집단의 새끼 오리들은 로렌츠를 어미처럼 졸졸 따라다녔다.

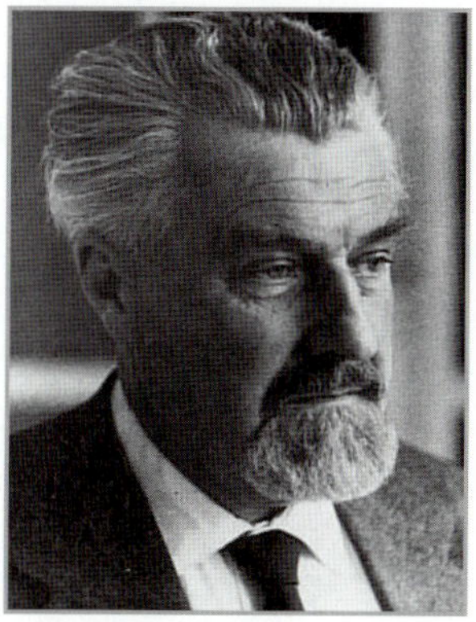

로렌츠

그 밖에도 로렌츠는 각인되는 대상의 범위가 종에 따라 각기 다르다는 것을 발견하였다.

② 결정적 시기

각인 연구에서 밝혀진 것은 이 현상이 결정적 시기(critical period)에만 일어난다는 것이다. 각인은 어린 동물이 일단 생후 초기의 특정한 시기에 어떤 대상에 노출되어 그 뒤를 따르게 되는 것은 그 대상에 대한 애착을 가지게 되는 것을 의미하는데, 여기서 '특정한 시기'가 결정적인 시기가 된다. 각인은 아동발달에 폭넓게 적용되어 온 주요 개념인 결정적 시기라는 개념을 이끌어 내었다. 결정적 시기는 제한된 시간 내에 아동이 특정한 적응 행동을 습득하도록 생물학적으로 준비되어 있으며, 그러기 위해서는 적절한 자극적인 환경의 지원이 있어야 한다는 것이다.

(2) 볼비의 애착이론

제2차 세계대전 후 고아원에서 성장한 아동들에게는 타인과 친밀하고 지속적인 관계를 형성하지 못하는 등의 여러 가지 정서적 문제가 있음이 발견되었다. 또한 볼비(Bowlby, 1907~1990)는 아동들이 생의 초기에 어머니에 대한 확고한 애착을 형성할 기회가 없으면 친밀한 인간관계를 맺지 못한다고 하였다.

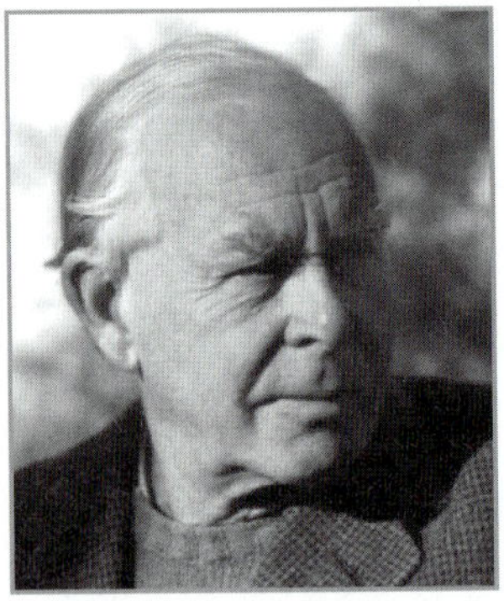

볼비

① 애착

볼비는 아동도 다양한 형태의 프로그램된 행동을 나타내는데, 이러한 행동은 생존을 위해서 뿐만 아니라 정상적인 발달에도 유용하다고 주장한다. 아기의 울음은 어머니의 주의를 집중시키는 생물학적으로 프로그램된 '고통 신호'로 여겨진다. 아기가 자신의 고통을 전하기 위해 큰 소리로 우는 것도 생물학적으로 프로그램된 것이고, 어머니가 아기의 울음에 반응하는 것도 생물학적으로 프로그램된 것이다.

유아는 태어나서 자신을 돌보는 사람, 특히 어머니와 강한 정서적 유대를 맺게 되는데, 이것이 애착관계다. 볼비는 아기의 애착행동이 선천적인 사회적 신호라고 주장한다. 이러한 행동들은 부모로 하여금 아기에게 접근해서 보살피고, 상호작용하도록 격려할 뿐만 아니라 아기를 먹이고, 위험으로부터 보호하며, 건강한 성장에 필요한 자극과 애정을 기울이게 해 준다. 이것은 인간의 진화적 유산의 일부로서 다른 영장류와도 공유하는 적응기제다. 유아의 애착발달은 어머니 또는 대리양육자와의 장기간에 걸친 유대관계를 통해 형성된다.

볼비의 애착 연구는 인간의 애착관계의 질이나 유대과정에 대한 연구를 촉진시켰다. 대표적인 것이 에인스워스(Ainsworth)의 유아의 애착을 측정하기 위해 개발한 '낯선 상황 실험'이다. 뿐만 아니라 애착 연구는 진화적 맥락에서 아동발달의 다른 측면인 아동의 공격적 행동, 또래 간의 상호작용, 사회적 놀이, 인지발달 등에 대한 연구에도 자극이 되었다.

② 민감한 시기

프로이트와 마찬가지로 동물행동학에서도 초기 경험의 중요성이 강조된다. 프로이트처럼 볼비 또한 인생 초기에 형성되는 사회적 관계의 질이 그 후의 발달에서 결정적인 역할을 한다고 믿었다. 동물행동학에서는 아동발달에 결정적 시기가 있다고 주장한 바 있다. 동물에게서는 결정적 시기의 개념이 각인과 같은 발달의 특정 측면을 설명하는 것으로 보이지만, 인간발달에서는 민감한 시기가 보다 더 적절한 개념인 것으로 보인다.

민감한 시기는 그 개념이나 범위가 결정적 시기보다 덜 엄격하며, 특정 능력이나 행동이 출현하는 데 최적의 시기를 의미한다. 아동은 이 시기에 특정한 환경의 자극에 민감한 반응을 보이는데 민감한 시기가 지난 후에도 발달이 이루어질 수는 있지만, 그때는 시간이 더 오래 소요될 뿐만 아니라 어렵기도 하다.

볼비는 인생에서 첫 3년이 사회정서발달의 민감한 시기라고 보았다. 즉, 첫 3년간이 친밀한 정서적 유대를 형성하는 데 매우 민감한 시기다. 만약 이 기간 동안 그런 기회를 갖지 못한다면, 나중에 친밀한 인간관계를 형성하는 것이 거의 불가능하게 된다.

(3) 윌슨의 사회생물학이론

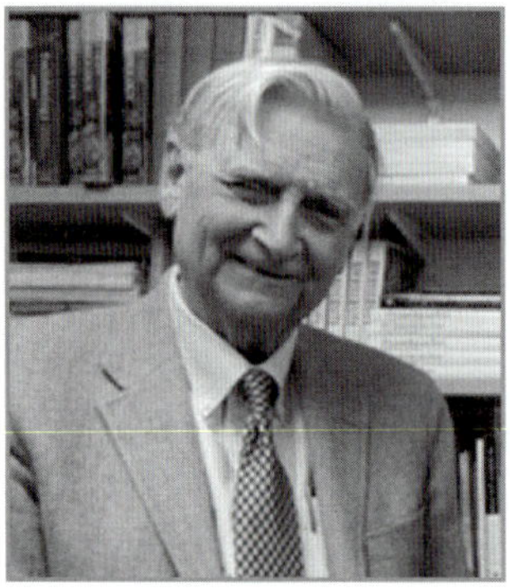
윌슨

윌슨(Wilson, 1929~)에 의하면 유전인자는 매우 이기적인 구조를 가지고 있다. 왜냐하면 유전인자의 유일한 관심은 대대로 계속해서 자신의 생존을 보장받는 것이기 때문이다. 사회생물학자들은 유전인자가 신체적 특성뿐만 아니라 사회적 행동도 결정한다고 믿으며, 생존에 적합한 사회적 행동은 신체적 특성과 유사한 적자생존의 과정을 겪게 된다고 가정하였다.

자신의 목숨을 걸고 위험에 처한 자식을 구하려는 어머니의 행동은 전통적 동물행동학에 의하면 그 반응이 결코 동물행동학적 기초에 의한 것이 아니다. 왜냐하면 적자생존 과정은 자신의 생존 가능성을 줄이는 것을 좋아하지 않기 때문이다. 그러나 사회생물학은 어머니의 유전인자가 후손에게 전달된다는 보장만 있으면 어떤 행동도 불사하도록 프로그램되어 있다고 주장한다. 자녀는 부모로부터 유전인자를 물려받을 뿐만 아니라 앞으로 생존기간이 훨씬 더 길기 때문에 진화론적 기제는 어머니로 하여금 자신을 희생하여 자식을 구하게 만든다는 것이다.

토 론

1. 성장과 발달의 차이점에 대해 토론해 보자.
2. 발달의 원리에는 어떤 것이 있는지 토론해 보자.
3. 성장과 발달의 각 이론을 비교해 보고 그 차이점을 토론해 보자.

제 4 장 개인위생

1. 생활습관 훈련
2. 배변 훈련
3. 손 씻기
4. 치아관리

학습목표

1. 아동의 올바른 개인위생관리에 대해 이해한다.
2. 배변 훈련에 대해 이해한다.
3. 올바른 손 씻기의 중요성을 이해한다.
4. 발달 단계별 치아관리에 대해 이해한다.

제4장

개인위생

1. 생활습관 훈련

옛말에 "세 살 버릇 여든까지 간다."라는 말이 있다. 이는 오래전부터 내려오는 우리나라 속담으로 어릴 때 길러진 습관들이 중요하다는 것을 강조한다. 아동의 생활습관 훈련은 아동이 건강한 습성을 기를 수 있는 중요한 요소다. 올바른 생활습관을 익힐 수 있도록 부모와 아동을 돌보는 양육자가 일관된 태도로 지도하고 격려해 주어 아동이 건강한 생활습관을 훈련받고, 스스로 실천하여 건강한 성인으로 자랄 수 있도록 하여야 한다. 아동기에 익힐 수 있는 습관으로는 배변 훈련, 손 씻기와 치아관리 등이 있다. 이에 대해 구체적으로 알아보자.

2. 배변 훈련

배변 훈련이란 소변과 대변 보는 것을 화장실에서 행하도록 습관을 만드는 일이다. 개인차가 있으나, 1년 6개월부터 유아의 약 60%는 배변 → 배뇨(낮) → 배뇨(밤)의 순으로 이미 대 · 소변을 가리기 시작하고, 3세 반경에 이르러서는 대부분 습관이 형성된다. 배설을 가리기 위해서는 유아의 괄약근의 성숙과 배변 가리기 과정에서 어른의 충분한 지도 · 지지 · 수용이 중요하다. 강제적으로 하게 하거나 배설에 실패하였을 때 엄하게 벌을 주면 아동에게 적의나 불안을 심어 주어, 자존심이나 자신을 잃어 자율심을 키우기 어렵다. 30~36개월 아동은 대부분 낮 동안에 소변 가리기를 할 수 있으며 37~48개월이 되어서는 밤에도 가릴 수 있게 된다. 주로 남아보다는 여아가 더 빨리 훈련된다. 정상적으로 밤에 소변 가리기는 4~5세까지 어려울 수 있다.

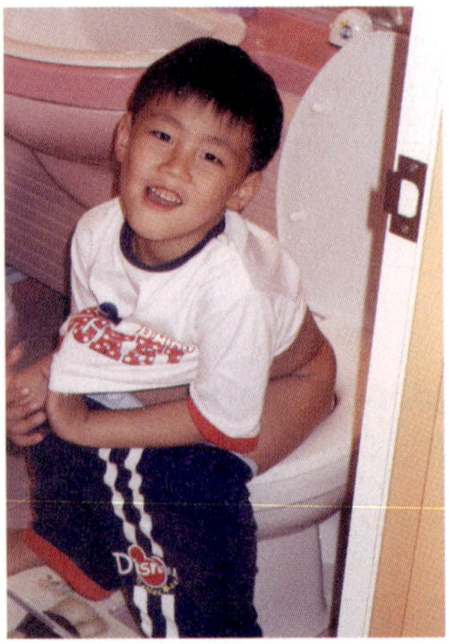

[그림 4-1] 배변 훈련

1) 배변 훈련 시 유의사항

- 걷기 시작한 후 생후 18~24개월경에 시작된다.
- 스스로 화장실에 가고 싶은 욕구를 인식하고 참으면서 옷을 벗을 수 있다.
- 부모에게 배변 욕구를 표현할 수 있어야 한다.
- 신체조절 능력을 자각하고 부모를 즐겁게 해 주려는 마음을 가져야 한다.
- 배변 훈련은 한 번 실시할 때 5~10분 이내로 하여 변기에 오래 앉아 있지 않도록 한다.

- 부모는 용변을 보는 동안 아동의 곁에서 지지하며 함께 있어 주는 것이 좋다.
- 아동이 혼자서 쉽게 입고 벗을 수 있는 의복을 입힌다.
- 동성 부모의 용변 보는 모습을 보고 모방하게 하는 것도 동기부여에 도움이 된다.
- 협조적으로 행동하거나 성공적으로 수행하고 나면 칭찬하고 동기부여를 해 준다.
- 변의가 요의보다 쉬우며 더 규칙적이고 예측 가능하지만 훈련은 소변 보기부터 시작한다.
- 놀이에 열중하다 보면 낮 동안의 용변 보기 실수도 흔하게 나타나므로 놀이 중에 한 번씩 화장실을 상기시켜 주는 것이 필요하다.

3. 손 씻기

손 씻기는 대부분의 감염병을 예방할 수 있는 일차적인 방법이다. 따라서 이러한 습관을 통해 건강한 아동기를 지낼 수 있도록 교육하는 것이 필수적이다.

1) 손 씻기의 중요성

(1) 손은 병균 창고다

손은 끊임없이 뭔가를 만지고, 집고, 만들기 때문에 각종 유해세균에 가장 많이 노출되는 부위로 인체에서 미생물이 가장 많이 득실대는 병균의 온상이다.

(2) 전염성 질병의 70%가 손을 통해 전염된다

호흡기로 감염되는 감기 바이러스의 경우도 공기에 의한 전파보다는 병균이 묻은 손을 코나 입에 갖다 대거나 혹은 병균이 묻어 있는 손으로 만진 물건에 신체의 일부분이 접촉하여 감염된다.

(3) 세균은 기하급수적으로 증가한다

한 마리의 유해세균이 10분에 한 번씩 분열할 경우, 20분 후면 4마리, 2시간 후면 64마리, 3시간 후면 26만 마리, 4시간 후면 1,600만 마리로 기하급수적으로 증가한다.

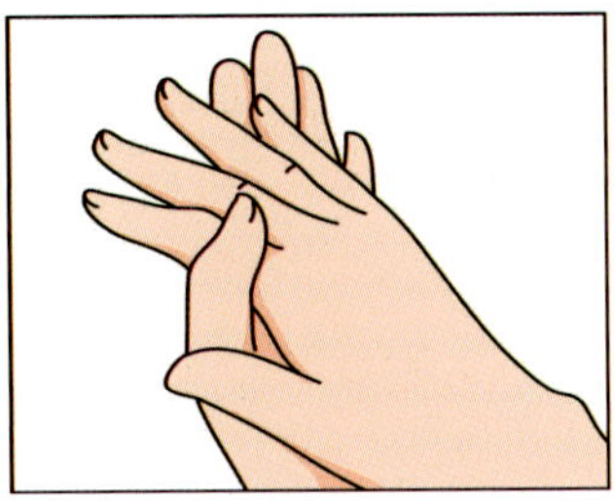

① 손바닥과 손바닥을 마주 대고 문질러 준다.

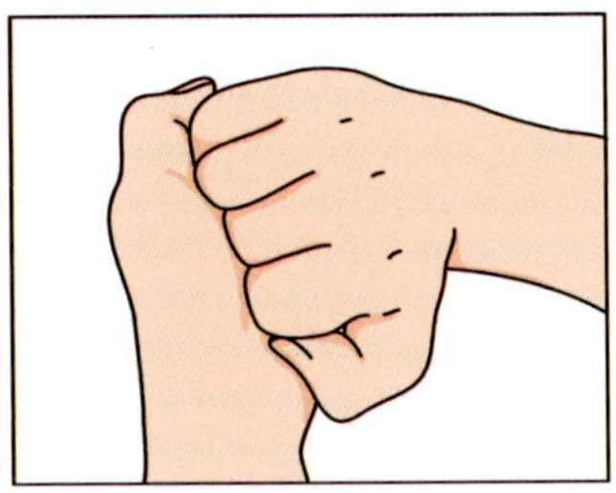

② 손바닥을 마주 잡고 문질러 준다.

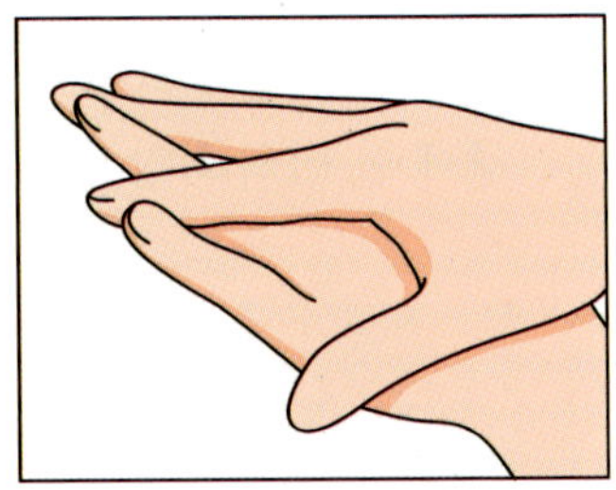

③ 손등과 손바닥을 마주 대고 문질러 준다.

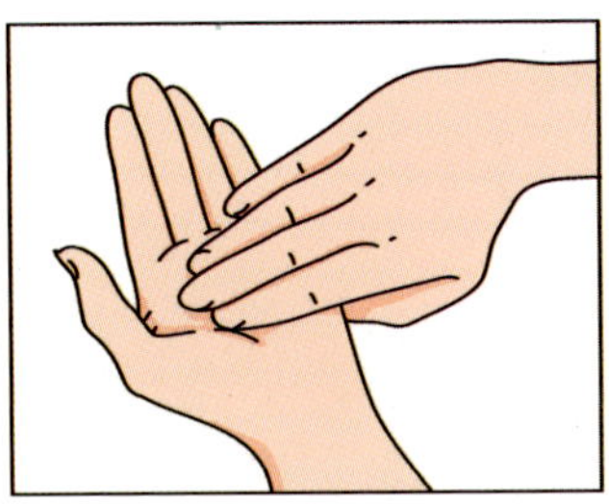

④ 손가락을 반대편 손바닥에 놓고 문지르며 손톱 밑을 깨끗하게 한다.

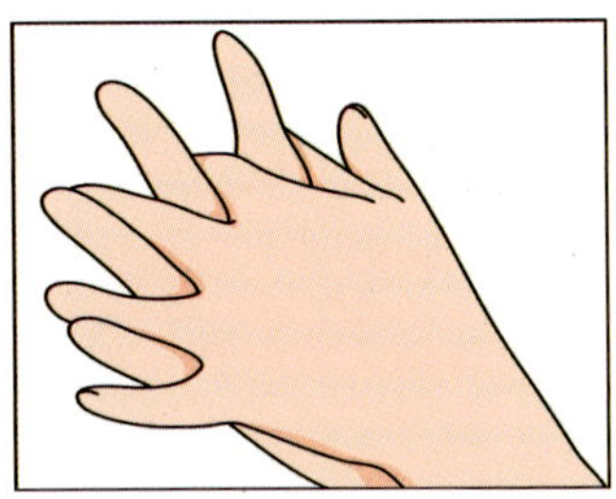

⑤ 손바닥을 마주 대고 손깍지를 끼고 문질러 준다.

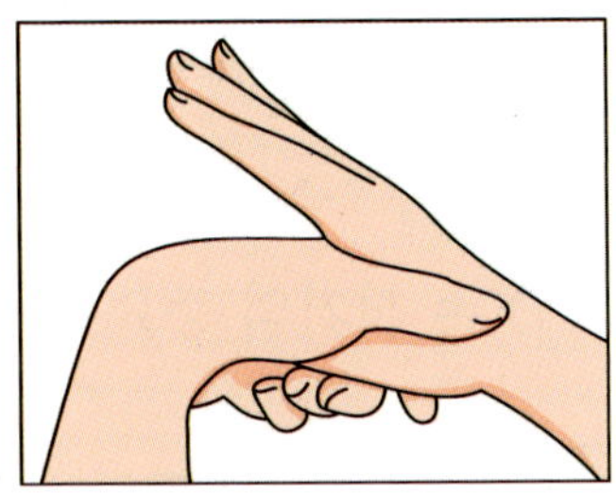

⑥ 엄지손가락을 다른 편 손바닥으로 돌려주면서 문질러 준다.

[그림 4-2] 손 씻기 방법

4. 치아관리

유아는 태어나서 생후 6개월경을 전후로 처음 치아가 나기 시작하는데 이것을 유치(젖니)라고 한다. 일단 유치가 나기 시작하면 구강 청결을 시작해야 한다. 초기에는 잇몸이 부드럽고 약해서 성인과 같이 양치질을 할 수는 없지만, 수유 후에는 입안을 닦아 주어 남아 있는 찌꺼기를 제거하는 등 입안과 치아 건강관리를 할 수 있다. 그 후 2년 6개월 사이에 20여 개의 유치가 다 나면 유치로 생활을 하며, 6~12세경 초등학교에 입학하는 학령기 무렵부터 유치가 영구치로 순차적으로 대치되어 성인 치아의 형태를 갖추게 된다.

1) 발달 단계별 특성

(1) 영아기(출생~1세)

처음 치아가 나는 시기는 보통 6개월 전후로 영아마다 차이가 있지만, 유치가 나오는 순서는 일정하게 나타난다. 처음 나타나는 치아는 아래 가운데 앞니이고 그 다음은 위 가운데 앞니, 위 가쪽 앞니 순이다. 유치가 나기 시작하면 치아관리를 시작해야 한다. 또한 초기의 식습관이 치아건강에 영향을 미치므로 수면 중에는 되도록 수유를 자제하여 '젖병 충치(우유병 충치)'가 발생하지 않도록 유의한다.

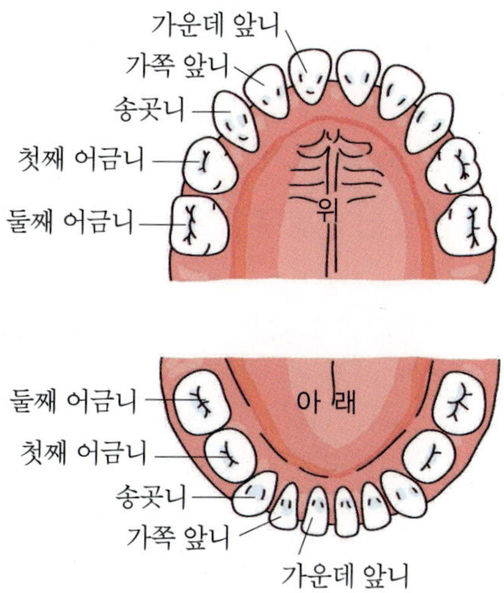

[그림 4-3] 유치 나는 순서

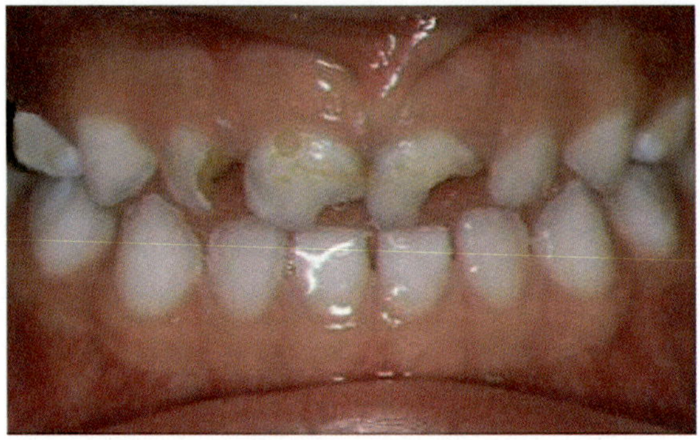

[그림 4-4] 젖병 충치

출처: 어린이집 건강관리. http://www.childhealth.co.kr

(2) 유아기(1~3세)

24~30개월이면 20개의 유치가 완전히 나 있는 상태다. 이때부터는 유아에게 올바른 습관을 길러주어 치아를 잘 관리할 수 있도록 해야 한다. 유아 전용 칫솔을 사용하여 양육자가 정기적으로 칫솔질을 해 주어야 하고, 유아의 치아에 문제가 발생했는지 여부를 자세히 살펴야 한다. 이때 잘못된 식습관으로 인해 유아의 치아건강에 손상을 줄 수 있으므로 주의를 기울인다.

(3) 학령 전기(4~6세)

학령 전기 말부터 유치가 빠지고 영구치로 대치되므로 치아관리에 더욱 주의를

윗니	아랫니
① 7~8세	① 5~7세
② 8~9세	② 7~8세
③ 11~12세	③ 9~10세
④ 10~11세	④ 10~12세
⑤ 10~12세	⑤ 11~12세
⑥ 6~7세	⑥ 6~7세
⑦ 12~13세	⑦ 11~13세

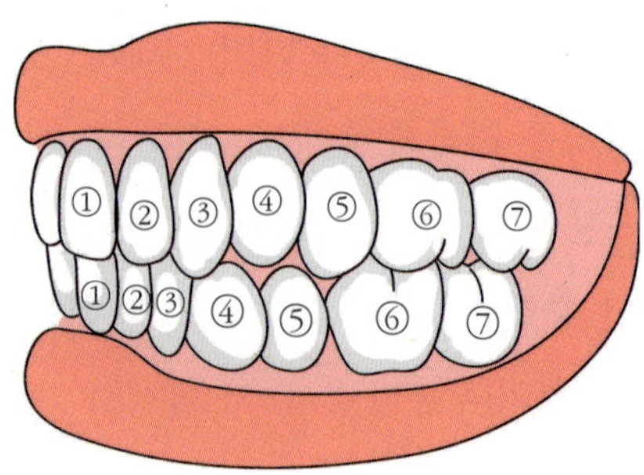

[그림 4-5] 영구치 나는 순서

기울여야 한다. 치아관리가 제대로 이루어지지 않으면 부정교합이나 치아질환이 발생하기 쉽다.

(4) 학령기(7~12세)

영구치로 완전하게 대치되는 시기다. 학교생활을 하다 보면 또래들과의 관계에서 유해한 음식에 자주 노출되고 충치 발생 등 치아관리에 소홀하기 쉽다.

2) 치아관리 시 유의사항

- 만 6세에 어금니 쪽에 영구치가 나온다는 것을 모르고 있는 부모들은 치아 중에서 가장 많이 사용되는 중요한 제1대 구치가 썩어도 유치로 오인하여 방치하거나 뽑는 경우가 있다.
- 유치는 영구치와 마찬가지로 음식물의 저작, 발음, 얼굴 모습에 중요한 역할을 하며, 안면골의 성장을 자극하고 간격 유지와 교합 수준을 유지하는 기능이 있다. 특히 유치는 영구치를 정상적으로 발달하게 하고 올바른 위치에 나오도록 하는 데 중요한 역할을 한다.
- 충치 예방을 위해 아이들의 칫솔질은 매우 중요하다. 어려서부터 이를 닦는 습관은 부모들이 바르게 칫솔질하는 모습을 보여 줄 때 제대로 형성된다. 그러므로 부모가 우선 올바른 습관을 들이도록 노력해야 한다. 또한 부모들은 아이들 입속을 자주 들여다보고 충치가 있으면 빨리 치료하도록 해야 한다.
- 영구치가 나기 시작하면 정기검진을 받도록 하여 충치와 잇몸병 그리고 부정교합을 예방하도록 하는 것이 좋다. 아무리 치료 기술이 발달했다 해도 예방과 조기 치료보다 효과적이고 경제적인 것은 없다.

3) 칫솔질

- 유치가 나기 전인 경우는 거즈에 온수를 묻혀 잇몸, 이, 구강, 점막을 깨끗이 닦아 준다.
- 거즈는 매번 새것을 사용하고 버리거나 전용 수건을 마련해 살균 세탁하여 사용하는 것이 좋다. 2~3개의 이가 난 후에는 시중에 나와 있는 영아용 칫솔을 사용할 수도 있다.
- 어금니가 올라오면(약 18개월경) 꼭 칫솔을 사용해야 한다.
- 양칫물을 뱉어낼 수 있기 전까지는 불소가 함유되지 않은, 삼켜도 안전한 치약을 사용한다.
- 만 2~2.5세 정도가 되면 이를 닦는 방법을 배우기 시작한다.
- 유아가 칫솔질을 학습하는 데 흥미를 가질 수 있도록 해 주고 유아가 좋아하는 색의 작고 부드러운 칫솔을 준비한다.

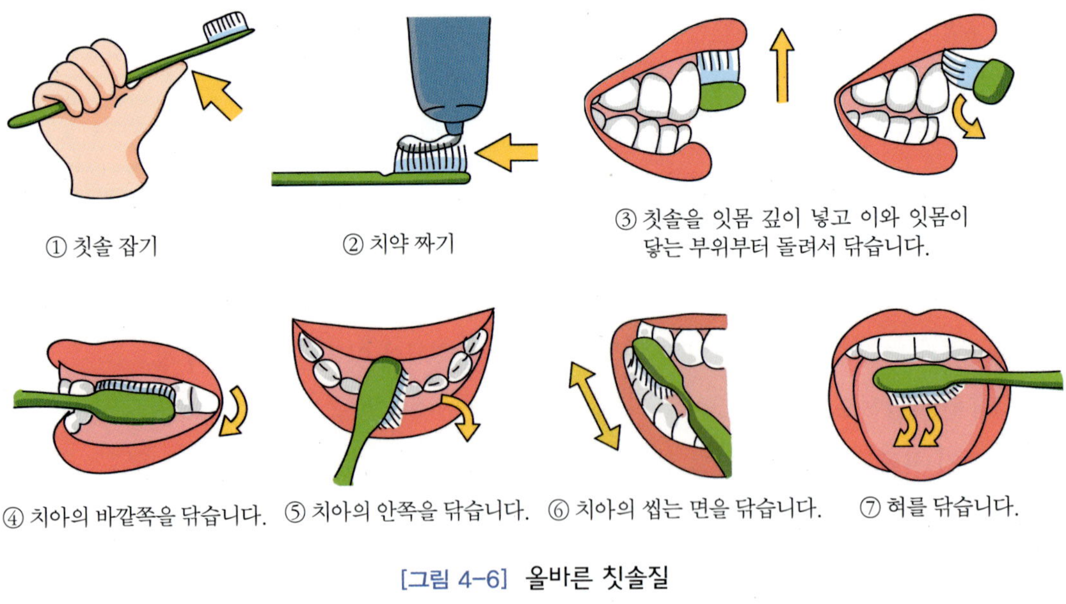

[그림 4-6] 올바른 칫솔질

- 유아가 손쉽게 잡을 수 있는 위치에 칫솔을 보관한다.
- 유아가 세면대에 닿을 수 있도록 발판을 준비한다. 이때 유아가 미끄러지거나 넘어지는 것을 방지하기 위하여 보호자는 유아의 근처에서 관리 · 감독한다.
- 유아가 적어도 하루에 2회, 아침과 잠자리에 들기 전에 이를 닦도록 격려한다.
- 3세가 넘으면 불소가 함유된 치약을 소량 사용하고 잘 뱉어 내도록 지도한다.
- 이와 잇몸이 접하는 곳에서 칫솔의 털을 45° 각도로 향하게 한다.
- 이와 잇몸이 접하는 곳에 칫솔의 털을 놓고, 짧게 회전식으로 이의 안과 밖을 닦는다.

4) 치아 건강식품

- 치아의 건강을 위해서는 산성 식품보다는 알칼리성 식품을 섭취하는 것이 좋다.
- 치즈, 우유, 생선류 등의 알칼리성 식품은 치아의 건강뿐만 아니라 아동의 신체 발육에도 좋다.
- 다시마, 미역, 콩, 녹황색 채소는 산성을 알칼리성으로 바꿔 주는 식품이므로 많이 섭취할수록 좋다.
- 섬유질 식품이 치아를 건강하게 만든다. 섬유질은 치아의 표면에 문질러 프라그를 제거하고 단단하게 만드는 효과가 있다.
- 음식물은 오래 씹을수록 좋다.
- 섬유질이 많이 들어 있는 우엉, 당근, 시금치 등은 아동이 대체로 좋아하지 않기 때문에 먹을 수 있도록 조리해 준다.

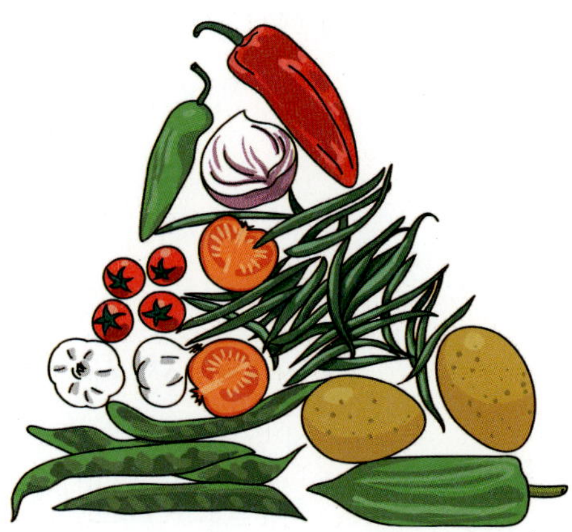

[그림 4-7] 치아에 좋은 식품

5) 치아 건강에 유해한 식품

- 유산균 음료와 이온 음료는 주의해야 한다.
- 라면이나 햄버거, 피자, 콜라 등의 산성 식품은 당분이 많이 함유되어 있어 치아에 충치 또는 잇몸질환 등 악영향을 미친다.
- 이유식을 시작하면서 많이 마시는 유산균 음료에는 당분과 산이 다량으로 들어 있어 치아의 표면구조가 약한 유치에 나쁜 영향을 준다.
- 아동이 구토나 설사를 할 때 먹이는 이온 음료 역시 젖병에 넣어 오래 빨게 해서는 안 된다.

6) 부모교육

치아관리 시에는 아동을 직접 돌보는 부모와 양육자가 아동에게 관심을 가지고 치아관리가 이루어지도록 지도해야 한다. 치아관리를 제대로 하지 않으면 충치나 잇몸질환이 발생하기 쉽다. 치아관리는 유치가 나오는 영아기부터 한다. 하루에 두 번 정도 부드러운 천과 물로 깨끗이 닦아 준다. 또한 영아가 우유병을 물고 잠자게 해서 젖병 충치가 생기지 않도록 주의한다.

구체적인 교육 내용은 다음과 같다.

- 첫 유치가 나오면 치과검진을 받는 것이 원칙이다. 보통 생후 2.5~3년에 20개의 유치가 모두 나오면 처음으로 치과를 방문하게 된다.
- 18개월~3세 사이에 주로 발생하는 젖병 충치는 자기 전에 모유 수유를 하거나 우유나 주스를 젖병으로 먹는 아동에게서 발생한다. 아래 앞니는 입술과 혀, 침으로 보호되므로 주로 위 앞니와 어금니 측면으로 발생한다.
- 젖병을 빠는 습관을 없애기 위해서 마실 것을 컵에 따라 마시도록 하면 젖병

충치의 예방에 도움이 된다.

- 구강위생의 목적은 치아에 붙어 있는 세균 침전물인 프라그를 제거해 충치와 잇몸질환을 일으키지 않게 하는 것이다. 이를 위한 가장 좋은 방법은 칫솔과 치실을 사용하는 것이다.
- 어린 아동의 효과적인 칫솔질은 부모가 닦아 주는 것이다. 많은 유아들은 치약의 거품을 좋아하지 않으며, 불소가 함유된 치약은 먹을 우려가 있으므로 물로만 칫솔질을 해도 좋다.
- 식사 후와 잠자기 전에는 반드시 칫솔질을 해야 하며, 밤에 칫솔질이 끝난 뒤에는 물 이외에 아무것도 먹어서는 안 된다.
- 농축 설탕과 복합 탄수화물이 들어 있는 간식을 먹지 않는 것이 충치 예방의 이상적인 방법이며, 그 다음으로 식사나 간식 뒤에는 당분이 구강 내에 남아 있는 시간을 줄이기 위해 바로 칫솔질하는 습관을 들이는 것이 중요하다.
- 섭취하는 설탕의 형태도 충치 발생에 영향을 주는데, 충치를 잘 만드는 음식은 입안에 오래 남아 있는 끈적끈적한 것이나 단단한 것이다. 예를 들면, 막대사탕이나 껌, 캐러멜이 초콜릿보다 충치를 더 잘 만든다.
- 학령 전기 초에 모든 유치가 나오며, 이러한 유치를 잘 보존하고 관리하기 위해서는 치아관리의 습관을 잘 형성하기 위해 정기적이고 지속적인 치아관리가 필수적이다.
- 칫솔질을 할 때는 여전히 보호자의 지도와 도움이 필요하며, 6개월마다 꾸준히 하는 정기적인 치과 방문을 통해 전문적인 치아관리와 일상적인 예방 조치, 특히 불소 보충이 지속적으로 요구된다.

토 론

1. 아동의 올바른 개인위생관리에 대해 토론해 보자.
2. 배변 훈련 시 아동 측면에서 필요한 준비사항에 대해 토론해 보자.
3. 올바른 손 씻기 방법에 대해 토론해 보자.
4. 발달 단계별 치아관리에 대해 토론해 보자.

제5장 영양과 휴식

1. 영 양

2. 활동과 휴식

학습목표

1. 아동의 6대 영양소에 대해 이해한다.
2. 아동의 식생활에 대해 이해한다.
3. 아동의 활동과 휴식의 중요성에 대해 이해한다.

제5장

영양과 휴식

1. 영 양

영양은 아동이 성장 · 발달하는 데 중요한 요소다. 아동기는 성장 · 발육상태와 개인의 특성에 따라 영양 요구도의 차이가 크고, 식품의 기호와 식습관이 형성되어 나가는 시기다. 이 시기에는 충분한 영양공급으로 신체적 · 정신적 발달이 정상적으로 이루어질 수 있도록 하고, 다양한 식품 선택과 기호를 통해 좋은 식습관을 형성할 수 있도록 해야 한다. 따라서 이 장에서는 발달 단계별 영양에 관련된 사항에 대해 구체적으로 알아보고자 한다.

1) 영양소

영양소는 생명활동과 성장을 위해 생물체의 외부에서 받아들여야 하는 물질이다. 우리는 영양소를 이용하여 에너지를 생산하며 세포를 구성한다. 인간에게 필요한 6대 영양소는 탄수화물, 단백질, 지방, 비타민, 무기질, 수분이다.

(1) 영양소의 종류

① 단백질

- 모든 살아 있는 세포를 구성하는 기본 요소로 생명체를 구성하고 유지하는 필수 성분이다.
- 우리 몸을 구성하는 모든 세포와 피부, 근육, 머리카락 등을 이루는 주 성분이다.
- 각종 효소와 호르몬, 항체를 생산하며 신체를 유지하고 보호한다.
- 단백질의 기본 구성물질은 아미노산이며, 단백질은 약 20여 종의 아미노산으로 구성되어 있다.
- 영유아기에는 필수지방산의 흡수율이 낮기 때문에 필수아미노산의 필요량이 성인보다 높다.
- 영유아의 경우 1일 단백질 필요량의 약 50% 이상을 동물성 단백질로 섭취하도록 권장한다.

② 지방

- 에너지원이며 몸의 조직세포를 만드는 중요한 역할을 한다.
- 정상적인 신체 기능의 유지와 성장에 필요한 필수지방산을 공급한다.
- 필수지방산의 섭취가 부족하면 발육장애, 피부질환을 일으키고 두뇌 발육과 시각 기능의 저하가 발생한다.
- 장기간 지방이 과잉섭취되면 고지혈증, 관상동맥질환, 심장병, 당뇨병 등의 성인병이 발생한다.

③ 탄수화물

- 인간에게 필요한 열량원의 주 공급체가 탄수화물이다.
- 유아에게 필요한 에너지의 65% 이상을 공급한다.
- 단당류, 이당류, 다당류의 종류가 있다.
- 이당류 중의 하나인 유당은 아동에게 중요한 영양 성분이며, 유당 성분인 갈락토오스는 모유에 다량 함유되어 있고 영아의 뇌 발달에 필수적인 성분이다.

④ 비타민

- 에너지를 발생시키지는 못하지만 탄수화물, 지방, 단백질 등의 에너지 발생을 위해 필요하다.
- 비타민은 소량이 필요하지만, 체내에서 합성되지 않아 체외에서 공급해 주어야 한다.
- 비타민에는 수용성 비타민과 지용성 비타민이 있다. 수용성 비타민에는 비타민 B_1, 비타민 B_2, 비타민 B_6, 비타민 C 등이 있으며, 지용성 비타민에는 비타민 A, 비타민 D, 비타민 E, 비타민 K가 있다.

•표 5-1• 비타민의 종류와 질환

비타민 종류		결핍 결과	식 품	비 고
수용성 비타민	비타민 B_1	식욕부진, 피로, 다발성 신경염, 경련	돼지고기, 쇠고기, 콩류, 견과류, 우유, 녹색 채소	–
	비타민 B_2	입술가장자리 염증	우유 및 유제품, 달걀, 콩류	–
	니아신	구내염, 설염, 노출 부위에 비늘이 벗겨지는 증상	육류, 생선, 땅콩, 강낭콩	–
	비타민 B_6	체중 감소, 성장 지연, 빈혈	육류, 곡류, 강낭콩, 땅콩, 참치, 연어	–

(계속)

	엽산	골수기능 저하, 빈혈, 장내 흡수 불량	푸른 잎 채소, 사탕무, 양배추, 아스파라거스	–
	비타민 B_{12}	악성빈혈	–	–
	비타민 C	괴혈병	딸기, 감귤류, 토마토, 감자, 시금치, 수박	–
지용성 비타민	비타민 A	야맹증	우유, 난황, 당근, 고구마, 시금치 등	–
	비타민 D	구루병	고등어, 청어, 정어리, 연어, 우유, 유제품	–
	비타민 E	빈혈	식물성 기름, 우유, 생선, 육류, 콩류	–
	비타민 K	출혈	돼지고기, 간, 푸른 잎 채소, 양배추, 토마토, 치즈	모든 신생아의 경우 출생 시 신생아실에서 예방 차원으로 주사를 맞는다.

⑤ 무기질

- 인체 내에서의 에너지원은 아니지만 신체의 구성과 일부 신체 기능을 조절하는 데 필수적인 요소다.
- 칼슘은 유아기에 골격의 발달과 치아의 생성으로 필요량이 성인보다 높으며, 부족할 경우 뼈의 발육이 부진하고 골다공증과 골절이 발생하기 쉽다.
- 철분은 단백질과 결합하여 혈액을 생성하고 산소 운반에 관여한다.
- 인은 골격과 치아를 형성하고 영양소를 흡수하고 운반하여 에너지 대사에 관여한다.
- 아연은 단백질 대사에 관여하여 결핍될 경우 성장과 성숙이 지연된다.
- 요오드는 성장 호르몬에 관여하는 갑상선 호르몬의 구성 성분이 된다.

•표 5-2• 한국인의 영양섭취기준

영양소		1~2세	3~18세	19세 이상	비 고
탄수화물		55~77%	55~70%	55~70%	
단백질		7~20%	7~20%	7~20%	
지질	총 지방	20~35%	15~30%	15~25%	
	n-6계 지방산	4~8%	4~8%	4~8%	
	n-3계 지방산	1% 내외	1% 내외	1% 내외	
	포화지방산	-	-	4.5~7%	
	트랜스지방산	-	-	1% 미만	
	콜레스테롤	-	-	300mg/일 미만	목표 섭취량

출처: 사)한국영양학회(2010). 한국인 영양섭취기준 개정판.

⑥ 수분

- 신체 구성 성분 중에서 가장 많은 비율을 차지한다.
- 체온 조절, 내장기관 보호, 생명 유지에 중요한 역할을 한다.
- 유아는 성인에 비해 수분의 섭취율이 많은데, 이는 물질대사가 활발하기 때문이다.

2) 아동의 식생활 지침

(1) 영아의 식생활

- 생후 1년까지는 되도록 모유를 먹인다.
- 모유를 먹일 수 없는 경우에는 영아에게 적합한 조제유를 먹인다.
- 조제유를 먹일 때도 충분히 영유아와 관계를 증진시키기 위해 되도록 안고 먹인다.
- 잠잘 때는 젖병을 물리지 않도록 한다. 젖병 충치가 발생하지 않도록 유의한다.

- 이유식은 성장 단계에 맞추어 먹인다.
- 영아가 초기의 영양공급만으로 체내에 저장되었던 철분을 거의 다 사용하게 되면, 기존의 모유나 조제유로만 영양분을 다 섭취할 수 없기 때문에 이유식을 한다.
- 신선한 재료를 위생적으로 조리해서 먹인다.
- 이유식은 맛을 내기 위한 간은 하지 않고 조리한다.
- 곡류, 과일, 채소, 생선, 고기 등 다양한 식품을 먹인다.

(2) 이유식 관련 사항

- 음식을 밀어내지 않고 삼킬 수 있는 능력이 생겨 숟가락으로 떠먹일 수 있고 모유 이외의 다양한 음식의 맛을 익히게 하기 위해 필요하다.
- 이유식은 생후 5~6개월경에 시작하는 것이 적당하다.
- 초기에는 알러지 발생의 가능성 등을 고려하여 알러지가 적고 철분 함유량이 많으며, 주 에너지원으로 사용 가능한 탄수화물인 곡류부터 시작한다.
- 채소 및 과일류는 자극성이 있는 것 외에 사용 가능하며, 생선은 알러지를 유발할 수 있는 지방 함유가 적은 흰 살 생선을 사용하는 것이 좋다.
- 보통 이유식은 알러지가 있는지 확인하기 위해 한 번에 한 가지씩 4~7일간 먹어 보고 간격을 두고 다른 음식을 제공한다.
- 영아가 배고파할 때 먼저 이유식을 시도해 본다.
- 우유병에 조제유와 이유식을 섞어 주지 말아야 한다.
- 꿀은 식중독의 우려가 있으므로 생후 1년 안에는 먹이지 않는다.
- 사과나 배는 많은 양을 섭취하면 설사를 유발하므로 주의하고, 너무 달거나 짠 음식은 선호도가 생길 수 있으므로 주의를 기울인다.
- 생우유나 저지방 우유, 탈지유는 무기질 성분이 많아 신장에 무리를 줄 수 있으니 생후 2년이 지나 먹인다.

- 가족 중에 특정 식품에 대한 알러지가 있다면 영아에게도 생후 1년 이내에는 섭취하지 않도록 한다.
- 크기가 크거나 딱딱한 음식은 질식을 일으킬 수 있으므로 삼간다.

(3) 유아의 식생활

- 유아기의 열량 요구량은 초기 108kcal/kg에서 후기 102kcal/kg로 약간 줄어든다.
- 비타민과 무기질 요구량은 약간 증가한다. 특히 철분, 칼슘, 인과 같은 무기질은 하루 2~3잔의 우유로 섭취하도록 한다.
- 18개월경에는 생리적 식욕부진이 나타난다.
- 맛에 대한 선호도가 분명하고 음식을 선택하면서 맛 외의 요소에도 영향을 받게 된다.
- 같이 식사하는 사람들의 특정 음식에 대한 선호나 거부를 따라 하는 것도 보인다.
- 식사 습관이 형성되는 시기이므로 음식을 어떤 행위에 대한 보상이나 칭찬에 대한 대가로 이용하면 영양과는 관계없이 과식할 수 있다.
- 음식의 양은 유아의 나이에 적당해야 하며, 실제로 먹는 양보다 조금 적은 양을 제공하여 아동으로 하여금 더 먹겠다고 유도하는 것이 좋다.
- 이 시기의 의식주의(ritualism)를 고려하여 식사지도 시 아동 자신의 식기류를 사용하게 한다.
- 식기는 안전을 고려하여 유리보다는 플라스틱을 사용하는 것이 좋다.
- 규칙적인 식사시간을 정해 두면 예측 가능성과 의식주의 요구를 충족시킬 수 있다.
- 12개월경에는 음식을 쏟거나 흘리더라도 컵을 사용하는 데 익숙하다.
- 18개월까지는 음식을 먹을 때 손가락 사용을 선호하고 잘 때는 젖병을 요구

하기도 한다.

- 유아가 가족과 함께 식탁에서 식사할 경우 식사예절을 지키도록 한다.
- 간식은 영양소가 풍부한 식품으로 먹인다.
- 아침을 반드시 먹인다.
- 매일 밖에서 활동하게 하고 일정한 양을 적당히 먹인다.
- 고기, 생선, 콩, 달걀 등의 제품을 골고루 먹인다.
- 채소, 과일, 우유 등의 제품을 매일 먹인다.

(4) 학령 전기 아동의 식생활

- 몸무게에 따른 열량 요구량은 90kcal/kg으로 하루 평균 1800kcal 정도다.
- 단백질에 대한 요구량은 나이에 따라 증가하는데 1일 13~19g 정도다.
- 1일 지방 섭취는 30% 이하로 줄이며, 총 열량의 20%를 초과하지 않도록 한다.
- 칼슘 섭취는 1일 500mg으로 우유와 유제품이 가장 중요한 공급원이다.
- 지방 섭취를 제한하기 위해서는 저지방 우유나 무지방 우유를 마시도록 한다.
- 식사시간은 규칙적으로 실시하고 음식은 강요하지 않는다.
- 식탁예절을 지킬 수 있는 학령 전기에는 올바른 식탁예절을 지도하여 일정한 자리에서 식사를 하며 중간에 놀이를 위해 떠나지 않도록 한다.
- TV 같은 다른 볼거리를 제공하지 않는 것이 식사시간에 집중하고 가족 간의 유대감도 높일 수 있다.
- 아동이 좋아하는 음식만 주면 자칫 편식을 유도할 수 있으므로 영양분이 골고루 함유되어 있는 다양한 음식을 맛볼 수 있는 기회를 제공한다.
- 자신의 것을 선호하는 경우 자신만의 용기와 수저, 물컵 등을 허용하고 즐거운 분위기에서 식사할 수 있도록 한다.

3) 식욕부진

최근 간식이 늘어나면서 밥 먹는 양이 줄고 편식하는 아동의 수가 늘고 있는 추세다. 올바른 식습관이 올바른 성장 · 발육을 도울 수 있다. 식욕부진은 크게 음식의 섭취 의욕이 없는 경우와 음식을 가려 먹는 경우 그리고 식습관이 잘못 길들어진 경우의 세 가지로 나누어지며 그 증상과 유형은 다음과 같다.

- **절대섭취량 부족형**: 간식이나 군것질도 거의 하지 않으면서 식사량이 아주 적은 형
- **연하부진형**: 음식을 잘 삼키지 못하고 입에 오래 머금고 있는 형
- **주기성 식욕부진**: 2~3일은 정말 잘 먹다가 2~3일은 거의 안 먹는 형
- **편식형 식욕부진**: 좋아하는 반찬만 먹고 새로운 음식은 먹으려 하지 않는 형
- **복통형 식욕부진**: 식사 도중 복통을 호소하며 더 이상의 식사를 거부하는 형
- **산만형 식욕부진**: 식사에 집중하지 못하고 TV를 보거나 여기저기 돌아다니며 식사하는 형

(1) 원인

예민한 아동, 소화 흡수가 잘 안 되는 경우, 잘 씹지 않거나 물고만 있고 삼키지 않는 경우, 스트레스 등의 심리적인 원인, 편식이 심하거나 식사습관이 잘못된 경우 등이다.

(2) 관리

- 먼저 아동에게 알맞은 식사 정도를 알아야 한다. 만약 3개월 단위로 키와 몸무게를 측정하여 표준 이상이라면 염려할 필요가 없다.
- 아동이 식사를 거부할 때는 절대로 강제로 먹이려 하면 안 되고, 정해진 식사

시간과 제공된 식사를 거부하면 기회가 없다는 개념을 확실하고 단호하게 심어 주어야 한다. 단, 절대로 혼낼 필요는 없다. 식사습관의 주도권이 아동에게 있다면 회복하기가 매우 힘들어지고 부모의 관심을 유도하는 수단으로 활용하게 된다.

- 식사시간은 규칙적이고 즐거운 시간이라는 인식을 어려서부터 심어 주는 것이 중요하다.
  - 식사시간 10분 전에 아동에게 알려 준다.
  - 가능한 한 음식을 맛있고 보기 좋게 해서 주고 한 번에 먹을 수 있는 적당량을 주는 것이 좋다.
  - 가능한 한 일정한 식사시간대를 유지하는 것이 좋다.
  - 식사시간에는 식사에 집중할 수 있도록 책이나 장난감을 가지고 놀지 않도록 한다.
  - 독서나 TV 시청 및 컴퓨터 게임 등은 식사시간에 금지시킨다.

4) 비 만

비만은 우리 몸에 지방세포 수가 증가하거나 크기가 커져 피하층과 체조직에 지방이 과잉축적된 상태를 말한다. 아동의 비만은 보통 유아기에서 사춘기까지의 비만을 말하며, 지방세포의 크기만 커지는 성인비만과 달리 지방세포의 수도 증가한다. 특히 아동은 성장 속도가 빨라 세포 수가 급격히 늘어나며, 일단 생긴 지방세포는 살이 빠져도 줄어들지 않아 성인이 된 후에 다시 살이 찔 가능성이 상당히 높다.

(1) 원인

① 유전적 요인

양측 부모가 비만일 경우 아동에게도 70%의 비만 가능성이 있으며, 한쪽이 비만일 경우는 40%, 부모 모두 비만이 아닐 경우는 10%였다. 부모가 비만하다고 해서 자녀가 반드시 비만해지는 것은 아니지만, 비만하기 쉬운 소질을 더 많이 갖게 있는 것이기 때문에 각별한 주의가 필요하다.

② 환경적 요인

- 과식하고 운동량이 부족하면 비만이 될 수 있다.
- 분유를 먹는 영아인 경우 엄마가 한 병을 다 먹이려 하기 때문에 과식을 하게 된다.
- 적어도 3개월이 될 때까지는 고형식을 삼가야 한다.
- 자녀가 한 명인 가족에서 아동의 비만 발생률이 가장 높고, 가족의 구성원 수가 많을수록 비만 발생률은 감소한다고 한다.
- 계절적으로 봄이나 여름에 발생이 적고, 가을이나 겨울에 가장 높은 발생률을 보인다. 인구 밀도가 낮은 지역보다는 높은 지역에서 많이 발생한다. 또 도시에 더 많고 고소득층보다 저소득층에서 흔하게 발생한다.
- TV 시청시간도 비만 발생에 영향을 미치는데, 시청시간이 1시간 증가할 때마다 비만 발생률은 2%씩 증가한다.

•표 5-3• 비만의 가능성

부모 비만 정도	아동 비만 가능성
양측 부모가 비만일 경우	70%
부모 중 한쪽이 비만일 경우	40%
부모 모두가 비만이 아닐 경우	10%

출처: 대한건강정보. http://www.gunganghaseyo.com

③ 심리적 요인

불안, 고민, 슬픔, 각종 스트레스는 정상적인 경우에 식욕을 억제하지만, 비만 아동에게는 오히려 과식의 원인이 된다.

④ 병적 요인

신체의 이상에서 오는 비만을 증후성 비만이라고 한다. 아동의 경우 증후성 비만은 기능장애가 성장장해를 수반하는 수가 많고, 안색이나 몸의 컨디션에 이상이 오는 경우가 많다.

⑤ 건강상의 요인

아동의 비만이 문제가 되는 것은 이 시기 비만의 80~85%가 성인비만으로 이행된다는 것이다. 그리고 고지혈증, 지방간, 고혈압, 동맥경화, 당뇨병, 심근경색, 뇌출혈 등의 성인병이 조기에 나타날 뿐 아니라 심하면 어릴 때부터 이러한 성인병의 합병을 유발하기도 한다는 것에 있다.

⑥ 정신 · 사회적인 요인

학령 전기에 나타나는 비만의 경우는 사회 적응상태나 정서 면에서 안정적이지만, 초등학교에 들어가 집단생활을 하게 되면서부터 비만해진 아동은 심리적으로나 정서적으로 불안정한 상태인 경우가 대부분이다.

(2) 주요 증상

- 또래보다 체중과 키가 더 크고, 골 연령이 증가되어 있다.
- 사춘기는 일찍 나타날 수도 있고, 조기에 성장판이 폐쇄되어 결과적으로 천천히 성숙되는 아이들보다 최종 키가 작을 수 있다.
- 지방이 쌓여 팔과 다리에 축적되고 심하면 복부비만이 온다.

- 유선 부분의 지방 축적으로 남아에게서 유방이 커진다.
- 남아의 성기가 비정상적으로 작아 보이지만 실제로는 흔히 보통 크기이고, 음경도 살 속에 파묻혀 있지만 실제 크기는 정상이다.
- 여자의 성기는 정상적으로 발육하고 초경은 늦어지지 않고 오히려 빨라질 수 있다.
- 배나 허벅지의 피부에 백색 또는 자색의 줄무늬(살 트임)가 나타나기도 하고, 피부 겹침에 의한 종기와 부스럼이 잘 생긴다.

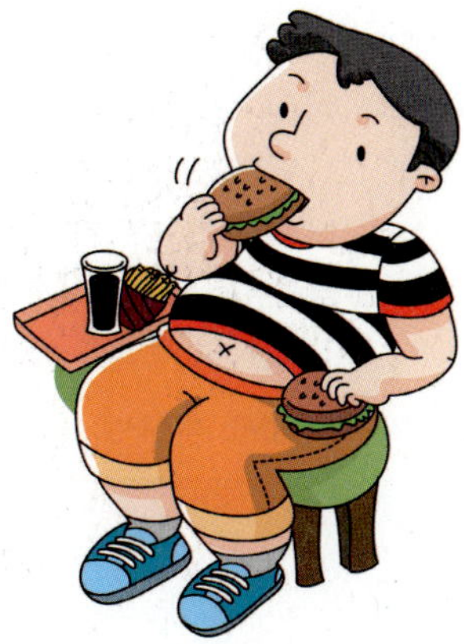

[그림 5-1] 비만 아동

- 사지는 상박과 대퇴부의 비만이 흔하고 손은 상대적으로 작고 가늘며 외반슬이 흔하다.

(3) 비만평가

체지방의 과다 여부로서 비만의 정도가 평가되어야 한다. 그러나 체지방의 측정은 쉽지 않으므로 다음과 같이 키와 체중을 이용한 간접적인 측정방법을 비만평가에 많이 사용한다.

① 비만도

•표 5-4• 비만도 구분

공식	구분
$\text{비만도} = \dfrac{\text{실측체중} - \text{표준체중}}{\text{표준체중}} \times 100$	20% 미만: 정상
	20~30% 미만: 경도 비만
	30~50% 미만: 중등도 비만
	50% 이상: 고도 비만

체중을 기준으로 하는 경우에는 같은 연령, 성, 신장을 가진 아동의 표준체중보다 20% 이상 더 나갈 때 비만증이라고 한다.

② 체질량지수(Body Mass Index: BMI)

•표 5-5• BMI 계산법 및 구분

계산법	구분
$BMI = \frac{체중(kg)}{신장(m^2)}$	20 미만: 저체중
	20~25 미만: 정상
	25~30 미만: 과체중
	30~35 미만: 비만
	35 이상: 고도 비만

※표준체중 산정방법
- 신장 151cm 이상: (신장 cm−100) × 0.9
- 신장 150cm 이하: (신장 cm−110)

(4) 관리

① 식사요법

- 하루 세 끼 식사를 균형 있게 규칙적으로 먹는다.
- 식사와 식사 사이에 가벼운 간식을 주어 폭식을 하지 않게 한다.
- 조리법을 바꾸고 대체식품을 찾는다.
- 식사 전에 물을 마시거나 과일을 먹는 것도 공복감을 없애 주어 폭식을 방지해 준다.
- 다른 일을 하면서 먹지 않는다.
- 미리 먹을 만큼 따로 덜어서 먹는다.
- 아동이 먹을 것을 요구할 때 정말 배고픈 상태인지를 확인한다.
- 식사는 물론 간식도 항상 정해진 장소에서만 먹는다.
- 천천히 꼭꼭 씹어 먹는다.

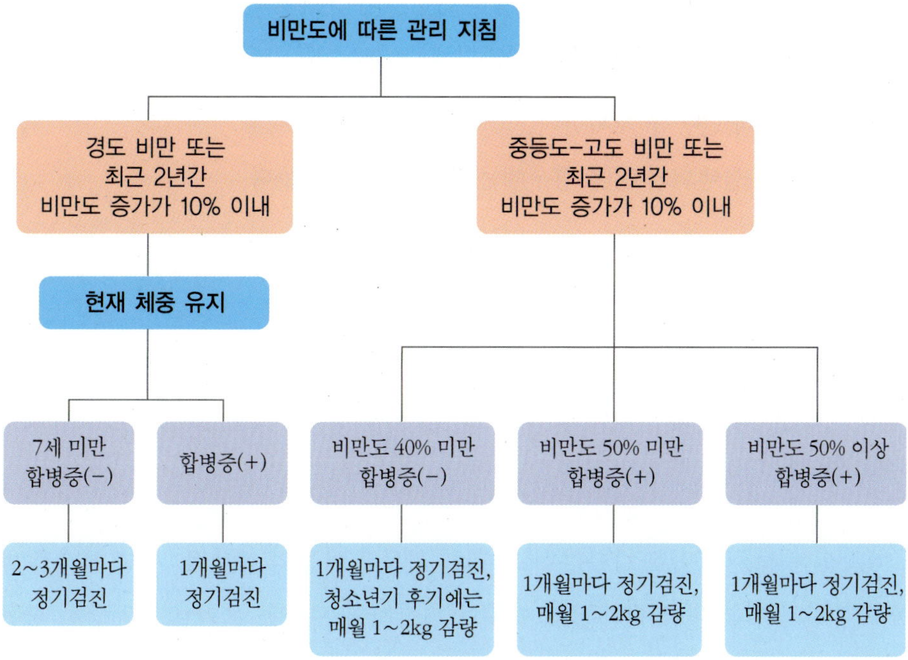

[그림 5-2] 비만도에 따른 비만아 관리 지침

출처: 보건복지부, 대한의학회(2010). http://health.mw.go.kr

- 식사 후에는 곧바로 이를 닦는다.
- 밤늦게 음식을 먹지 않는다.
- 음식은 눈에 보이지 않는 곳에 두고 정해진 시간에만 먹도록 한다.

② 운동요법

- 억지로 운동을 강요하기보다 아동이 좋아하는 운동을 선택하여 재미있게 하도록 한다.
- 부드럽고 율동적인 리듬에 맞추어 장기간 동안 하도록 한다. 특히 무릎, 엉덩이 고관절, 발목 등에 무리가 가지 않도록 적당히 해야 한다.
- 운동의 장점을 기억하게 한다.

- 날씨에 관계없이 할 수 있는 운동을 계획하여 차선의 대비책을 마련해 둔다.
- 단체운동이 혼자 하는 것보다 훨씬 효과적이다.
- 계절에 따라 운동을 계획한다.
- 계획이 잘 실행되지 않을 경우에는 계획을 다시 세운다.

2. 활동과 휴식

1) 활 동

아동의 활동은 놀이로 나타나며, 이러한 활동은 아동의 신체적 · 사회심리적 발달을 증진시킨다. 발달 단계별로 활동의 특징적인 사항을 살펴보고 적당한 활동을 도모하여 아동이 신체적 · 사회심리적으로 잘 성장 · 발달하도록 한다.

(1) 영아기(출생~1세)

영아의 활동 수준은 신체 발달과 긴밀한 관련성을 보인다. 영아는 태어나서 1년이 될 때까지 극적인 신체 발달을 보여 준다. 이때 영아가 조화를 이루어 발달하도록 적당한 자극을 도모하도록 한다. 보행기 등을 많이 탈 경우 제한된 공간에서 전체 운동 능력에 지장을 초래할 수 있고, 뒤집히거나 미끄러질 수 있는 등 안전의 문제가 발생할 수 있다.

(2) 유아기(1~3세)

유아는 대개 활동 수준이 높아서 신체적 운동 부족과 관련된 문제는 거의 없다.

유아는 놀이의 두드러진 특징 중 하나인 모방놀이와 흉내 내기를 즐겨한다. 이동 기술이 발달하여 밀고 끄는 바퀴 달린 장난감, 목마, 체조기구, 공, 움직일 수 있는 기구 등이 이 시기의 유아에게 적합한 장난감이다. 미세운동 기술의 발달을 위해서 그림 그리기, 크고 단순한 퍼즐, 블록 등이 유용한 놀이가 된다. 또한 이야기하는 유아기 놀이의 한 형태인 말하는 장난감이나 전화놀이, CD 플레이어 등과 같은 것도 언어 발달 자극에 도움이 될 수 있다.

(3) 학령 전기(4~6세)

학령 전기 아동은 활동 수준이 점차 증가하여 주변 환경을 탐색하며, 경기나 운동을 배우기 시작하고, 다른 아동들과 같이 놀이를 한다. TV 시청과 같은 정적인 활동도 점차 증가한다. 이러한 운동은 근육운동과 신체의 협응력이 증가된 결과다. 아동이 비경쟁적이며 안전한 놀이문화를 즐길 수 있도록 환경을 조성하고 안전교육을 실시할 수 있다.

(4) 놀이의 가치와 기능

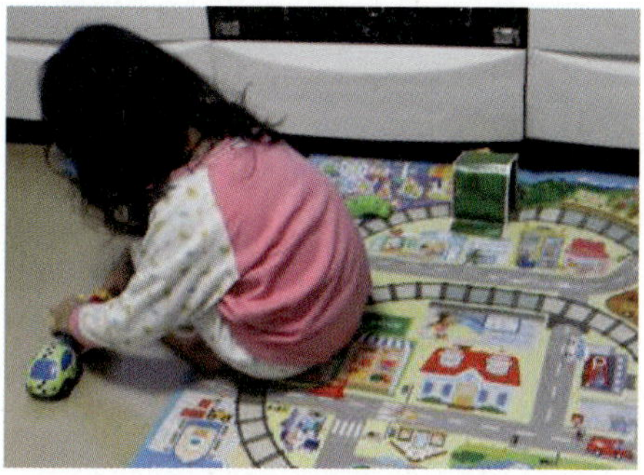

[그림 5-3] 아동의 놀이

출처: http://img.ezmember.co.kr

놀이는 활동 자체로 즐거움과 만족감을 주고, 어떠한 강제성이 없이 자발적으로 행해지므로 일반적인 어떤 목적이나 목표와 구별된다. 그러나 아동의 활동에는 일과 놀이의 구분이 없으며, 아동에게는 놀이가 곧 일이다. 아동은 놀이활동을 통해서 새로운 기능을 얻으며 사회의 습관을 익혀서 일할 수 있게 된다. 그러므로 아동에게는 놀이가 심신의 발달에 중요한 역할을 하는 것이다. 아동은 성장하면서 놀이과정을 통해 규칙과 도덕성을 획득할 수 있고, 놀이를 통해 부정적인 감정을 발산할 수 있다.

(5) 놀이용품

놀이용품은 우선 안전한 형태로 구성되어야 한다. 특히 영아기에는 모든 사물의 탐색을 구강으로 먼저 하기 때문에 입에 넣어도 위해한 영향을 주지 않는 것으로 색감이나 재질 등이 무해한 것이어야 한다. 또한 상해를 주지 않는 것으로 뾰족한 모서리나 날카로운 놀이용품은 피해야 하며, 반드시 안전 장치가 있고 어느 정도 쿠션 등이 있어 충격을 완화할 수 있는 것이어야 한다. 그리고 놀이활동을 하는 동안에도 보호자가 동반하여 항상 위험으로부터 보호되어야 한다.

놀이 관련 유의사항은 다음과 같다.

- 각진 모서리나 떼어지는 부분이 없는 크고 견고한 것을 주는 것이 질식 사고를 예방할 수 있다.
- 땅콩, 포도, 동전, 클립, 단추형 리튬전지, 통조림 뚜껑 손잡이, 압정, 못, 나사 등은 흡인의 위험이 있으므로 아동의 손이 닿지 않는 곳에 보관하도록 한다.
- 냉장고, 오븐, 세탁기 등 커다란 가정용 제품 등의 경우 갇히는 사고가 발생할 수 있으므로 사용하지 않는 제품 등은 버리거나 문을 쉽게 열 수 없도록 안전 장치를 해 둔다.

(6) 놀이지도 시 유의사항

놀이는 아동이 활동을 통해 여러 가지 학습 능력까지 획득할 수 있는 중요한 역할을 하지만, 여러 상황에서 위험에 노출될 수 있으므로 안전성 확보를 위해 아동에게 반드시 위험에 대한 지도를 해야 한다. 특히 외부 환경에서 이러한 상황이 자주 발생되므로 반드시 보호자와 동행하도록 하고, 아동의 한계점을 알고 위험한 행동을 하지 않도록 경고하는 것도 하나의 방안이다.

2) 휴 식

아동이 활동을 통해 신체적 성장 · 발달을 도모하며, 활동 후 적당한 휴식을 통해서 다음 활동에 지장이 없도록 하고, 충분히 에너지를 비축할 수 있도록 한다.

(1) 발달 단계별 특성

- **신생아기**: 주로 깨어 있는 시간보다 수면시간이 더 길어 하루에 평균 20시간 정도 잔다.
- **영아기**: 일생 중 가장 빠른 성장 · 발달을 이루는 시기이며 활발한 대사활동으로 인해 피로하기 쉽다.
- **유아기**: 근육운동 능력과 조정력은 아직 미숙하나 다양한 운동에 참여할 기회를 제공한다.
- **학령 전기 이후**: 대체로 성장 속도가 느리기 때문에 열량을 덜 소모한다.

(2) 활동 휴식과 낮잠 운영의 실제

- 2세가 되면 전체 수면시간이 12시간 정도로 감소하고 대부분의 유아는 하루에 한 번 낮잠을 잔다.
- 3세경이 되면 낮잠 자는 습관이 없어진다.
- 잠자리에 들 때나 잠이 들려 할 때는 수면장애가 흔한데, 이는 분리불안과 관련이 있다.
- 수면에 대한 준비의식으로 취침 전 동화나 음악 들려주기, 같은 시간에 잠자리 들기, 친숙한 인형이나 이불 또는 베개를 가지고 잠자게 하기 등으로 수면시간의 불안을 경감시킬 수 있다.
- 학령 전기 아동의 평균 수면시간은 약 12시간이고 가끔 낮잠을 자기도 한다.
- 학령 전기 아동은 밤에 깨는 일이 흔하며 수면문제가 자주 발생한다.

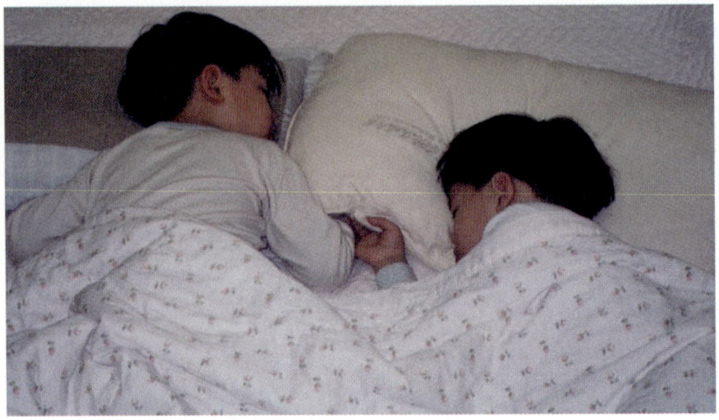

[그림 5-4] 잠자는 아이들

- 낮시간 동안 너무 많은 활동을 하거나 자극이 심할 경우 수면에 방해를 받는다.
- 수면에 대한 두려움으로 밤에 자다가 자주 깨거나 악몽 또는 야경증(몽유병)이 나타나기도 한다.
- 악몽과 야경증에 대해서는 다른 중재를 제공해야 하는데, 아동이 잠자리에 들기를 거부하며 늑장 부리는 경우 일관된 취침의식의 중요성을 부모에게 교육시킨다.
- 취침시간 전에는 아동이 과격한 행동을 하지 않도록 한다.
- 목욕을 하거나 동화책 읽어 주기 등 취침준비 완료를 알리는 몇 가지 의식을 만드는 것도 좋은 방법이다.
- 취침 전 TV 시청도 수면시간을 지연시킬 수 있으며, 예상치 못한 일과(예: 아동의 취침시간에 방문객 방문)에 의한 아동의 취침방해가 예상되면 아동을 좀 더 일찍 재우는 것이 바람직하다.

토 론

1. 아동에게 필요한 6대 영양소와 그에 맞는 식품에 대해 토론해 보자.
2. 아동의 성장 · 발달에 좋은 활동은 어떠한 것이 있는지 토론해 보자.
3. 아동의 휴식을 위한 전략에 대해 토론해 보자.
4. 비만 아동의 관리에 대해 토론해 보자.

제 6 장 감염병 관리

1. 예방접종
2. 주요 감염병 관리

학습목표

1. 예방접종에 대해 이해한다.
2. 각종 감염병에 대해 이해한다.
3. 감염병의 전파 경로에 대해 이해한다.

제6장

감염병 관리

1. 예방접종

예방접종은 아동의 출생과 더불어 면역 기능을 강화하여 자궁 외 환경에서 보다 건강하게 살아갈 수 있도록 하는 방법이다. 예방접종이 널리 보급됨으로써 감염병은 급속하게 감소하였다. 최초의 예방접종은 출생 시 이루어지며 아동기 초기에 완성된다. 이 장에서는 각 예방접종에 관련된 사항에 대하여 구체적으로 알아보고자 한다.

1) 면역의 종류

면역의 종류는 다음과 같다.

- 능동면역은 백신이나 톡소이드를 투여하여 항체 생성 및 세포의 면역 반응을

유도하는 것이다.

- 수동면역은 이미 만들어진 항체를 투여하여 일시적으로 방어 효력을 제공하는 것이다.
- 두 가지 백신을 동시에 접종해도 되며, 각각 다른 주사기로 다른 부위에 주사한다.
- 두 가지 이상의 생백신을 시간 간격을 두고 접종하는 경우 4주 이상의 간격을 두고 접종한다.
- 사백신과 생백신, 사백신과 사백신 간에는 시간 간격의 제약이 없다.
- 접종 간격이 길어져도 백신의 효과에는 지장이 없으나, 접종 간격의 최소 기준은 지켜야 한다.

•표 6-1• 면역의 종류와 예

구 분	내 용		
선천성 면역	종간 면역, 종족 간 면역 및 개인 간 면역의 차이		
후천성 면역	능동면역[1]	자연능동면역	수두, 홍역, 장티푸스
		인공능동면역	백신: 결핵, 디프테리아, 백일해, 인플루엔자, 파상풍 등
	수동면역[2]	자연수동면역	경태반 면역: 소아마비, 홍역, 디프테리아 등
		인공수동면역	B형 간염 면역 글로불린, 파상풍 항독소, 수두 면역 글로불린

1) 능동면역: 병원체에 대한 항체를 직접 생산하여 면역 형성. 병에 걸려 앓고 난 후 자연적으로 면역이 형성된 자연능동면역과 인공적으로 백신 예방접종을 통하여 인체 내에 병원체의 특이 항체 면역 형성을 유도하는 인공능동면역이 있음

2) 수동면역: 병원체에 대한 방어 특이 항체를 획득하여 면역 형성. 모체로부터 영유아에게 항체가 전달되는 자연수동면역과 인공적으로 항체를 주사하여 면역 획득을 하게 되는 인공수동면역이 있음

출처: 교육과학기술부(2011). 감염병 예방관리 매뉴얼.

•표 6-2• 대한소아과학회 추천 소아 및 청소년 정기 예방접종표

연 령	백 신	연 령	백 신
출생 시	B형 간염	12~15개월	MMR, 수두, Hib, PCV7
0~4주	BCG	12~23개월	일본뇌염, A형 간염*
1개월	B형 간염	15~18개월	DTaP
2개월	DTaP, 폴리오, Hib**, PCV7*, Rotavirus*	4~6세	DTaP, 폴리오, MMR
4개월	DTaP, 폴리오, Hib, PCV7, Rotavirus	6세	일본뇌염
6개월	B형 간염, DTaP, 폴리오, Hib, 인플루엔자, PCV7, Rotavirus	11~12세 12세	성인용 Td, HPV* 일본뇌염

* 폐구균 단백결합 백신(PCV7), A형 간염 백신, 로타바이러스(Rotavirus) 백신 및 인유두종바이러스(HPV) 백신: 기본 접종에 포함되지 않는 선택 접종 백신

** Hib 백신은 대한소아과학회 추천 기본 접종 백신에 포함되나 국가 필수 접종 백신에는 포함되지 않는다.

출처: 교육과학기술부(2011). 감염병 예방관리 매뉴얼.

2) 예방접종의 종류

(1) B형 간염

모든 임산부가 출산 전 B형 간염 항원(HBsAg) 검사를 실시하도록 한다. 검사 결과 B형 간염 항원이 양성(+)일 경우 아기 출생 후 12시간 이내에 B형 간염 면역 글로불린(HBIG) 0.5ml와 간염 백신을 동시에 다른 부위에 투여하며, 반드시 0, 1, 6개월 간격으로 접종한다. B형 간염 항원이 음성(−)일 경우는 첫 접종을 출생 시에 하거나 편의상 다른 예방접종 시기와 맞추어 생후 2개월에 시작해도 된다. 근육주사가 원칙이며, 신생아의 경우는 대퇴의 외측광근이나 영유아의 경우 삼각근에 근육주사를 놓는다.

(2) BCG

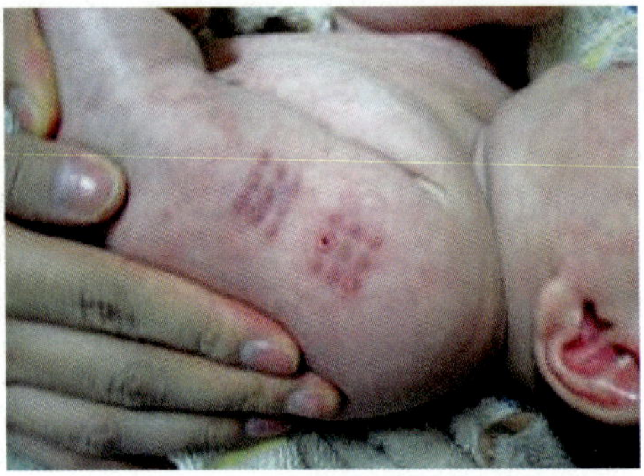

[그림 6-1] 경피형 BCG 접종

출처: http://www.google.co.kr

BCG는 약독화된 폐결핵균 종류의 하나로 결핵을 예방하기 위한 예방접종으로 사용된다. 기본 접종은 생후 1개월 이내의 모든 신생아이고, 추가 접종은 12세 전후 아동 중 투베르쿨린 음성 반응자다. 투여방법에는 피내형과 경피형의 두 종류가 있다. 피내형은 0.1ml를 삼각근 부위에 피내 주사하여 5~7mm 팽진이 형성되도록 하고, 경피형은 9개의 도장 형태로 삼각근에 주사한다.

(3) DPT 혼합백신

DPT 혼합백신은 디프테리아(Diphtheria), 백일해(Pertussis), 파상풍(Tetanus)의 세 가지 혼합백신이다. 이 혼합백신의 예방접종은 총 5회 실시한다. 초기 접종은 생후 2개월에 시작하고 2개월 간격으로 4개월, 6개월에 접종하며 추가 접종은 18개월과 2~6세에 1회씩 접종한다. 투여방법으로는 0.5ml를 영아는 대퇴 전위부에, 아동은 삼각근에 주사한다. 7세 이상은 성인형 파상풍, 디프테리아 백신인 Td를 접종한다. 디프테리아와 파상풍은 외독소에 의한 질환으로 자연 감염에서 회복되어도 면역 획득이 이루어지지 않아 예방접종을 해야 한다.

주의사항은 다음과 같다.

- 백일해 백신의 부작용이 있으므로 접종 후 7일 이내에 뇌증, 즉각적인 과민성(아나필락시스) 반응이 있는 경우 절대 금지한다.
- 접종 후 3일 이내에 발열을 동반하거나 동반하지 않는 경련이 발생한 경우 전문의의 진료를 받는다.
- 접종 후 48시간 이내에 3시간 이상 달랠 수 없을 정도의 큰 소리로 우는 경우

에도 전문의의 진료를 받는다.

- 접종 후 48시간 이내에 쇼크 양상을 보인 경우에도 전문의의 진료를 받는다.
- 접종 후 48시간 이내에 다른 이유로 설명되지 않는 40.5℃ 이상의 고열 발생이 있었던 경우 조심해서 투여하여야 한다.

(4) 소아마비

소아마비(Polio) 예방접종 백신은 경구용으로 약독화된 생백신을 사용한다. 접종 시기는 생후 2개월부터 2개월 간격으로 3회 기본 접종(4, 6개월)하며 추가 접종은 4~6세에 한다. 부작용으로는 드물게 마비 증세가 일어나기도 한다.

(5) MMR

MMR은 홍역(Measles), 볼거리(Mumps, 이하선염), 풍진(Rubella)의 혼합백신이며 12개월 이후 2회 접종한다(12~15개월, 4~6세). 홍역이 유행할 경우 6개월 이후에서 12개월 미만의 영아에게 홍역 백신을 단독으로 투여할 수 있다.

(6) 일본뇌염

백신 접종을 환자 발생 1개월 전까지 적어도 첫 번째 접종하는 것을 원칙으로 한다. 초기 면역은 3회 기본 접종으로 실시하며 첫해에 1~2주 간격으로 2회 접종, 12개월 후 1회 접종한다. 기본 접종 후에는 6세와 12세에 1회씩 추가 접종을 실시한다. 백신 접종 대상자는 12~24개월 사이의 연령에서 실시한다.

(7) 수두

약독화된 생백신으로 12~15개월에 1회 기본 접종하고 수두를 앓은 적이 없는 12세 이하의 소아에게 1회 접종하며, 12세 이후에는 4주 간격으로 2회 접종한다.

(8) 폐렴구균

7가 백신이 최근에 개발되었으며 24개월 미만의 영유아에게도 접종 가능하다. 접종 대상은 23개월까지의 모든 영유아가 해당되며, 기본 접종은 2, 4, 6개월에 하고 추가 접종은 12~15개월에 한다.

3) 예방접종 시 주의사항

예방접종을 받을 자 또는 그 보호자가 예방접종 전후에 주의하여야 할 사항은 다음과 같다.

(1) 접종 전 주의사항

- 어린이의 건강상태를 가장 잘 알고 있는 사람이 데리고 온다.
- 집에서 체온을 측정하고 온다.
- 모자보건수첩을 지참한다.
- 접종 전날 목욕을 시키고, 청결한 의복을 입혀 데리고 온다.
- 예방접종을 하지 않을 어린이는 데리고 오지 않는다.

(2) 접종 후 주의사항

- 접종 후 20~30분간 접종기관에 머물러 관찰한다.
- 귀가 후 적어도 3시간 이상 주의 깊게 관찰한다.
- 접종 당일과 다음 날은 과격한 운동을 삼간다.
- 접종 당일은 목욕을 시키지 않는다.
- 접종 부위는 청결하게 한다.
- 접종 후 최소 3일간은 특별한 관심을 가지고 관찰하며 고열, 경련이 있을 때에는 곧장 의사의 진찰을 받도록 한다.
- 영·유아가 질식하지 않도록 반드시 바로 눕혀 재운다.

•표 6-3• 표준 예방접종 일정표

어린이가 건강한 대한민국

구분	대상 전염병	예방접종 백신종류 및 방법	횟수	출생~1개월이내	1개월	2개월	4개월	6개월	12개월	15개월	18개월	24개월	36개월	만4세	만6세	만11세	만12세
국가필수예방접종	결핵	BCG (피내용)	1	BCG (피내용) 1회													
	B형간염	HepB(0-1-6개월)	3	B형간염 1차	B형간염 2차			B형간염 3차									
	디프테리아 파상풍 백일해	DTaP	5			DTaP 1차(기초)	DTaP 2차(기초)	DTaP 3차(기초)		DTaP 4차(추가)				DTaP 5차(추가)			
		Td (성인용)	1													Td 6차(추가)	
	폴리오	IPV(사백신)	4			IPV 1차(기초)	IPV 2차(기초)	IPV 3차(기초)						IPV 4차(추가)			
	홍역 유행성이하선염 풍진	MMR	2						MMR 1차 (기초)					MMR 2차 (추가)			
	수두	Var	1						수두 1회								
	일본뇌염	JEV (사백신)	5						일본뇌염 사백신 1~2차 (기초)				일본뇌염 사백신 3차 (기초)		일본뇌염 사백신 4차 (추가)		일본뇌염 사백신 5차 (추가)
	인플루엔자	Flu	-					고위험군에 한하여 접종									
	장티푸스	(경구용) 고위험군에 한하여 접종	-												고위험군에 한하여 접종		
		(주사용) 고위험군에 한하여 접종	-									고위험군에 한하여 접종					
	신증후군출혈열	(주사용)	-	고위험군에 한하여 접종													
기타예방접종	결핵	BCG (경피용)		BCG (경피용) 1회													
	일본뇌염	JEV (생백신)	3						일본뇌염 생백신 1차 (기초)				일본뇌염 생백신 2차 (기초)		일본뇌염 생백신 3차 (추가)		
	b형 헤모필루스 인플루엔자 뇌수막염	Hib	4			Hib 1차 (기초)	Hib 2차 (기초)	Hib 3차 (기초)	Hib 4차 (추가)								
	A형간염	HepA	2						A형간염 1차 ~ 2차 (기초)								
	폐구균	PCV	4			폐구균 1차(기초)	폐구균 2차(기초)	폐구균 3차(기초)	폐구균 4차(추가)								

- 국가필수예방접종 : 국가가 권장하는 예방접종 (국가는 전염병예방법령을 통해 예방접종대상 전염병과 예방접종의 실시기준 및 방법을 정하고, 국민과 의료인들에게 이를 준수토록 하고 있음)
- 기타예방접종 : 국가필수예방접종 이외 민간 의료기관에서 접종가능한 예방접종

상세한 예방접종 실시기준 및 방법은 도우미사이트에서 확인하실 수 있습니다.

출처: 예방접종도우미. http://nip.cdc.go.kr

2. 주요 감염병 관리

아동기의 감염성 질환의 발생 빈도는 예방접종으로 인해 크게 감소되었다. 또한 감염으로 인한 합병증도 항생제 및 항독소의 사용으로 많이 감소하였다. 감염성 인자를 확인하는 것은 1차적으로 감염에 걸리기 쉬운 아동이 감염에 노출되는 것을 예방하기 위해 중요하다.

감염성 질환이 의심될 때에는 다음과 같은 사항을 알아보는 것이 중요하다.

- 최근에 알려진 전염성 질환에의 노출 여부
- 전구 증상과 열과 발진과 같은 신체에 나타나는 증상
- 예방접종 여부
- 이전에 그 질환을 앓은 적이 있는지의 병력

1) 결 핵

병원체	결핵균(mycobacterium tuberculosis complex)
특 징	• 환자의 기침을 통해 결핵균 복합체가 공기를 통해 전파되어 감염된다. • 주로 임파선, 장, 뇌 등 폐 이외의 장기에 발생하는 경우가 약 1/3을 차지한다. • 치료하지 않으면 환자의 약 1/2은 진단 후 1년 이내에, 1/2은 약 5년 이내에 사망한다.
전파 경로	• 전염성 폐결핵 환자의 기침, 재채기로 결핵균에 감염된다. • 말할 때 분무되는 비말핵이 공기를 통해 다른 사람의 호흡기로 흡입되어 감염된다.
잠복기	• 감염된 지 1~2년 이내에 10% 또는 2년 이후에 나머지 5%가 발병한다. • 투베르쿨린 양성 반응을 보이는데 시간은 2~10주다. • 잠복결핵상태로 지내다가 2차 결핵이 발생하는 기간은 1년~수년이다.

전염기	• 항결핵약제 복용 후 도말검사상 균이 음전화될 때까지다. • 잠복결핵 감염자는 전염력이 없다.
진단 기준	• 검체(객담, 혈액, 소변, 뇌척수액, 조직 등)에서 항산균 도말 양성 • 검체(객담, 혈액, 소변, 뇌척수액, 조직 등)에서 결핵균 배양 양성
임상 증상	• 전신 증상: 전신 쇠약감, 피로감, 식욕부진, 체중 감소, 야간 발열, 발한 • 국소 증상: 가래, 객혈(공동이나 기관지 미란이 있을 때), 흉통, 호흡곤란 등
환자 관리	• 등교 중지: 항결핵약제 복용 후 14일까지 • 항결핵약제를 꾸준히 복용할 수 있도록 복약지도 • 기침이나 재채기를 할 때 입과 코를 가리고 기침하도록 교육
접촉자 관리	• 보건소와 상의하여 접촉자 검사를 실시하거나 관리한다. • 어린이집이나 유치원생은 결핵에 이환되었는지 혹은 잠복결핵 감염치료 대상자인지 확인하고 그 결과에 따라 치료한다.
임상 소견	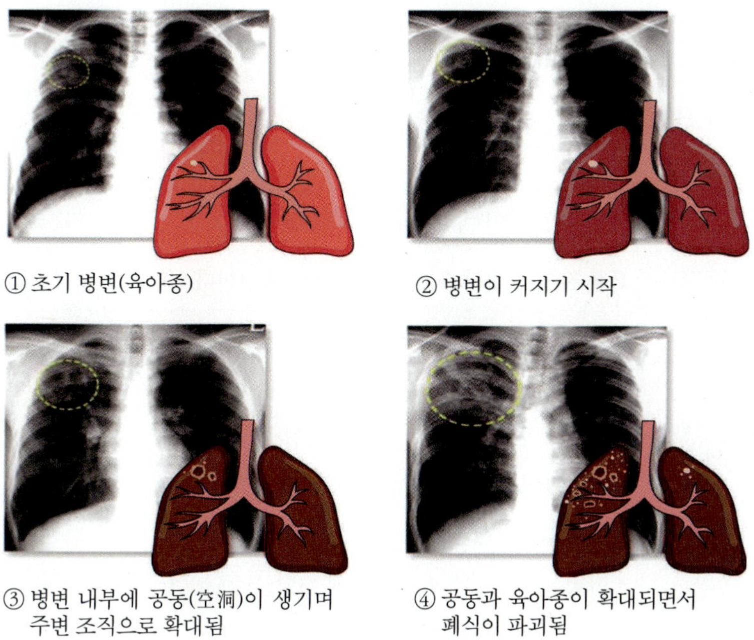 ① 초기 병변(육아종) ② 병변이 커지기 시작 ③ 병변 내부에 공동(空洞)이 생기며 주변 조직으로 확대됨 ④ 공동과 육아종이 확대되면서 폐식이 파괴됨 **[그림 6-2] 결핵 흉부 X선 소견** 출처: 보건복지부, 대한의학회(2010).

	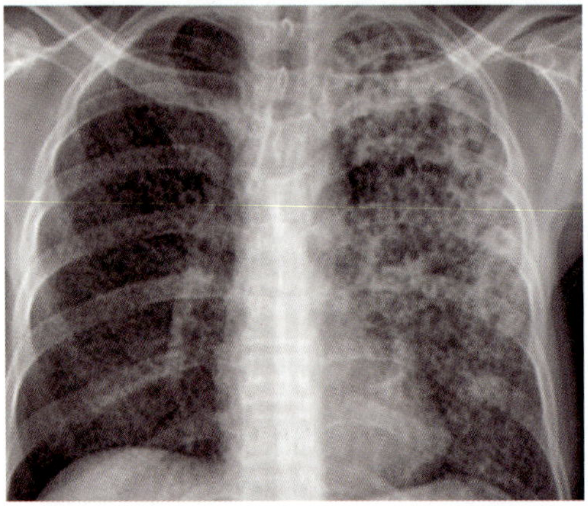 [그림 6-3] 속립 결핵환자의 가슴방사선 사진 *양측 폐에 좁쌀만한 작은 크기의 병변이 무수히 관찰된다. 출처: 보건복지부, 대한의학회(2011).
예방접종	생후 4주 내에 BCG(결핵예방)를 접종한다.

2) B형 간염

병원체	B형 간염 바이러스(hepatitis B virus)
특 징	B형 간염은 자각증상이 없는 것이 특징이다.
전파 경로	• 혈액이나 체액에 의해 감염된다. • 직접적으로 혈액과 혈액의 접촉(예: 수혈) • 오염된 주사기 사용, 침습적인 검사나 시술 • B형 간염 산모로부터 신생아에게 수직감염 • 성적 접촉 • 비위생적인 날카로운 기구에 의한 시술(문신기구, 귀걸이, 피어싱)
잠복기	6주에서 6개월(평균 120일) 정도다.
전염기	모든 기간에 혈액이나 체액으로 감염될 수 있다.

진단 기준	B형 간염 바이러스의 표면항원(HBV surface antigen: HBsAg)을 검출하는 간단한 혈액검사를 통해 B형 간염을 진단할 수 있다.
임상 증상	• 피로, 발열, 근육통, 관절통 • 식욕상실, 메스꺼움 및 구토, 헛배 부름(오른쪽 상복부의 불편감 동반) • 황달(눈 흰자위, 피부가 노랗게 변함)
환자 관리	항바이러스제나 페그인터페론(Peginterferon)을 사용한다.
예방접종	• B형 간염 백신을 예방접종한다. • 기본 접종: 생후 0, 1, 6개월에 3회 접종 * 단 모체가 B형 간염 표면항원 양성(+)인 경우에는 면역 글로불린(HBIG) 및 생후 12시간 이내 각각 다른 부위에 B형 간염 1차 접종을 해야 한다.

3) 디프테리아

병원체	디프테리아균(corynebacterium diphtheriae)
특 징	감염된 후에 인두부를 덮는 특징적인 회백색의 위막을 형성한다.
전파 경로	호흡기, 비인두 분비물이 호흡기계로 들어가 감염된다.
잠복기	2~6일을 지나 점진적으로 발병한다.
전염기	• 치료를 받지 않은 환자는 감염 후 약 14일 동안이 감염기간이다. • 적절한 치료를 받은 환자는 치료 후 1~2일 동안이 감염기간이다.
진단 기준	• 도말검체(인후도말 등)에서 균을 분리 배양한 후 독소검사 • 독소에 대한 중합효소연쇄반응법
임상 증상	• 발열, 인후통, 연하곤란이 가장 흔한 증상이며, 발병 24시간 이내에 편도에 특징적인 회백색의 위막이 나타나고, 인접한 인두 구개 및 목젖까지 침범하며 위막을 제거하면 출혈이 발생한다.

<table>
<tr><td>임상 증상</td><td>• 합병증: 기도폐쇄, 심근염, 심인성 쇼크, 부정맥 및 돌연 심장사, 신경계 장애, 호흡근 마비
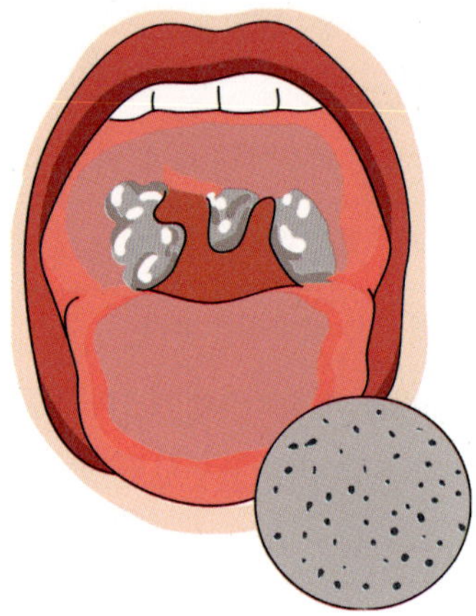
[그림 6-4] 디프테리아</td></tr>
<tr><td>환자 관리</td><td>항생제 투여 종결 24시간 후부터 인두 혹은 비강에서 24시간 이상 간격으로 시행한 배양검사가 2회 이상 음성일 때까지 격리한다.</td></tr>
<tr><td>예방접종</td><td>• DTaP 백신으로 예방접종한다.
• 기본 접종: 생후 2개월부터 2개월 간격으로 3회 접종한다.
• 추가 접종: 생후 15~18개월과 4~6세에 DTaP, 11~12세 Td를 접종한다.</td></tr>
</table>

4) 파상풍

병원체	파상풍균(clostridium tetani)
특 징	• 파상풍균이 생산한 신경독소에 의해 발생한다. • 파상풍균은 흙에서 발견된다. 동물의 위장관에도 정상적으로 존재하는데 이 경우에는 병을 일으키지 않는다.

전파 경로	• 흙이나 동물의 분변에 있던 파상풍균의 포자(spore)가 상처 부위를 통해 들어온다. • 상처에 괴사 조직(죽은 세포로 이루어진 덩어리)이 있을 때 감염된다. • 외관상 뚜렷하지 않은 작은 상처를 통해서도 감염된다. • 화상을 입거나 비위생적인 수술과 같은 외과적 조작으로도 감염된다. • 동물에 물려서 감염된다.
잠복기	3~21일 정도다.
전염기	오염된 상처를 통해서 감염된다.
진단 기준	• 균 배양한다. • 근전도검사를 한다.
임상 증상	• 목, 턱 근육의 수축이 있다. • 입을 열지 못하거나 삼키지 못하는 등의 마비 증상이 있다. • 이후 몸통 근육 수축으로 진행한다. • 전신에 걸친 경련은 파상풍 발병 후 1~4일 뒤에 발생한다. • 발열, 오한 등의 증상이 동반 가능하다. 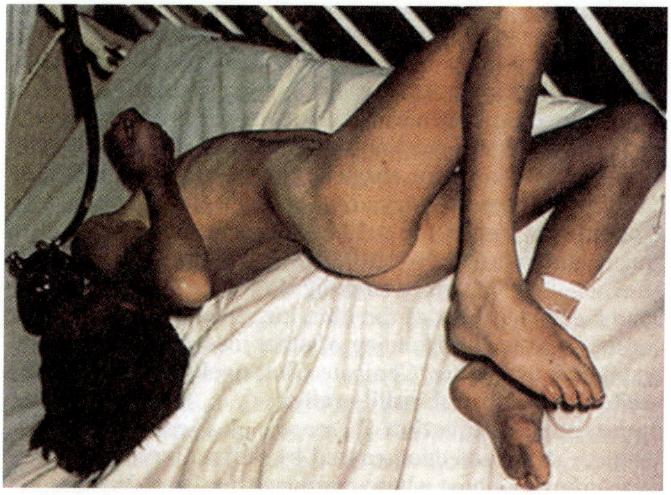 [그림 6-5] 파상풍에 걸린 아동의 모습 출처: http://www.google.co.kr

환자 관리	• 경련은 10~14일 후 호전되며, 1~2주가 지나면 사라진다. • 근육 수축이나 근력 저하 등 증상 회복은 1~2개월 또는 그 이상 소요된다. • 사망률은 10~90%다. • 유아나 고령자의 경우 치료 결과가 좋지 않다.
예방접종	• DTaP 백신을 예방접종한다. • 기본 접종: 생후 2, 4, 6개월에 3회 실시한다. • 추가 접종: 생후 15~18개월과 만 4~6세 때 각각 1회, 만 11~12세 때 Td를 접종한다.

5) 백일해

병원체	백일해균(bordetella pertussis)에 의한 급성 전염병이다.
특 징	급성 호흡기 질환이다.
전파 경로	비인두 분비물이 호흡기로 들어가 감염된다.
잠복기	7~20일(일반적으로 5~10일), 카타르기, 경해기, 회복기의 임상 경과를 보인다.
전염기	1~2주간 지속되는 카타르기에 가장 전염성이 높다.
진단 기준	• 임상 증상과 진찰 소견으로 판별한다. • 검체(비인두 흡인액 등)에서 세균 배양검사와 유전자 검출을 한다.
임상 증상	• 카타르기: 콧물, 재채기, 피로감, 식욕부진, 가벼운 기침, 미열 등 감기 증상과 같다. • 발작성 기침 단계: 투명하고 점액성인 가래가 나오거나 구토를 동반한다. • 회복기: 발작적 기침의 횟수나 정도가 줄어들기 시작한다. • 합병증: 중이염, 폐렴, 부비동염

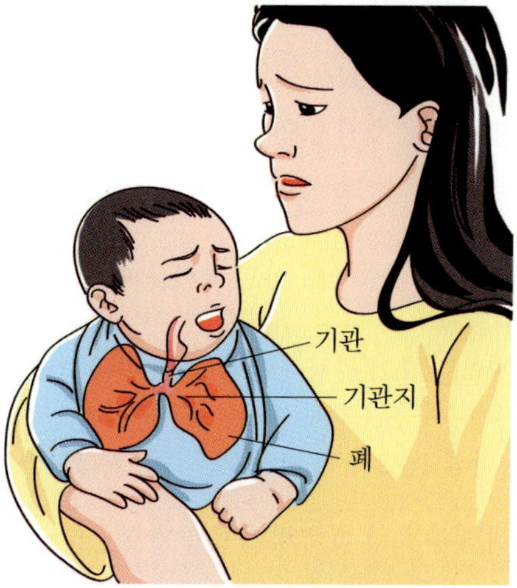

[그림 6-6] 백일해에 걸린 영아의 모습

환자 관리	항생제 치료 후 5일까지 감염을 예방하기 위해 격리한다.
접촉자 관리	• 밀접한 접촉자는 예방접종 여부와 상관없이 예방적 항생제를 투여한다. • 예방접종을 하지 않은 밀접한 접촉자는 접종을 시행한다. • 예방접종을 받은 밀접한 접촉자는 예방적 항생제를 투여하면서 등교가 가능하다. • 예방접종을 받지 않은 접촉자는 예방적 화학요법 기간 중 초기 5일간 격리한다.
예방접종	• DTaP 백신은 모든 영유아를 대상으로 예방접종한다. • 기본 접종: 생후 2개월부터 2개월 간격으로 3회 접종한다. • 추가 접종: 생후 15~18개월과 4~6세에 DTaP를 접종한다.

6) 홍 역

병원체	Measles 바이러스(paramyxoviridae의 RNA 바이러스)

특 징	• 발열, 기침, 콧물, 결막염의 세 가지 특징적인 증상과 홍반성 반점이 나타난다. • 전염성이 매우 높은 질환이다. • 호흡기 및 중추신경계에 심한 합병증을 동반한다. • 한 번 앓은 사람은 평생 면역력이 생긴다.
전파 경로	환자의 비말 혹은 비·인두 분비물과 직접 접촉, 에어로졸로 전파된다.
잠복기	7~18일(호흡기 증상에 노출된 후 평균 10~12일)이다.
전염기	증상 발생 1~2일 전부터 발진 시작 후 5일까지다.
진단 기준	• 홍역 특이 IgM 항체가 양성일 경우 • 급성기 혈청에 비해 회복기 혈청의 IgG 항체가 4배 이상 상승한다. • 홍역 바이러스 분리, 동정 및 핵산 검출을 한다.
임상 증상	• 전구기: 2~4일간 지속, 발열, 기침, 콧물, 결막염의 증상이 나타난다. • 전염성이 가장 강한 시기: 구강 점막에 1~2mm의 회백색 반점인 코플릭(koplik) 반점이 나타난다. • 발진기: 홍반성 구진상 발진이 귀 뒤와 이마의 머리선을 따라 나타나기 시작하여 몸통, 사지로 퍼진다. • 회복기: 발진이 나타난 지 4일째부터 나타났던 순서대로 소실된다. • 합병증: 중이염, 폐렴, 뇌염
환자 관리	• 발진이 시작된 지 5일까지 격리한다. • 합병증 발생 유무를 관찰한다.
접촉자 관리	• 접촉자는 잠복기간 동안 발병 여부를 감시한다. • 예방접종을 받은 기왕력이 있으면 면역력이 있다. • 면역력이 없는 사람은 노출 후 3일 이내에 예방접종을 받으면 예방 가능하다.
예방접종	• MMR 백신을 예방접종한다. • 기본 접종: 생후 12~15개월 • 추가 접종: 4~6세

임상 소견	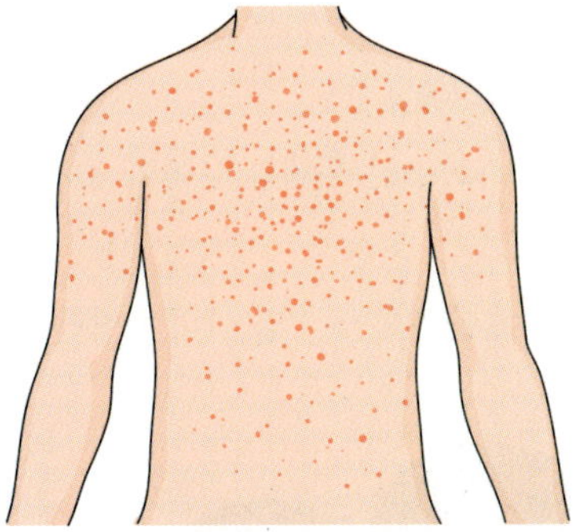 [그림 6-7] 발진 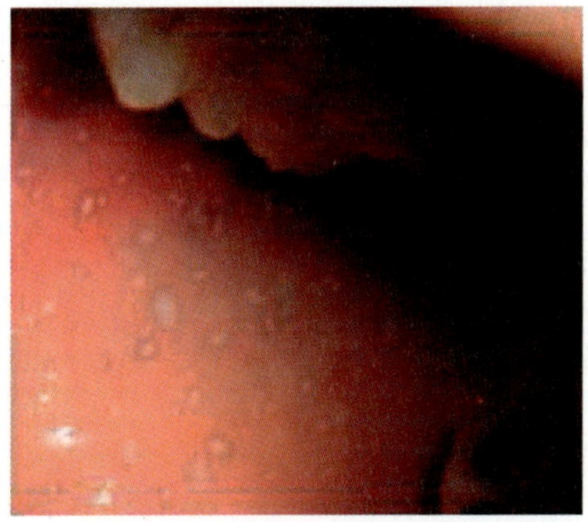 [그림 6-8] 코플릭 반점 출처: http://www.google.co.kr

7) 유행성 이하선염

병원체	Mumps 바이러스(paramyxoviridae의 RNA 바이러스)
특 징	• 주로 귀밑의 침샘 비대와 통증이 특징이다. • 증상은 경미하고 자연적으로 회복되며 감염된 사람의 1/2은 증상이 없다.
전파 경로	바이러스로 오염된 비말이나 침이 코나 입 등 호흡기계로 들어가 감염된다.
잠복기	7~23일(평균 14~18일) 정도다.
전염기	• 침샘이 커지기 1~2일 전부터 커진 침샘이 모두 가라앉을 때까지다. • 증상 발현 후 9일까지다.
진단 기준	• 검체(타액, 소변, 혈액, 뇌척수액 등)에서 바이러스를 분리한다. • 회복기 혈청의 특이 IgG 항체가 급성기에 비해 4배 이상 증가한다. • 특이 IgM 항체를 검출한다.
임상 증상	• 전구기: 침샘이 커지기 1~2일 전에 발열, 두통, 근육통, 식욕부진 등이 발생한다.

<table>
<tr><td></td><td>• 침샘 비대 및 통증
－귀밑샘의 침범이 가장 흔하다(70%).
－처음에는 한쪽에서 시작하고 2~3일 후에는 양쪽이 붓게 되지만, 25%에서는 한쪽만 침범한다.
－부기는 1~3일째에 최고조에 달하며 3~7일 이내에 가라앉는다.
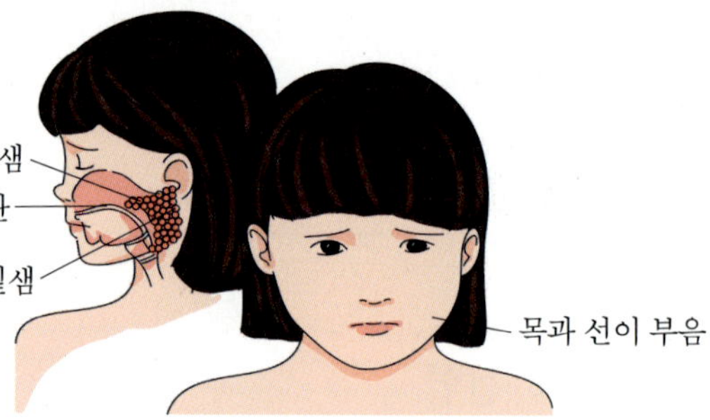

[그림 6-9] 이하선염 증상
• 합병증
－수막염: 가장 흔한 합병증이다.
－고환염 및 부고환염: 사춘기 이후 남자의 14~35%에서 발생한다.
－난소염: 사춘기 이후 여자의 7%에서 발생한다.</td></tr>
<tr><td>환자 관리</td><td>• 침샘 비대 발생 후 9일까지 또는 부기가 모두 호전될 때까지 격리한다.
• 합병증 발생 유무를 관찰한다.</td></tr>
<tr><td>접촉자 관리</td><td>• 접촉자는 잠복기간 동안 발병 여부를 감시하고 호흡기 에티켓을 준수하도록 교육한다.
• 과거에 유행성 이하선염을 앓은 적이 있거나 예방접종을 받은 경우에는 면역력이 있다.</td></tr>
<tr><td>예방접종</td><td>• MMR 백신 예방접종
• 기본 접종: 생후 12~15개월
• 추가 접종: 4~6세</td></tr>
</table>

8) 풍 진

병원체	Rubella 바이러스(togaviridae의 RNA 바이러스)
특 징	• 발열, 림프절 비대와 발진이 있다. • 임신부가 감염되면 태아 감염으로 선천성 기형이 발생한다.
전파 경로	• 비인두 분비물이 호흡기계로 들어가 감염된다. • 임신부 감염 시 태반을 통해 태아에게 감염된다.
잠복기	12~23일(16~18일) 정도다.
전염기	• 발진이 생기기 7일 전부터 생긴 후 5일까지다. • 증상이 없는 경우에도 전염력이 있다.
진단 기준	• 검체(인두 흡인물, 소변, 뇌척수액, 결막 등)에서 바이러스를 분리한다. • 특이 IgM 항체를 검출한다. • 회복기 혈청의 특이 IgG 항체가 급성기에 비해 4배 이상 증가한다.
임상 증상	• 귀 뒤, 목 뒤, 후두부의 림프절 비대 및 통증, 발열과 발진이 있다. • 발진이 얼굴에서 시작하여 2~3시간 내 머리, 팔, 몸통 등 온몸으로 퍼진 후 3일째에 소실된다. • 합병증: 성인 여자에게서는 손, 손목 및 무릎 관절염이 나타날 수 있다. 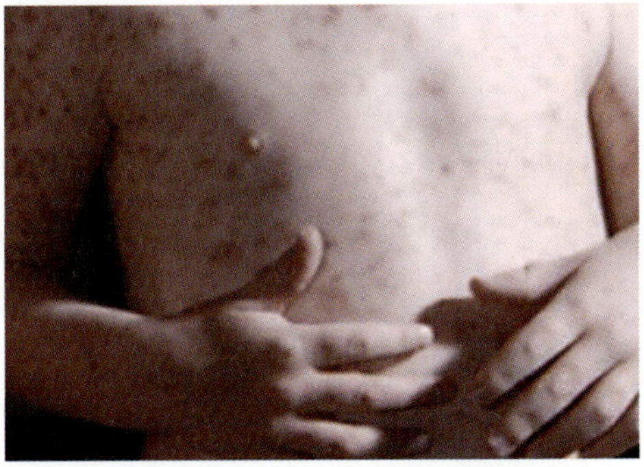 [그림 6-10] 풍진의 발진 양상 출처: http://www.google.co.kr

환자 관리	• 발진이 생긴 후 7일까지 격리한다. • 임신부와 접촉하지 않도록 각별히 유의한다.
접촉자 관리	• 접촉자는 잠복기간 동안 발병 여부를 감시하고 호흡기 에티켓을 준수하도록 교육한다. • 과거에 풍진을 앓은 적이 있거나 예방접종을 받으면 풍진에 면역력이 있다. • 임산부(특히 12주 미만)가 접촉한 경우 풍진에 대한 면역력이 있는지 혈청학적 검사를 확인하고 결과에 따라 임신 지속 여부 등 향후 방침을 결정(즉시 의사와 상의)한다.
예방접종	• MMR 백신을 예방접종한다. • 기본 접종: 생후 12~15개월 • 추가 접종: 4~6세

9) 소아마비

병원체	폴리오 바이러스는 장 바이러스(enterovirus)의 종류로 혈청형 1, 2, 3형이 있다.
특 징	회백수염(척수성 소아마비)의 형태로 발병한다.
전파 경로	배변과 함께 배설된 바이러스로 여러 가지 경로를 통해 경구 감염된다.
진단 기준	예방접종을 하지 않거나 불완전하게 시행한 소아에게서 발열, 무균성 뇌막염, 이완성 마비질환이 나타나면 의심해야 한다.
임상 증상	• 부전형 회백수염: 병감, 식욕부진, 구역, 구토, 두통, 인후통, 변비, 복통 • 비마비성 회백수염: 두통, 구역, 구토, 팔다리 동통과 강직, 방광 마비 및 변비 경부 및 척추 강직 • 마비성 회백수염: 골격근이나 두개근의 허약, 마비 상태 • 약 95%는 증상이 없다. • 4~8%에서 미열, 인후통 등의 비특이적 증상이 있다.

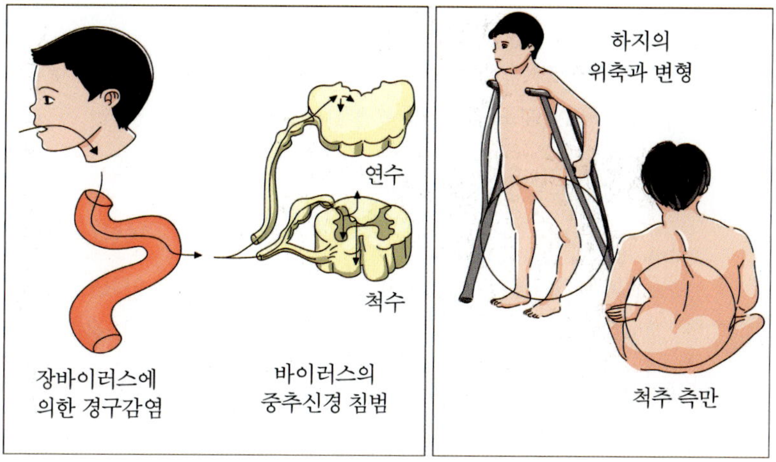

[그림 6-11] 장바이러스 감염에 의한 소아마비

예방접종	• 소아마비 백신으로 예방접종한다. • 기본 접종: 2, 4, 6개월에 3차 접종한다.

10) 일본뇌염

병원체	일본뇌염 바이러스(japanese encephalitis virus)
특 징	일본뇌염 바이러스에 감염된 작은 빨간 집모기(culex tritaeniorhynchus, 뇌염모기)가 사람을 무는 과정에서 인체에 감염되어 발생하는 급성 바이러스성 전염병이다.
전파 경로	• 바이러스를 가진 모기에 물리면 감염된다. • 일본뇌염은 집모기속(culex) 모기가 매개 역할을 한다. • 모기는 야생 조류나 일부 포유류로부터 감염된다. • 주로 돼지가 바이러스의 증폭 숙주로서의 역할을 한다.
잠복기	5~15일이다.

진단 기준	• 특이 IgM 항체를 검출한다. • 혈청학적 방법으로 급성기와 회복기의 혈청항체 역가가 4배 이상 증가한다. • 혈액, 뇌척수액에서 PCR에 의한 바이러스를 검출한다.
임상 증상	• 대부분 무증상이다. • 전구기(2~3일), 급성기(3~4일), 아급성기(7~10일), 회복기(4~7주) • 고열(39~40°), 두통, 현기증, 구토, 복통, 지각 이상이 있다. • 의식장애, 경련, 혼수에 대개 발병 10일 이내에 사망한다. • 경과가 좋은 경우에는 약 1주를 전후로 열이 내리며 회복된다. 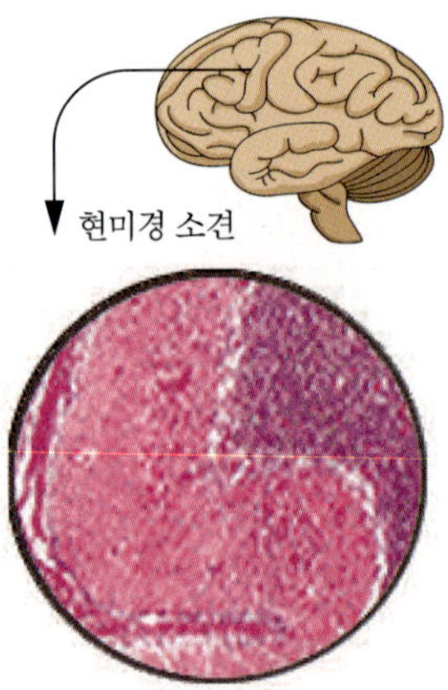 [그림 6-12] 일본뇌염
환자 관리	환자나 환자와 접촉한 사람에 대한 격리나 특별한 조치는 필요 없다.
예방접종	• 기본 접종: 생후 12~24개월 동안 1~2주 간격으로 2회 접종한다. • 추가 접종: 12개월 뒤, 6세, 12세

11) 수 두

병원체	Varicella-zoster 바이러스(herpesviridae의 DNA 바이러스)

구분	내용
특 징	• 발열과 전신에 가려움을 동반하는 수포가 특징이다. • 6세 전후에 많이 걸리나 초등학생 사이에서도 발생한다. • 한 번 앓은 사람은 영구면역이 생기므로 예방접종이 필요 없다.
전파 경로	수포액이나 콧물 혹은 목의 분비물로 직접 접촉, 에어로졸로 전파된다.
잠복기	10~21일(평균 14~16일) 정도다.
전염기	발진(수포)이 생기기 1~2일 전부터 모든 수포에 가피가 형성될 때까지다.
진단 기준	• 역학적 확진 환자: 수두에 합당하는 임상적 특징이 있다. • 수두 특이 IgM 항체를 검출한다. • 검체(수포액, 혈액, 뇌척수액 등)에서 수두 바이러스를 분리한다.
임상 증상	• 전구기: 권태감, 미열이 발진 발생하기 1~2일 전에 발생할 수 있다. • 발진기 －발진은 주로 몸통, 두피, 얼굴에 발생한다. －24시간 내에 반점(macules)→구진(papules)→수포(vesicles)→농포(pustules)→가피 －동시에 여러 모양의 발진이 발생하며, 매우 가렵다. • 회복기: 모든 병변에 가피가 형성되면서 회복된다. • 합병증: 발진 부위의 제2차 세균감염, 폐렴, 뇌염, 라이 증후군 등이 있다. 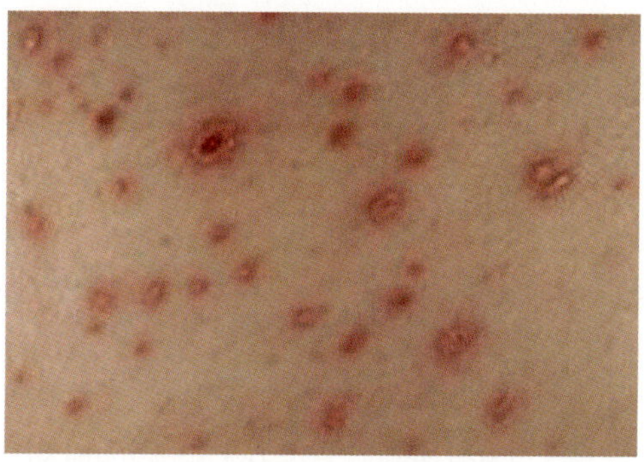 [그림 6-13] 수두 발진 출처: http://www.google.co.kr

환자 관리	• 수포성 발진이 관찰되면 즉시 조퇴한 후 병의원의 진료를 받는다. • 모든 수포에 가피가 형성될 때까지 격리한다.
접촉자 관리	• 접촉자는 잠복기간 동안 발병 여부를 감시하고 호흡기 에티켓을 준수하도록 교육한다. • 수두를 앓은 적이 있거나 예방접종을 받은 기왕력이 있으면 수두에 대한 면역력이 있다. • 수두에 대한 면역력이 없는 사람은 노출 후 3일 이내에 예방접종한다.
예방접종	• 기본 접종: 생후 12~15개월 • 12세 미만은 1회 접종, 13세 이상은 4~8주 간격으로 2회 접종한다.

12) 인플루엔자

병원체	인플루엔자 바이러스(오르토믹소바이러스과의 RNA 바이러스)
특 징	• 갑작스럽게 생기는 발열, 기침, 인후통, 근육통을 특징으로 한다. • 급성 호흡기 바이러스 질환이다. • 매년 겨울에 크고 작은 유행을 만드는 질환이다.
전파 경로	비인두 분비물이 호흡기로 들어가 감염된다.
잠복기	1~5일(평균 2일) 정도다.
전염기	증상 발생 1~2일 전부터 7일 혹은 증상이 소실될 때까지다.
진단 기준	• 인플루엔자에 합당한 임상적 특징이 있다. • 검체(비 · 인후 도말 등)에서 바이러스를 분리한다. • 회복기 혈청의 항체가 급성기에 비하여 4배 이상 증가한다.

임상 증상	• 고열, 근육통, 두통, 오한의 전신 증상과 마른 기침, 인후통 등의 호흡기 증상이 있다. • 비루, 가슴 통증, 안구 통증이 나타난다. • 합병증: 폐렴, 기저 호흡기 질환의 악화, 중이염, 부비동염 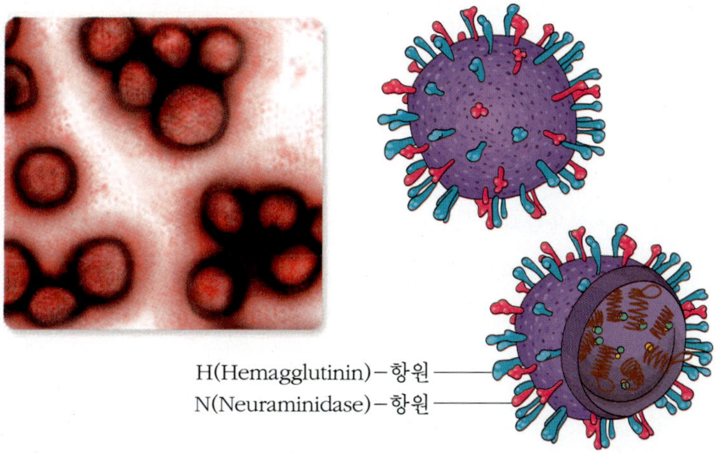 [그림 6-14] 인플루엔자 바이러스의 구조
환자 관리	기침 예절을 철저히 준수하도록 교육한다.
접촉자 관리	발병 여부를 관찰한다.
예방접종	고위험군에 매년 접종한다.

13) 장티푸스

병원체	살모넬라 타이피균(salmonella typhi)
특 징	• 몸속으로 들어온 균의 수가 100만에서 10억 개 정도면 감염을 일으킬 수 있다. • 보균자가 부주의하게 다룬 우유나 유제품도 감염의 원인이 될 수 있다.

<table>
<tr><td>전파 경로</td><td>살모넬라 타이피균에 감염된 환자나 보균자의 소변이나 대변에 오염된 음식이나 물을 섭취했을 때 감염된다.</td></tr>
<tr><td>잠복기</td><td>몸속으로 침투한 균의 수에 따라 다양한데 평균 1~3주다.</td></tr>
<tr><td>전염기</td><td>환자의 대소변에서 더 이상 균이 배출되지 않는 것이 확인될 때까지다.</td></tr>
<tr><td>진단 기준</td><td>혈액, 대변, 소변, 골수 등의 검체에서 살모넬라 타이피균이 배양한다.</td></tr>
<tr><td>임상 증상</td><td>
• 가장 주된 증상은 발열이다.
• 오한, 두통, 권태감이 있다.
• 식욕감퇴, 구토, 설사 또는 변비 등의 위장관계 증상이 나타난다.
• 비장 종대(비대), 장미진(장미 모양의 작은 발진)이 있다.
• 체온이 서서히 상승하고 복통과 피부 발진이 있다.

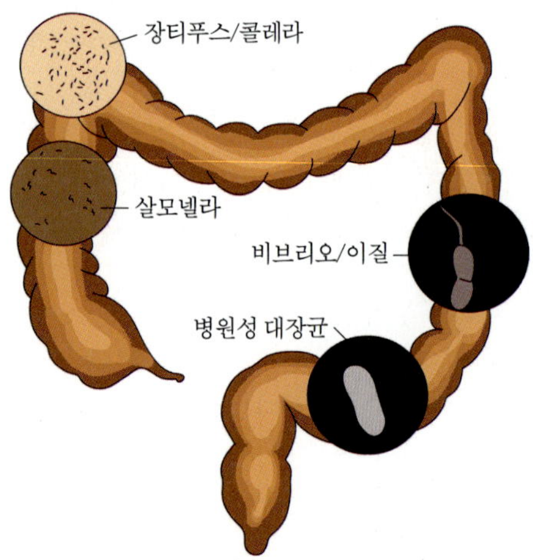

[그림 6-15] 세균성 장염
</td></tr>
<tr><td>환자 관리</td><td>
• 환자의 대소변에서 더 이상 균이 배출되지 않는 것이 확인될 때까지 환자를 격리한다.
• 환자가 만진 물품도 따로 관리하고 환자와 접촉한 사람은 손 닦기를 포함한 개인의 위생관리를 철저히 해야 한다.
</td></tr>
</table>

예방접종	• 상하수도 정비 등의 공중위생 정책과 더불어 개인적 차원의 위생관리가 필요하다. • 유행 지역에서는 반드시 물을 끓여 먹고 음식물의 위생관리를 철저히 한다. • 보균자의 경우 적절한 치료를 통해 세균이 몸속에서 모두 제거되었음이 확인되기 전까지 식품을 다루는 업무나 환자를 간호하는 업무 등에 종사하는 것을 금지시킨다.

14) 신증후군 출혈열

병원체	한탄바이러스(hantaan virus)
특 징	• 우리나라에서 매년 발생하고 있는 무서운 제3군 법정 전염병으로 사망률이 7%다. • 현재 국제학회에서는 신증후군 출혈열이라 부르지만 유행성 출혈열이라고도 한다. • 우리나라에서 처음 환자가 발견된 것은 6 · 25전쟁 중인 1951년이며 그 후 매년 수백 명의 환자가 주로 휴전선 근처에서 발생하였고, 최근에는 약 2,000명 이상의 환자가 전국에서 발생하였다. • 1993년 여름에는 미국에서도 처음으로 출혈열 환자가 남서부 지역에서 집단 발생하였다.
전파 경로	• 들쥐의 배설물이 있는 풀숲에서 휴식이나 야영을 했을 때 감염된다. • 주변에 불필요한 풀숲이 있고, 주변 환경이 깨끗하지 못할 때 감염된다. • 가능한 한 피부의 노출을 적게 한다.
진단 기준	검체(혈액, 뇌척수액 등)에서 바이러스가 분리된 경우다.

<table>
<tr><td>임상 증상</td><td>〈발열기, 저혈압기, 핍뇨기, 이뇨기, 회복기의 특징적인 5단계 임상 상태〉
• 발열기(3~5일): 갑자기 시작하는 발열, 오한, 허약감, 근육통, 배부통, 오심, 심한 두통, 안구통, 얼굴과 몸통의 발적, 결막 충혈, 출혈반, 혈소판 감소, 단백뇨
• 저혈압기(1~3일): 30~40%의 환자에서 나타나며, 해열이 되면서 24~48시간 동안 저혈압이 나타나고 이중 절반 정도에서 쇼크가 나타난다. 배부통, 복통, 압통 등이 뚜렷해지고 출혈반을 포함하는 출혈성 경향이 나타난다.
• 핍뇨기(3~5일): 60%의 환자에게서 나타나며, 무뇨(10%), 요독증, 신부전, 심한 복통, 배부통, 허약감, 토혈, 객혈, 혈변, 육안적 혈뇨, 고혈압, 뇌부종으로 인한 경련, 폐부종
• 이뇨기(7~14일): 신기능이 회복되는 시기로 다량의 배뇨가 있어 심한 탈수, 쇼크 등으로 사망할 수 있다.
• 회복기(3~6주): 전신 쇠약감이나 근력 감소 등이 있으나 서서히 회복된다.
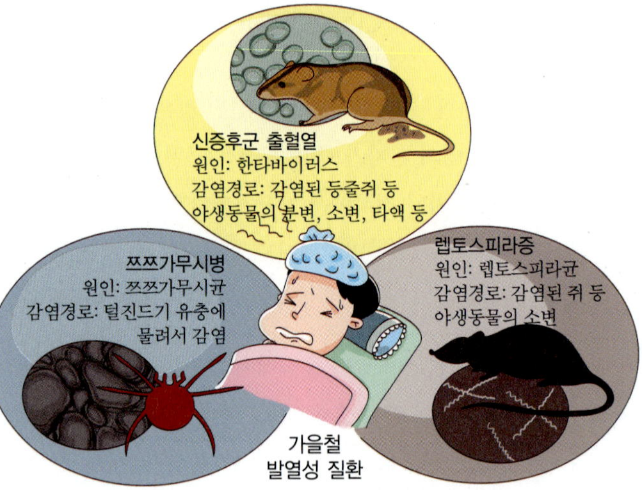

[그림 6-16] 전형적인 신증후군 출혈열의 임상 경과</td></tr>
<tr><td>환자 관리</td><td>사람 간의 전파가 없으므로 격리시킬 필요는 없다.</td></tr>
</table>

예방접종	• 사균백신 접종 대상: 한탄 바이러스에 오염된 환경에 자주 노출되거나 고위험군에 속하는 사람을 대상으로 한다. • 기본 접종: 백신 0.5ml를 한 달 간격으로 2회, 피하 또는 근육 내 주사, 12개월 뒤에 근육 또는 피하에 1회 접종한다. • 추가 접종: 아직 정해진 지침이 없다.

15) Hib 뇌수막염

병원체	세균성 뇌수막염(haemophilus influenzae type B)
특 징	• 세균성 뇌수막염: 발열, 두통, 구토 및 의식소실이 생기는 질환으로 적절한 항생제 치료를 하지 않으면 사망할 가능성이 있다. 또한 회복 후 후유증이 남을 수 있는 심각한 감염 질환이다. • 폐렴구균(streptococcus pneumoniae)이 가장 흔한 지역사회 획득 원인균이다. • 인플루엔자균(haemophilus influenzae)에 의한 수막염은 과거 소아에게 흔했으나 현재는 예방접종의 영향으로 빈도가 낮아지고 있다. • 수막염균(neisseria meningitidis)에 의한 수막염은 발생 빈도가 낮지만, 매우 치명적인 제3군 법정 감염병이다.
전파 경로	인플루엔자균이 호흡기 분비물의 상기도를 침입한다.
잠복기	일주일 이내
전염기	세균(항생제 치료 후 24~48시간)
진단 기준	수막구균성 수막염의 임상적 특징 및 검체(혈액, 뇌척수액 등)에서 균 분리 동정 및 항원 검출에 의해 병원체 감염이 확인된 자

임상 증상	• 갑작스러운 발열, 심한 두통, 오심, 구토, 발작 • 세균성 뇌수막염의 경우 의식에 변화한다. 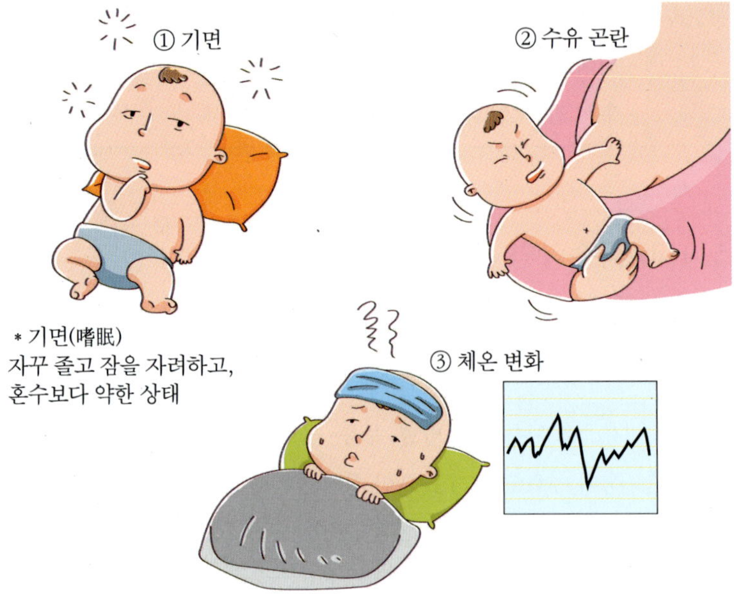 [그림 6-17] 신생아 뇌막염의 증상
환자 관리	• 뇌수막염 환자는 입원치료한다. • 호흡기 분비물 격리, 세균성 뇌수막염의 경우 24시간 동안 항생제를 투여한다.
접촉자 관리	• 발병하는지 잠복기간 동안 관찰한다. • 인플루엔자균 뇌수막염: 예방접종을 받지 않았으면 접종을 시행한다.
예방접종	• B형 헤모필루스 인플루엔자(haemophilus influenzae type B) 백신 • 기본 접종: 생후 2, 4, 6개월 3회 • 추가 접종: 생후 12~15개월

16) A형 간염

병원체	A형 간염 바이러스(hepatitis A virus)
특 징	• 6세 이하의 아동에게 감염된 경우는 증상이 없거나 경미한 증상으로 나타난다. • 6세 이후의 아동이나 성인에게 감염된 경우 대부분 증상이 나타난다.
전파 경로	• 구강-대변 경로를 통해 사람 간 접촉과 분변에 오염된 식수로 전파된다. • 음식 섭취에 의하여 전파되는데, 간에서 복제된 A형 간염 바이러스가 담즙으로 배출, 대변에서 높은 농도로 검출된다. • 황달이나 간효소 수치 상승이 되기 2주 전 동안이 대변에서의 바이러스 농도가 가장 높으며, 황달이 나타난 후로는 빠르게 감소된다.
잠복기	15~50일(평균 약 28일) 정도다.
전염기	• 증상이 나타나기 2주 전부터 증상 발현 후 8일까지다. • 아동과 성인 모두 감염력이 완전히 사라지는 것은 황달이 완전히 사라진 지 1주 후로 추정된다.
진단 기준	• 전염력이 높고 주로 경구 감염되므로 올바른 임상적 과거력 청취와 섭취한 음식, 풍토 지역으로의 여행, 고위험군 여부(탁아소 유아, 마약중독자, 남성 동성애자, 혈우병 환자 등) 등 기본적인 질문이 강조된다. • 전신 증상이 나타난 후 일주일 이내에 황달이 나타나는 특징적인 임상 양상을 통해 A형 간염을 의심할 수 있고, A형 간염 항체검사를 통해 확진할 수 있다. • 항A형 간염 바이러스(anti-hepatitis A virus: anti-HAV) 항체검사를 통해 A형 간염을 진단한다. • 항A형 간염 바이러스 면역 글로불린 M(IgM anti-HAV) 항체검사에서 양성이다. • 특징적인 임상 증상이 있다.

임상 증상	• HAV의 감염은 세 부류로 나눌 수 있다. –무증상기: 무증상, 간효소 수치의 상승 없음 –비임상적: 무증상, 간효소 수치 상승 –임상적 진단기: 유증상, 간효소 수치 상승 • 5세 이하 아동의 경우 50~90% 무증상, 성인 70~95%가 유증상이다. • 급성 A형 간염은 다른 간염과 구별되지 않는 비슷한 증상을 나타낸다. • 피로, 무기력, 식욕부진, 열, 근육통, 복통, 오심, 구토 • 아동의 경우 설사나 드물게 호흡기계 증상이 나타난다. • 며칠에서 일주일 후에는 짙은 소변, 황달, 연한 대변색, 간비대와 딱딱함 등 간염의 특징적인 증상이 나타난다. • 질병을 앓는 기간은 다양하지만 대부분의 환자들은 몇 주 정도면 회복한다. • 증상의 재시작과 증가된 간 효소 수치, 대변에서 바이러스가 다시 검출되는 경우가 전체의 10% 정도 일어나지만 모두 회복된다. • HAV는 만성 감염을 일으키지 않으며 면역은 평생 획득된다.
환자 관리	• 개인위생을 강화한다. –화장실에 다녀온 뒤 손을 씻는다. –개인용 세면도구(수건)를 사용한다. • 전파되는 것을 최대한 방지한다. –증상이 완전히 사라질 때까지 성 접촉을 피한다. –증상이 완전히 사라지고 1개월이 지날 때까지 헌혈을 금지한다.
예방접종	• A형 간염 백신 예방접종을 실시한다. • 기본 접종: 출생 0, 6~18개월 2회 접종한다.

17) 폐구균

병원체	폐구균(streptococcus pneumoniae)

특 징	• 폐구균은 주로 2~36개월 사이의 영유아에게서 잘 일어난다. • 폐구균으로 인한 질환은 다음과 같다. –세균성 폐렴 –세균성 뇌막염 –세균성 중이염 –세균성 부비동염 –세균성 균혈증 • 특히 면역기전이 저하되어 있는 영유아나 만성질환을 앓고 있는 경우에는 폐구균으로 인한 질환에 걸릴 확률이 높으며, 보육시설에서 생활하는 경우에도 높은 이환율을 보인다.
전파 경로	정상인이나 환자의 상기도에 있는 폐구균은 직접 접촉 혹은 기침이나 재채기로 전파된다.
잠복기	1~3일 정도다.
진단 기준	혈액 검사
임상 증상	• 폐구균 감염의 가장 흔한 양상인 폐구균 폐렴: 갑작스러운 고열과 오한, 객담을 동반한 기침, 흉통, 호흡곤란 등을 동반한 폐렴 • 뇌막염의 경우는 고열, 두통, 구토 증상이 발생한다. 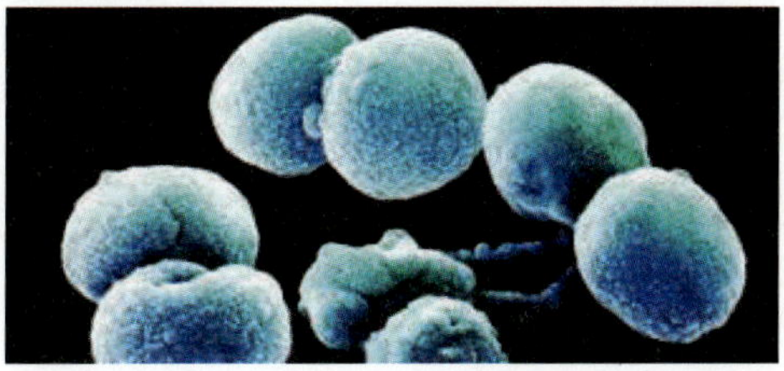 [그림 6-18] 폐구균의 현미경 관찰 모습 출처: http://www.google.co.kr
환자 관리	항생제 치료가 필요하다.
예방접종	• 폐구균 백신을 예방접종한다. • 기본 접종: 생후 2, 4, 6개월 • 추가 접종: 12~15개월

•표 6-4• 법정 감염병의 분류

구 분	법정 감염병					
	제1군	제2군	제3군	제4군	제5군	지 정
특성	물/식품 매개, 유행 즉시 방역 대책(6종)	예방접종 대상(10종)	발생 감시 및 방역 대책 수립 (19종)	신규 발생, 해외 유입 가능 (17종)	기생충 감염 (6종)	유행 여부 조사 · 감시 (17종)
질환	• 콜레라[1] • 장티푸스[1] • 파라티푸스[1] • 세균성 이질[1] • 장출혈성 대장균 감염증[1] • A형 간염[1]	• 디프테리아 • 백일해 • 파상풍 • 홍역[1] • 유행성 이하선염 • 풍진 • 폴리오 • B형 간염 • 일본뇌염 • 수두	• 말라리아 • 결핵[1] • 한센병 • 성홍열 • 수막구균성 수막염 • 레지오넬라증 • 비브리오 패혈증 • 발진티푸스 • 발진열 • 쯔쯔가무시증 • 렙토스피라증 • 브루셀라증 • 탄저 • 공수병 • 신증후군 출혈열 • 인플루엔자 • 후천성 면역결핍증 • 매독 • 크로이츠펠트-야콥병 및 변종 크로이츠펠트-야콥병	• 페스트 • 황열 • 뎅기열 • 바이러스성 출혈열 • 두창 • 보툴리눔독소증 • 중증 급성호흡기 증후군 • 조류 인플루엔자 인체 감염증 • 신종 인플루엔자[2] • 야토병 • 큐열 • 웨스트나일열 • 신종감염병 증후군 • 라임병 • 진드기매개뇌염 • 유비저 • 치쿤구니야열	• 회충증 • 편충증 • 요충증 • 간흡충증 • 폐흡충증 • 장흡충증	• C형 간염 • 수족구병 • 임질 • 클라미디아 감염증 • 연성하감 • 성기단순포진 • 첨규콘딜롬 • 반코마이신내성 황색포도알균 감염증 • 반코마이신내성 장알균 감염증 • 메티실린내성 황색포도알균 감염증 • 다제내성녹농균 감염증 • 다제내성아시네토 박터바우마니균 감염증 • 카바페넴내성장내 세균속균종 감염증 • 장관감염증 • 급성호흡기감염증 • 해외유입기생충 감염증 • 엔테로바이러스 감염증
의료기관 신고주기	즉시	즉시	즉시	즉시	7일 이내	7일 이내

1) 감염병의 예방 및 관리에 관한 법률 제12조 및 시행규칙 제8조에 의하여 학교장이 보건소장에게 신고 의무가 있는 감염병이다.

2) 제4군 감염병 중 '신종 인플루엔자'는 기존의 인플루엔자 바이러스의 변이 등으로 새롭게 출현한 인플루엔자를 말하며, 2009년 출현하여 유행한 '인플루엔자 A(H1N1)'는 제3군 감염병 중 '인플루엔자'에 해당한다.

출처: 교육과학기술부(2011). 감염병 예방관리 매뉴얼.

토 론

1. 예방접종의 종류에 대해 토론해 보자.
2. 예방접종과 관련된 주의사항에 대해 토론해 보자.
3. 감염병의 종류에 대해 토론해 보자.

제 7 장 증상에 따른 감염병

1. 전신 증상
2. 호흡기 증상
3. 소화기 증상
4. 피부의 증상

학습목표

1. 전신 증상에 따른 관리를 이해한다.
2. 호흡기 증상에 따른 관리를 이해한다.
3. 소화기 증상에 따른 관리를 이해한다.
4. 피부의 증상에 따른 관리를 이해한다.

제7장

증상에 따른 감염병

아동의 일상적인 건강문제는 면역력이 완성되지 않은 시기이므로 다양하게 나타난다. 이때 적절한 대처 방안에 대한 기본 지식은 건강의 악화를 막는 척도다.

아동의 경우 건강문제 발생 시 신체에 발현되는 일반적인 증상으로는 열, 탈수, 쇼크, 출혈, 청색증 등이 있다. 이러한 일반적인 증상은 의사표현이 원활하지 못한 3세 이전의 연령대에 있어서는 세심한 관찰이 요구된다.

이 장에서는 아동의 건강문제 시 발생하는 다양한 증상에 대하여 의심 가능한 감염병의 분류 및 적절한 처치방법에 대하여 알아보고자 한다.

1. 전신 증상

1) 발 열

발열은 감기와 같은 바이러스성 감염에서부터 심한 질병에 이르기까지 그 종류가 다양하다. 그러므로 무조건 열이 났다고 해서 열을 내리려고 할 것이 아니라 그 원인이 무엇인지 알아내는 것이 중요하다.

(1) 원인

- 아동에게 보이는 발열은 상기도염을 비롯한 바이러스성 감염으로 오는 것이 많으며, 열성경련을 일으키기 쉬운 아동을 제외하고는 열 자체가 그리 문제되지는 않는다.
- 가장 흔하게 발생하는 발열의 원인은 감기, 인두염, 편도염, 급성 중이염, 급성 부비동염 등이다.
- 그 외 발열 발생의 원인으로는 요로감염, 홍역 · 풍진 · 돌발성 발진 · 수두 등의 발진성 질환의 전구기, 장 감염, 뇌막염, 패혈증 등이 있다.
- 특별한 신체적인 원인 없이 열이 나는 경우는 흥분, 계속적인 긴장 상태에 있을 때다.
- 감기는 해열제나 온수 마사지로 쉽게 열을 내릴 수 있으나, 열이 계속될 경우에는 요로감염이나 중이염 등 다른 원인에 의한 것을 의심해 볼 수 있다.
- 신생아는 체온에 대한 조절 능력이 성인에 비해 떨어져 주위 온도가 너무 높으면 열이 오른다.
- 아동은 체수분 정도가 성인에 비해 많아 탈수에 민감하며 열이 난다.
- 예방접종에 대한 부작용으로 열이 오를 수 있어 예방접종은 오전에 하는

것이 좋다.
- 특정 약물에 대해 알러지 반응이나 열이 날 수도 있다.

(2) 관리

- 보통 체온계로 38° 이상이면 열이 있다고 판단한다.
- 체온을 잴 때 일반적으로 겨드랑이나 입으로 측정하는데, 영유아의 경우는 입으로 하는 측정은 삼가는 것이 좋다. 겨드랑이로 잴 때는 땀을 잘 닦아낸 후 10~15분쯤 그대로 두고, 직장이나 입으로 잴 때는 3~5분가량을 잰다.
- 열이 38° 이상이면 우선 온도와 습도를 조절하여 서늘하게 해 주어야 한다.
- 충분한 수분을 공급해 주고, 물수건으로 찜질을 해 주면 혈액 순환이 잘되고 수분의 증발로 열이 내리게 된다.
- 물수건 찜질 시 미온수(체온보다 1~2° 낮은)로 심장 부위는 피하고 사지에서 몸통의 방향으로 마사지하는 것이 좋다.
- 만약 시간이 지나도 열이 떨어지지 않으면 병원을 방문하여 진단 및 적절한 처치를 하여야 한다.

2) 탈 수

탈수란 아동이 몸의 수분을 설사나 구토, 발한 등으로 너무 많이 배출하였거나 수분을 충분히 섭취하지 못했을 때 생긴다.

(1) 원인

- 탈수증이 생기는 가장 흔한 원인은 열로 인한 심한 땀의 배출이다.
- 장염에 걸려 설사와 구토를 계속하면 수분을 지나치게 잃게 되어 탈수증이 생기기 쉽다. 특히 설사를 할 때는 장에서 수분을 흡수할 수 없기 때문에 탈

수될 가능성이 높다.

• 수족구병에 걸리면 입안에 생긴 수포 때문에 음식을 먹는 데 어려움을 겪는다. 또 이가 나기 시작할 때 통증 때문에 먹는 것을 삼키기 힘들어 할 수도 있다. 간혹 코가 막히거나 감기에 걸렸을 경우에 물을 마시지 못해 쉽게 탈수가 일어날 수 있다.

(2) 증상

•표 7-1• 탈수 정도에 따른 증상

정도에 따른 증상	탈수 정도		
	경도 탈수증(5%)	중등도 탈수증(10%)	중증 탈수증(15%)
전신 상태	갈증, 불안, 흥분	갈증, 불안, 과민반응	위축, 기면, 혼수, 빠르고 깊은 호흡
맥박	정상	빠름	더 빠름
맥박 상태	정상	약하고	약하고 촉지 어려움
대천문, 눈	정상	움푹 들어감	상당히 움푹 들어감
울 때 눈물	눈물이 남	눈물이 나지 않음	눈물이 나지 않음
점막과 입술 상태	약간 마름	마름	더 마름
피부 긴장도	정상	감소	더 감소
피부 촉감	정상	차고 건조	차고 끈끈함
소변	양이 정상적임	양은 감소되고 농도가 짙음	몇 시간 동안 소변을 보지 못함
체중 감소	4~5%	6~9%	10% 이상

출처: *Infectious Diseases In Children*. p. 18, vol 17, No 5 May 2004 & CDC The Johns Hopkins Hospital, *The Harriet Lane Handbook*, 18th edition. pp. 301-311.

(3) 관리

• 탈수가 경한 경우 또는 중등도이지만 구토가 없는 경우에는 음식이나 물, 스

포츠 음료 등을 먹인다.

- 탈수가 중등도나 중증으로 심한 경우는 빨리 119에 신고하여 병원으로 이송하고 전문의에게 진료를 받도록 한다.
- 의식이 없는 아동에게는 입으로 아무것도 주어서는 안 된다.

3) 청색증

청색증이란 피부가 청자색으로 푸르게 변하는 것으로, 눈으로 볼 수 있는 청색증은 산소가 적혈구 안의 혈색소(헤모글로빈)와 결합되어 있는 정도(산소포화도)가 대개 85% 이하로 떨어져 있을 때 나타난다. 청색증은 심한 경우 온몸이 시퍼렇지만 정도가 심하지 않을 경우는 입술이나 손톱, 발톱 및 이나 구강점막 등에서 볼 수 있다. 청색증이 오래 지속되는 경우 손가락 끝이 곤봉 모양으로 변하기도 한다.

(1) 원인

혈액 내에 산소가 부족하여 산소포화도가 감소될 때 나타나며, 기도폐쇄, 불안, 공포, 추위와 심장병, 폐질환 등 물리적 · 심리적 · 환경적 영향으로 생길 수 있다.

(2) 증상

손톱주변, 귀볼, 입술 등이 파랗게 나타난다.

(3) 관리

- 원인 질환에 대한 치료 외에도 산소 흡입이나 강심제 투여 등의 대증요법을 실시한다.
- 흉부 X선 소견이 도움이 되며 폐로 가는 혈류의 감소 또는 증가 형태나 심장비대 소견이 나타날 수 있다.

• 정확한 진단은 심초음파 검사를 실시한다. 간혹 신생아들은 큰 아이들보다 심초음파로 잘 안 보일 것이라 생각하는 경우가 있으나, 실제로는 흉벽이 얇기 때문에 더 잘 볼 수 있다.
• 약간의 청색증이 있던 청색증형 심장병 환아가 생후 수일이 지나 갑자기 상태가 나빠지면서 응급을 요하는 경우도 있어 청색증이 의심되는 환아는 바로 검진을 받도록 한다.

2. 호흡기 증상

•표 7-2• 호흡기 증상에 따른 의심 감염병

주 증상	관련 증상	의심 감염병	구 분
기침	2주 이상 지속, 마른 기침, 식은 땀, 각혈 동반	결핵	호흡기 감염병
	발작성 기침: 공기 흡입이 이루어지지 않은 상태로 반복되다 끝에 길게 숨을 들이쉼	백일해	
발열	갑자기 시작, 인후통, 기침, 콧물, 심한 근육통 동반	인플루엔자	
	특별한 역학적 연관성 존재	급성 호흡기증후군, 조류 인플루엔자	
발진	전신에 수포성 발진, 발열 동반	수두	
	얼굴에 홍반성 구진, 발열, 콧물, 결막염 동반	홍역	
	얼굴에서 전신으로 급속도로 퍼지는 발진, 다른 동반 증상 적음	풍진	
침샘비대	주로 귀밑, 통증 동반	볼거리	
인후통	편도에 특징적인 회백색 위막	호흡기 디프테리아	
	갑작스러운 고열과 근육통 동반	인플루엔자(독감)	
두통	심한 두통, 오심, 구토, 의식 저하	뇌수막염(세균성)	

출처: 교육과학기술부(2011). 감염병 예방관리 매뉴얼.

1) 기 침

(1) 원인

기침은 호흡기로부터 분비물이나 이물질을 제거하기 위한 생리적 방어기전으로 이물질을 내보내기 위해 하게 된다. 기침은 기도 점막과 폐 조직의 자극이나 기도 내 분비물의 축적이나 염증 등에 의해 유발된다.

(2) 증상

- 2주 이상 지속되는 기침이나 마른 기침 또는 식은 땀을 흘리기도 하며, 각혈을 동반할 경우는 호흡기 감염병 중 결핵을 의심할 수 있다.
- 발작성 기침으로 공기 흡입이 이루어지지 않은 상태로 반복되다 끝에 길게 숨을 들이쉴 경우는 백일해를 의심할 수 있다.

(3) 관리

- 기침 시 바이러스의 전파를 차단하기 위해 손수건으로 입을 가리고 한다.
- 건조한 공기는 호흡기계 점막을 자극하므로 습도를 올려준다.
- 가래 및 기도 분비물의 배출을 원활히 하기 위하여 수분을 충분히 공급한다.
- 실내 환기를 자주 해 주고 실내외 온도차가 심하지 않게 한다.
- 2주 이상 지속되거나 발작성 기침을 보일 경우 의사의 진단을 받고 적절한 치료를 받는다.

2) 발 열

(1) 원인

- 여러 종류의 바이러스나 박테리아, 마이코플라스마 등의 병원체에 감염되는

경우다.

- 편도선염, 신장염, 복막염 등은 면역력의 저하나 감염병의 후유증으로 나타나기 쉽다. 자가 면역질환을 앓거나 특정 약물을 복용하는 경우에도 고열이 생길 수 있다.
- 열악한 환경에 노출되면 저항력이 약한 아동의 체온조절 시스템이 무너져 고열이 나타날 수 있다.
- 아동은 몸의 체온조절에 관여하는 시상하부의 기능이 성인에 비해 매우 취약하기 때문에 고열이 발생하기 쉽다.

(2) 증상

- 아동의 경우 체온은 성인의 평균 체온인 36.5℃보다 약 0.5℃ 더 높다.
- 아동은 체온 조절 능력이 미숙하여 체온이 쉽게 상승할 뿐 아니라 주위 환경의 온도에 민감하게 반응한다.
- 생후 3개월 미만의 아동의 항문 체온이 38℃ 이상, 생후 3개월~3세 사이 아동의 체온이 39℃ 이상일 경우는 즉시 의료기관에서 치료를 받아야 한다.

(3) 관리

- 옷을 얇게 입히고 주위 환경을 서늘하게 유지한다.
- 체온보다 2~3℃ 낮은 미온수로 사지부터 닦아 준다.
- 고열 38℃ 이상이 3~4일 지속되거나 축 늘어질 경우 의료기관에서 진단을 받은 후 치료를 받는다.
- 지나친 해열제의 사용은 자칫 심각한 증상의 발현을 은폐시킬 수 있으므로 사용에 있어 신중을 기해야 한다.

3) 발 진

(1) 원인

아동의 피부는 어른에 비해 얇고 연약하며 섬세하므로 발진이 잘 생기는데, 이는 알레르기, 감염 또는 물리적 자극이 주원인이다. 이러한 발진은 단순한 피부병이라기보다는 어떤 병의 일부 증상으로서 나타나는 경우가 대부분이다.

(2) 증상

- 전신에 수포성 발진 및 발열을 동반하는 경우 수두를 의심할 수 있다.
- 볼 쪽부터 발진이 나타나며, 마른기침(cough), 코감기(coryza), 결막염(conjunctivitis)의 소위 3C 증상이 나타나고, 경미한 발열이 있다. 발진 전에 빨간색의 코플릭 반점(koplik spot)이 어금니 옆 구강 점막에 생기면 홍역을 의심할 수 있다.
- 다른 동반 증상은 적으나, 얼굴에서 전신으로 급속도로 퍼지는 발진이 발생하는 경우는 풍진을 의심할 수 있다.

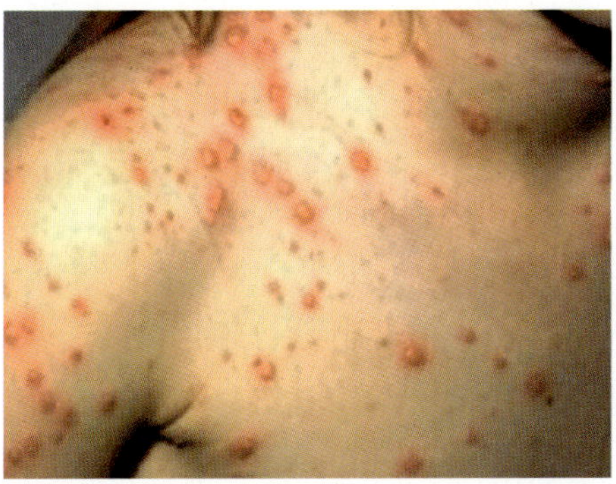

수두(발진→발열→수포→구진→농포→가피)

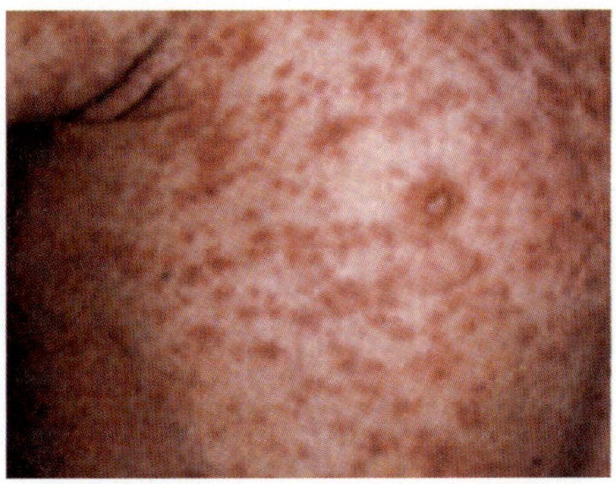

홍역(증식기→전구기→돌발기→회복기)

[그림 7-1] 감염성 질환의 발진

출처: http://www.google.co.kr

(3) 관리

- 대부분의 발진의 경우 소양증을 동반한다. 이에 발진 부위를 긁지 않도록 주의해야 한다.
- 소양증을 경감하기 위해서는 주위 환경이 건조하지 않도록 습도의 조절이 필요하다.
- 목욕 후 보습제를 도포한다.
- 자기 전 목욕물에 전분 200ml와 베이킹파우더 100ml를 첨가하여 10분 정도 하는 목욕은 소양증 완화 및 피부 보습의 효과가 있다.
- 의사의 처방에 따라 적절한 약물요법을 실시한다.
- 진단이 확진된 후에도 전파시기에 대해 정확히 이해하여 다른 아동과 격리함으로써 전파를 차단해야 한다.

4) 유행성 이하선염(볼거리)

(1) 원인

바이러스 침범으로 귀밑샘에 가장 흔하게(70%) 발생한다.

(2) 증상

- 처음에는 한쪽에서 시작하여 2~3일 후에는 양쪽이 붓게 되지만, 25%에서는 한쪽만 침범한다.
- 비대는 1~3일째에 최고조에 달하며, 3~7일 이내에 가라앉는다.
- 발열, 두통, 근육통, 식욕부진 등의 증상은 침샘이 커지기 1~2일 전에 생길 수 있는데 이런 경우 볼거리를 의심할 수 있다.
- 볼거리의 특징은 주로 귀밑의 침샘 비대와 통증을 일으키는 바이러스성 질환으로 증상은 경미하고 자연적으로 회복되며, 감염된 사람의 50%는 증상이

없을 수 있다.

- 전염기는 침샘이 커지기 1~2일 전부터 커진 침샘이 모두 가라앉을 때까지 또는 증상발현 후 9일까지(둘 중 짧은 것)다.

(3) 관리

- 예후가 양호하며 특별한 치료는 없다.
- 통증이 심한 경우 가까운 병원을 찾아 진통제를 투여한다.
- 구토로 인한 탈수 시에는 수분 및 전해질을 보충한다.
- 잘 씹지 못하는 경우에는 식이요법을 실시한다.

5) 인후통(목감기)

(1) 원인

침이나 음식을 삼킬 때 목에 통증이 발생하는 것을 말하며, 상기도염(급성 비인두염, 감기 등)과 함께 올 수 있고 전신질환의 일부로 나타나기도 한다. 바이러스 및 세균에 의하여 발생할 수 있다.

(2) 증상

- 발열, 두통, 식욕부진, 권태감, 기침, 음성 변화 등이 동반될 수 있으며, 입을 벌렸을 때 목구멍 주위가 충혈되거나 하얀 막이 형성될 수도 있고, 편도선이 부어 입안을 가득 채우고 있는 것이 관찰되기도 한다.
- 보통은 목구멍 전반에 통증을 느끼는데 오랜 기간 동안 한쪽에서만 통증을 느낀다면, 다른 질병을 감별하기 위해 이비인후과 진찰을 받아보는 것이 좋다.

(3) 관리

- 급성 인두염, 후두염 등에서 증상이 발생하므로 충분한 수분 섭취와 휴식, 수면을 취하도록 한다.
- 단순히 염증 소견이 있는 경우는 진통제, 구강 함수제만으로 충분하며, 세균 감염이 동반되어 증상이 심한 경우에는 항생제를 투여하기도 한다.
- 증상이 사라지지 않고 지속되거나 심해지는 경우 이비인후과에서의 정확한 검진에 따른 진단과 치료가 필요하다.
- 충분한 휴식과 구강위생의 유지 및 손 씻기 습관을 갖도록 한다.
- 충분한 수분 공급을 해 주며, 음식물 삼키기가 힘들면 죽과 같은 부드러운 음식을 섭취한다.

6) 두 통

(1) 원인

발열을 동반하는 질환, 스트레스, 머리 주변 기관의 이상, 소화불량 등이 있다.

(2) 관리

대부분 가볍게 증상이 사라지는데, 구토를 동반하거나 지속될 경우 전문의의 진료를 받는다.

3. 소화기 증상

소화기 감염병으로 분류할 수 있는 다양한 주 증상에는 급성 수양성 설사, 지속적인 고열, 발열, 복통, 오심, 피로감 등이 있으며 그에 따른 증상은 〈표 7-3〉과 같다.

•표 7-3• 소화기 증상에 따른 의심 감염병

주 증상	관련 증상	의심 감염병	구 분
설사	구토	콜레라	수인성·식품 매개 질환
지속적인 고열	두통, 쇠약감, 상대적 서맥, 변비	장티푸스	
발열	복통, 구토, 변이 차 있는 느낌	세균성 이질	
	두통, 오심, 구토, 복통, 설사	살모넬라균 감염증	
복통	수양성 설사(혈액이 섞인 설사), 발열, 구토	장출혈성 대장균 감염증	
오심	구토, 복통, 설사	황색포도알균 감염증	
	구토, 설사, 복통, 권태감, 열	노로바이러스	
피로감	발열, 오한, 복부 불쾌감, 오심, 구토	A형 간염	

출처: 교육과학기술부(2011). 감염병 예방관리 매뉴얼.

1) 급성 설사

(1) 원인

급성 설사는 세균 및 바이러스에 의한 감염성 원인이 있고 항생제 사용과 관련된 설사, 식품알레르기 등에 의한 비감염성 설사가 있다. 감염성 설사의 원인은 구강-대변의 경로나 오염된 음식과 물을 통해 전염된다.

(2) 증상

- 대변량이 하루에 10g/kg 이상이거나 하루 200g 이상이며, 무른 변을 하루에 4~5회에서 많게는 20회까지 배출한다.
- 급성 설사의 경우 감염성 설사의 세 가지의 주요 증후군의 하나로, 대개 건강한 아동이 감염된 경우 치료 경과에 따라 5~10일 안에 회복된다.
- 복통, 미열, 오심, 구토, 수양성 설사에서 혈액이 섞인 설사가 나올 경우는 장출혈성대장균감염증(O157)을 의심할 수 있다.

(3) 관리

- 탈수예방을 위해 수분을 공급한다.
- 증상이 심할 경우 전문의와 상의하여 치료를 받는다.

2) 지속적인 고열

지속적인 고열은 상대적인 서맥, 백혈구감소증과 함께 제1군 감염병인 장티푸스의 전형적인 증상 중 하나인 것과 같이 단일 증상이라기보다는 복합적으로 나타나는 증상 중 하나다.

(1) 원인

바이러스, 세균 등에 의해 발생한다.

(2) 관리

- 고열을 떨어뜨리기 위해 수분을 공급하고, 미온수로 사지부터 마사지한다.
- 지속적인 고열이 나타날 경우는 전문의와 상의하여 치료를 받는다.

3) 오 심

오심이란 속이 메스꺼운 것이 일반적인 것으로, 거의 모든 사람들이 살면서 한 번은 경험해 보았을 것이다. 오심은 의학에서 가장 흔한 문제 중 하나로 질병이 아니라 다양한 질환의 증상이다.

(1) 원인

소화불량, 약물 중독, 뇌손상, 감염 등으로 원인은 매우 다양하다.

(2) 관리

- 우선 오심 관련 질환은 수없이 많으므로 그 원인을 규명하기 위한 검사 및 의사의 진단이 필요하다.
- 대부분의 오심에는 구토가 동반되어, 어린 아동의 경우 질식의 우려가 있으므로 미연에 기도폐쇄 등을 방지하여야 한다.
- 오심 관련 질환별 단계적인 접근이 필요하다.

4) 변 비

영아는 변을 보는 횟수보다 어떤 종류의 변을 보는가가 더 중요하다. 모유를 먹는 영아 중에는 며칠씩 변을 보지 못하는 아기가 있는 반면 먹을 때마다 변을 보는 영아도 있는 등 조금씩 차이가 있다. 두 경우 모두 정상이라고 할 수 있으며, 단지 영아가 변을 볼 때 몹시 힘들어하면서 지나치게 딱딱한 변을 본다면 변비라고 할 수 있다.

신생아는 변비가 없으며 생후 1개월쯤 지나면 변비가 생길 수 있다. 특히 아동은 놀이에 열중하게 되면 변을 참게 되고, 이것이 계속되다 보면 직장 안에 있는 대변의 수분이 흡수되어 변이 굳어지고 배변이 힘들어지게 된다.

(1) 원인

변비가 생기는 주원인으로는 모유나 우유의 양이 부족하거나 그 질이 좋지 않을 경우, 관장약이나 하제와 같은 약을 오랫동안 사용했을 경우, 드물기는 하지만 항문협착이나 선천성 거대결장증과 같은 병이 있을 때 생길 수 있다. 항문협착, 선천성 거대결장증 등의 질병은 기질적 장애로 인해 신생아나 일부 영아에게서 변비를 일으킬 수 있는데 이럴 경우 의사의 진단을 받는 것이 좋다.

(2) 관리

- 일시적인 변비약이나 관장으로는 효과를 기대할 수 없으며 장기적인 계획을 세워 영유아에게 배변 훈련을 시켜야 한다.
- 과일이나 야채 등 식이섬유가 풍부한 음식물을 충분히 먹이고, 매일 시간을 정해 놓고 화장실로 가서 대변을 보도록 하며, 대변이 잘 안 나오면 15분가량 힘주어 대변을 보도록 습관을 길러 주어야 한다.
- 상태가 심하다면 관장을 하거나 하제 또는 항문 좌약을 사용해야 한다.
- 다른 이상이 없이 영아가 변을 잘 안 볼 때는 분유를 약간 진하게 먹이는 것이 좋다.
- 모유량이 충분한지 알아보도록 하고, 부족할 경우에는 우유로 보충을 하든지 이유기에 있는 영아에게는 이유식을 보충하도록 한다.
- 모유를 먹이는 시간 사이에 과즙을 1일 1~3회가량 먹이도록 한다.

5) 복 통

아동은 자주 배가 아프다는 말을 해서 부모를 걱정하게 만든다. 다행히 저절로 좋아지는 경우가 많고 심각한 경우는 별로 없지만, 3~5시간 계속 아프거나 점점 심해지면서 열이 나거나 목이 아프고 잘 안 먹으며 힘이 없어지면 진찰을 받아야 한다.

(1) 원인

영유아는 영아 산통, 변비, 장중첩증, 급성 장염 등이 흔한 원인이며, 아동은 변비, 요로감염증, 인후염이나 장간막 임파선염, 충수돌기염(맹장염), 급성 장염, 우유 알러지, 납중독, 감정적 반응 등이 흔한 원인이다.

(2) 증상

•표 7-4• 복통의 종류에 따른 원인 및 증상

종류	시기	원인	증상
급성 복통	갑자기 나타남	생후 3개월 이후의 영아기: 급성 위장염, 장중첩증, 감돈탈장, 장축염전증	생후 3개월 이하의 영아 산통은 발작적 복통으로 몹시 울며 보채는 모양으로 나타남
			복부 팽만과 하지를 구부리고 손은 꼭 쥐고 있는데 아기가 허탈해지거나 가스를 배출하면 소실
		학령 전기 및 학령기: 급성 충수염, 요로감염증, 급성 위장염	환아는 건강하며, 특별한 다른 증상이나 진찰에 이상 소견은 없음
만성 복통	4~16세 3개월에 3회 이상 반복적으로 나타남	정신 · 사회적 스트레스	반복성 복통이 발작적으로 옴
		소화관 운동장애, 위장관 과민증, 자율신경 기능장애, 염증, 유전적 소인 등	소화성 궤양과 비슷한 증상을 보임. 설사 또는 변비 등 배변 행위 이상

(3) 관리

아동에게 복통이 있으면 먼저 다음과 같은 위험한 징후가 있는지 확인한다. 이런 증상 중 하나라도 나타나면 즉시 의사의 진찰을 받아야 한다.

- 복통이 3시간 이상 계속되고 있다.
- 사타구니와 고환에 통증과 부기가 있다.
- 구토를 하고도 3시간 내에 통증이 가라앉지 않는다.
- 토한 것이 황록색을 띠고 있다.

6) 산통(극심한 복통)

영아산통은 대개 생후 1개월경에 나타나기 시작하여 3~4개월에는 점차 증상이 없어지며 주로 첫아이에게 많다.

(1) 원인

주원인은 영아가 긴장감을 느끼거나 과식으로 인한 소화불량 또는 위장 알레르기나 변비가 있는 경우에 잘 생긴다. 이외의 원인으로는 배가 고프거나 너무 많이 먹었을 때, 영아가 많이 힘들 때, 우유병으로 잘못 먹여 공기를 많이 먹었을 때, 체질적으로 긴장성이 높은 영아, 가족관계가 불안정한 경우, 부부싸움을 많이 하는 경우, 더불어 주위가 소란하고 어지러운 경우가 있다.

(2) 증상

- 영아산통의 증상은 밤마다 몇 시간 동안이나 울어서 병원에 데려가 보면 별 이상이 없다고 하고, 울다가도 또 언제 울었냐는 듯이 그치는 것이다.
- 발작 시 영아는 주먹을 꼭 쥐고 있으며, 발은 보통 차갑지만 대부분 열, 구토, 설사 등의 증상은 없다.
- 얼굴이 파랗게 될 정도이고 배에는 힘을 잔뜩 주고 주먹을 꽉 쥔 채로 진이 다 빠져야 그치기도 한다.
- 한 시간이고 두 시간이고 계속 울다가 밤을 새기도 하며, 먹을 것을 주어도 안 먹고 우유병도 빨지 않으려고 버티는 경우가 많다.

(3) 관리

- 영아산통을 막기 위해서는 젖을 먹인 후 영아의 등을 가볍게 두드려서 트림이 나오게 하여 젖을 먹일 때 들이마신 공기가 나오도록 한다.

- 영아가 몹시 울 때에는 배에 따뜻한 물주머니나 더운 물을 넣은 병을 대주어 본다든가 배를 가만히 쓸어 준다.
- 관장을 시켜서 장 안의 대변이나 가스를 나오게 하는 등의 방법이 있다.
- 영아산통 증세는 장이 막혔을 때나 복막에 염증이 있을 때의 증상과도 유사하므로, 계속 토한다거나 대변에 피가 섞여 나오면 일단은 장이 꼬인 상태일 수 있으므로 병원에 빨리 가는 것이 좋다.
- 영아가 울면 안아 주고 얼러 주는 것이 좋다. 부모가 불안해하지 말고 당황해하지도 말고 평온한 모습을 보여 주는 것이 영아에게 위안이 된다.
- 따뜻한 물을 좀 주거나 공갈 젖꼭지를 빨게 하는 것도 좀 도움이 되기도 한다.
- 배가 고파서 빨려고 하는 영아에게는 먹을 것을 좀 주는 것도 좋다.
- 수유 시 공기를 덜 먹게 우유병 꼭지는 깊게 빨리고 우유병 꼭지의 구멍이 적당한가 확인한다. 눕혀서 먹이지 말고 안고 먹이는 것이 좋다.
- 영아를 기분 좋게 해 보고, 옷을 약간 느슨하게 해 주고 끼거나 배기는 것은 없는지 확인하고, 혹시 옷 속에 밥풀이라도 말라 영아를 찌르지 않는가 확인해 본다. 기저귀가 젖으면 바로 갈아 주어 엉덩이가 뽀송뽀송하게 해 주는 것이 좋다.
- 주위 환경을 개선한다. 조용하고 쾌적하게, 온도는 너무 덥지 않게 한다. 소란한 것을 다 끄고 고요한 음악을 틀어 주는 것이 도움이 될 때도 있다. 하지만 음악이 도움이 안 될 때는 바로 끄도록 한다.

4. 피부의 증상

1) 두드러기

두드러기(담마진)는 가려움증과 함께 갑작스럽게 피부 표면이 빨개지면서 피부가 부어오르는 증상을 말한다. 수시간 동안 생겼다 없어지는 일시적인 상태인데, 때로는 며칠씩 지속되는 경우도 있다. 그 원인은 바람과 찬 기운이 피부에 침범하여 피부 근육이 허약해지고 기운이 발산되기 때문인 것으로 보고 있다.

(1) 원인

- 만성 두드러기의 경우 알레르기를 일으킬 수 있는 음식으로는 우유, 달걀, 돼지고기, 고등어, 초콜릿 등이 있다.
- 해열, 진통제에 의한 경우가 많다.
- 물리적 원인으로는 기계적 자극, 온열, 한냉이 있거나 거미, 개미 등의 곤충에게 물렸을 경우 등을 들 수 있다.
- 심리적으로 흥분, 불안이 있을 때도 두드러기가 나타날 수 있다.

(2) 관리

- 원인이 됐다고 생각하는 음식을 다시 먹지 않도록 조심해야 하며, 원인이 된 것이라고 생각할 때는 조금씩 먹어서 시험해 보는 것이 좋다.
- 원인이 될 만한 음식을 피하고 수분을 충분히 섭취하면서 농약을 안 뿌린 과일, 채소 그리고 방부제나 착색제가 들어 있지 않은 음식을 먹도록 한다.
- 일반적으로 생선이나 닭, 오리, 양고기, 술, 기름기가 있는 음식은 삼가하는 것이 좋다.

2) 소양증(가려움증)

소양증 또는 가려움증이란 긁고 싶은 욕망을 일으키는 피부의 독특한 감각이다. 소양감은 가벼운 접촉, 온도의 변화, 정신적 자극 등의 여러 가지 정상적인 자극에 의해 일어날 수 있으며 또한 화학적 · 기계적 · 전기적 자극과 온열 자극에 의해서도 일어날 수 있다. 다양한 질환에 의해 유발된 가려움증은 원인 질환에 따라 각기 다른 양상을 보이며, 보통 원인 질환이 발생한 후 생기지만 때로는 선행해서 나타나기도 한다.

(1) 원인

- **피부과적인 원인**: 아토피성 피부염, 접촉성 피부염 등의 피부과적인 질환, 피부 건조증, 감염(무좀 등), 옴, 회충 등의 기생충에 의한 감염이 원인이다.
- **물리적 자극**: 햇볕 노출, 압력, 잦은 목욕, 화학적 자극제에 노출 등이다.
- **약물**: 약물 알레르기, 약물 이상 반응 등이다.
- **정신과적인 문제**: 스트레스, 우울증 등이다.

(2) 관리

- 피부를 건조하게 하지 말고 습기를 보호해 주는 것이 도움이 된다.
- 정신적인 스트레스나 심리적인 긴장감, 과자류 등의 섭취와 관련이 있으므로 주의해야 한다.
- 모직류 등과의 접촉이나 지나친 목욕도 가려움증을 유발할 수 있다.
- 과일이나 채소를 듬뿍 먹어 자주 수분 섭취를 하는 것이 도움이 된다.
- 원인 질환을 가려내어 치료한다.
- 피부연화제를 사용하는 것도 도움이 된다.

3) 기저귀 발진

기저귀 채우는 부위의 피부가 빨갛게 변하고 심하면 피부가 벗겨지면서 짓무르기도 하는 피부질환이다. 기저귀를 차는 아기들에게 흔하게 생기는 질환으로, 영유아가 기저귀를 찬 채로 소변이나 대변을 보게 될 때 오줌 속에 있는 암모니아가 피부를 자극해서 생기게 된다.

(1) 원인

- 젖은 기저귀를 차면 기저귀와 영유아의 연약한 피부가 마찰을 일으켜 손상을 입기 쉽고 습기가 피부를 약하게 해서 더 손상을 입는다.
- 대변을 보면 기저귀를 갈 때까지 대변이 영유아의 연약한 피부를 자극해서 일종의 자극성 피부염이 생긴다.
- 소변의 암모니아도 피부를 자극한다.
- 여기에 곰팡이가 자라면 기저귀 발진은 더욱 심해지고 오래 간다.

(2) 증상

- 기저귀 발진의 주 증상은 사타구니와 다리 사이의 피부가 붉어지면서 거칠어지고 심할 경우에는 진물이 생기는 것이다.
- 한 번 세균에 감염되면 잘 낫지 않고 오래가기 때문에 미리 예방하는 것이 좋다. 때로는 작은 수포나 농포가 발생하는 수도 있다.
- 세균 외에 진균에 감염되는 경우도 있다.
- 서혜부, 둔부의 갈라진 곳 등 피부가 서로 마찰되는 부위에 생기는 피부염으로 기저귀 발진(기저귀 피부염)에 칸디다알비컨스라는 진균이 2차 감염을 일으킨 경우이며, 증세는 기저귀 발진과 비슷하다.

(3) 관리

- 기저귀 발진이 생기면 기저귀를 자주 갈아 주고 엉덩이를 잘 말리는 것이 제일 중요하다.
- 기저귀 찬 부위를 깨끗이 해 주어야 하는데 물로 닦을 때는 너무 심하게 비비지 말아야 한다.
- 영유아의 기저귀 찬 부위에 발진이 생기면 적절한 연고를 처방받아 엉덩이를 잘 말린 후 발라야 한다.
- 흔히 처방된 연고를 바른 후에 분을 뿌리면 연고와 분이 엉켜 땀구멍을 막기 쉽고, 피부가 숨을 쉬는 것을 방해하므로 삼가한다.
- 진균성 기저귀 발진일 경우에도 기저귀를 갈아 줄 때마다 깨끗이 닦은 후에 항칸디다제 연고를 발라 준다.
- 기저귀 발진의 가장 좋은 예방법은 기저귀를 안 채우는 것이며, 일단 기저귀 발진이 생겼다면 통풍이 잘 될 수 있도록 자주 기저귀를 갈아 주는 것이 좋다.
- 대소변을 본 후에는 엉덩이를 깨끗하게 씻어 주거나 기저귀를 자주 삶아 주는 것 또한 좋은 방법이다.
- 기저귀 발진이 심할 경우에는 연고를 발라야 하는데, 그 종류가 많으므로 함부로 사용해서는 안 된다.
- 잘못 사용했을 경우 발진이 더 심해질 수 있으므로 전문가와 상의한 후 처방받아 사용해야 한다.

토 론

1. 전신 증상에 대한 원인 및 처치에 대해 토론해 보자.
2. 호흡기 감염병의 주 증상과 부 증상 및 의심 감염병의 종류에 대해 토론해 보자.
3. 소화기 감염병의 주 증상과 부 증상 및 의심 감염병의 종류에 대해 토론해 보자.
4. 피부의 증상에 따른 처치에 대해 토론해 보자.

제 8 장 아동의 주요 질병

1. 감 기
2. 폐 렴
3. 중이염
4. 편도선염
5. 천 식
6. 아구창
7. 빈 혈
8. 식중독
9. 요로감염
10. 아토피성 피부염
11. 수족구병
12. 가와사키병
13. 발작 및 간질
14. 영아돌연사증후군

학습목표

1. 아동의 주요 질병의 증상에 대해 이해한다.
2. 아동의 주요 질병의 합병증에 대해 이해한다.
3. 아동의 주요 질병의 처치에 대해 이해한다.
4. 아동의 주요 질병의 예방에 대해 이해한다.

제8장
아동의 주요 질병

1. 감 기

감기는 바이러스에 의한 상부기도의 감염으로, 이러한 감염은 정상적인 방어벽 역할을 하는 기도의 점막이나 상피세포를 손상시켜서 2차적인 세균감염이나 합병증을 유발한다. 후두염이나 세기관지염 및 폐렴 등은 감기 바이러스 자체에 의해 유발될 수 있으므로 합병증으로 보지는 않는다. 합병증으로는 중이염이 가장 흔하며 경부 림프절염이나 부비동염, 인두 후부 및 편도 주위 농양, 눈 주위 감염 등이 있고 알레르기 비염 또는 천식의 악화도 자주 나타난다.

(1) 관리

- 아동기의 감기는 어릴수록 증상이 중할 뿐 아니라 합병증이 흔하고 다양한 것이 특징이므로 예방과 함께 철저한 관리가 매우 중요하다.
- 일반적인 감기의 예방법으로는 평소에 무리하지 않고 충분한 영양과 적절한

감 기

주요 증상

- 발열
- 오한
- 기침
- 콧물
- 가래
- 근육통
- 두통
- 식욕감퇴

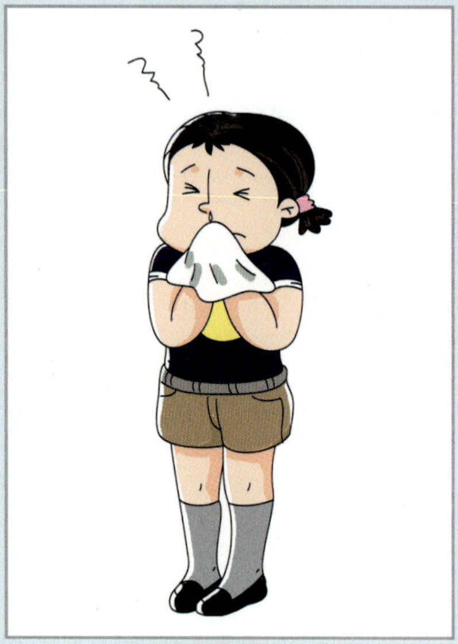

운동으로 면역력을 높이는 것이다.

- 덧붙여서 어린 아동들의 감기 예방법에서 중요한 것은 가족 구성원들에 의한 감염 경로를 차단하는 것이다.
- 외출한 가족들이 귀가 후 세면과 양치질을 습관화하고, 감기가 걸린 경우에는 아이들과의 접촉을 제한하는 것도 강조되어야 한다.

(2) 예방

이 시기의 감기로 인한 합병증을 예방하기 위해서는 처음부터 전문의를 찾아서 세밀한 진찰과 철저한 추적 관리를 받는 것이 무엇보다 안전하다.

(3) 합병증

합병증으로는 중이염, 세균성 인두염, 부비동염(축농증), 인두 후부 농양 및 편도 주위 농양, 경부 림프절염 등이다. 감별해야 할 질환으로는 결핵성 림프절염, 감염성 단핵구증, 종양에 의한 신생물, 선천성 기형 등 다수가 있다.

2. 폐 렴

폐렴은 말단 세기관지 아래 폐 조직에 염증이 생긴 질환이다.

폐 렴

주요 증상

- 발열
- 오한
- 기침(가래가 없거나 진한 가래 동반)
- 빠르거나 힘든 호흡
- 천명음
- 흉통 혹은 복통
- 피로감
- 근육통
- 두통
- 식욕감퇴
- 구토

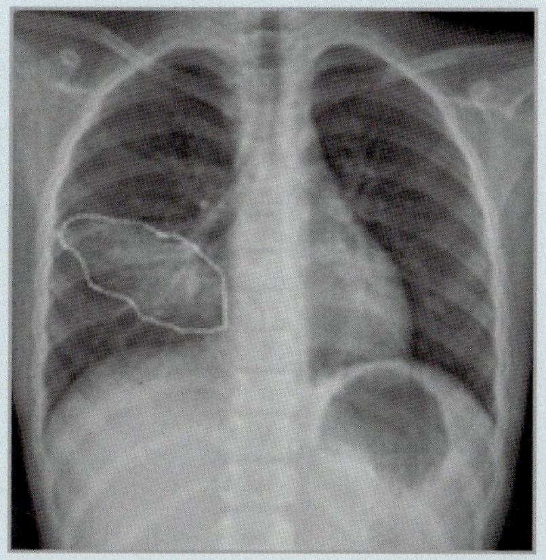

우측 폐 중엽 폐렴 관찰

출처: 보건복지부, 대한의학회(2012).

(1) 원인

- 폐렴은 주로 감염에 의해 일어나지만, 비감염성 원인에 의해서도 일어날 수 있다.
- 폐렴의 원인은 나이에 따라 다르지만, 바이러스에 의한 경우가 가장 많고 그 다음으로 마이코플라스마균과 세균에 의해 발생한다.
- 드물지만 진균, 원충, 리케차, 클라미디아, 이물, 공해물질, 알레르기, 약물, 방사선, 흡인 등으로도 폐렴이 발생할 수 있다.

(2) 진단

- 임상적으로는 '세균성 폐렴의 진단 기준'의 요건을 만족시키면 세균성 폐렴이라고 진단할 수 있다.
- 일반적으로 기침, 가래, 발열이 동반되면서 흉부 사진에서 폐렴과 유사한 소견이 있으면 폐렴이라고 진단하고 치료를 시작한다.
- 이와 유사한 비감염성 질환과 감별을 하기 위해서는 폐에서 원인이 되는 병원균을 검출하거나 합당한 병리 소견을 증명하는 것이 확실한 진단법이다.
- 모든 환자에게 이와 같은 검사를 할 수는 없기 때문에 경험적인 진단과 치료가 중요한 질환이다.

(3) 관리

- 폐렴 환자에게 기침, 객담, 호흡곤란, 가슴 통증 등의 동반된 증상을 치료한다.
- 폐렴 초기에 열이 난다고 원인에 대한 진단도 없이 해열제를 복용하면 진단이 늦어져 치명적인 폐렴이 될 수도 있으므로 해열제의 남용은 경계해야 한다.
- 기침이나 고열이 하루 이상 떨어지지 않으면 곧바로 전문의의 진료를 받는다.

(4) 합병증

바이러스 폐렴, 세균폐렴(폐렴구균, 인플루엔자균, 포도상구균) 생존율은 현저히 호전되었으나 아직도 사망률은 10~30%다. 폐농양, 농흉, 기관지 확장증, 중이염, 부비동염, 심막염, 폐혈증, 수막염, 골수염, 복막염 등이 합병증으로 나타날 수 있다.

3. 중이염

감기 다음으로 흔한 질병으로, 3세 이하 영유아의 30%는 적어도 3회 이상 앓는다고 알려져 있다. 중이염은 열, 이(耳)통뿐만 아니라 영유아 청력 감소의 가장 흔한 원인이므로 절대 간과해서는 안 된다.

(1) 원인

- 중이강은 원래 무균 상태이지만 코나 목 안에 번식하는 세균이나 바이러스가 이관을 통해 중이강으로 들어오게 되면 염증을 유발할 수 있다.
- 감기, 부비동염, 알레르기, 편도 및 아데노이드 염증 등 주로 이관의 기능이 좋지 못할 때 발생한다.
- 아동의 경우 이관은 성인에 비해 그 길이가 짧고 각도가 수평에 가깝기 때문에 쉽게 염증이 생길 수 있다.

아동에게 다음과 같은 증상이 있으면 중이염을 의심하고 의사의 진료를 받는 것이 좋다.

- 평소보다 많이 보채거나 운다.

중이염

주요 증상

- 저녁이나 새벽에 심한 이(耳)통과 열
- 고막의 발적
- 중이강에 삼출액이나 고름이 참
- 고막에 천공이 생기고 고름이 흘러나옴
- 청력소실이 만성화되면 회복이 불가능
- 자꾸 귀를 만지며 보채는 경우 한 번쯤 급성 중이염을 의심

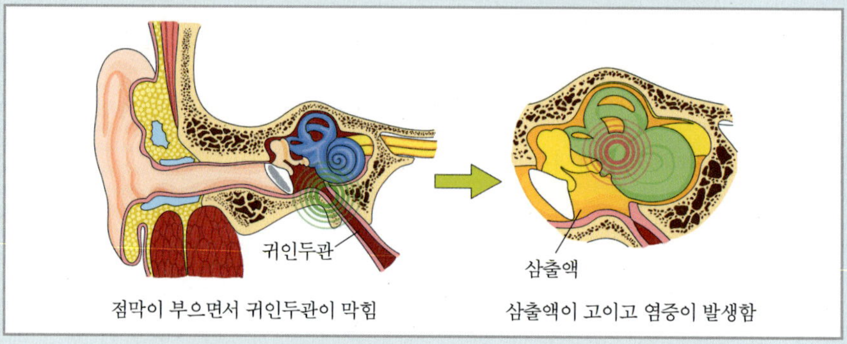

중이염 발생기전

• 잠을 잘 자지 못한다.
• 열이 난다.
• 귀를 잡아당기거나 자꾸 만진다.
• 귀에서 분비물이 흘러나온다.
• 균형을 잘 잡지 못한다.
• 조용한 소리로 말하면 알아듣지 못 한다.
• 텔레비전이나 라디오의 소리를 키운다.
• 크게 말한다.

- 학교에서 주의 집중을 하지 못한다.

(2) 관리

- 치료 원칙은 약물치료다. 특히 항생제 투여는 균을 없애기 위하여 꼭 필요하다.
- 항생제는 이통을 금세 줄여 주지만, 증상이 좋아졌다고 하더라도 약을 중단하면 안 되고 의사의 지시에 따라서 균이 완전히 사라질 때까지 계속 복용하여야 한다.
- 대부분 2~3주간의 약물을 쓰며, 중증의 경우라도 4주간에 완치되는 경우가 많다.
- 아동이 비염을 앓고 있다면 항히스타민제와 점막수축제를 투여하게 되며, 이통과 함께 열이 심하게 날 때 진통제나 해열제를 사용한다.

(3) 예방

- 적어도 6개월까지는 모유 수유를 한다. 젖병 사용 시 영아를 눕히지 않는다.
- 간접흡연을 피해야 한다.
- 상기도 감염이 중이염의 발병률을 높이기 때문에 상기도 감염 기회를 줄인다.
- 상기도 감염균이 전파되는 것을 막기 위해 손 씻기를 생활화한다.
- 예방접종을 하여 중이염의 원인이 되는 감기를 줄인다.

(4) 합병증

- **내이염**: 내이로 염증이 퍼지면 난청은 물론 어지러움이나 구토 등의 증상이 발생한다.
- **안면신경 마비**: 눈이 잘 감기지 않는다거나 입이 비뚤어져 보일 수 있다.
- **꼭지돌기염**: 치료에 반응하지 않거나 고름이 관자뼈 내의 뼈들을 녹인 경우는

꼭지돌기 절제술(유양돌기 절제술)이 필요할 수도 있다.

- **귀 뒤쪽이나 목안에 고름 주머니 형성:** 귀의 치료와 함께 농양의 절개배농이 필요하다.
- **그 밖에 합병증:** 고막의 함몰, 고막의 천공, 귓속뼈의 괴사, 고실경화증, 만성 화농성 중이염, 유착성 중이염, 진주종의 형성 등이 있다.

4. 편도선염

현재까지 정확하게 밝혀지지는 않았으나 편도의 기능에는 호흡기를 통해 침입한 세균에 대한 방어 기능과 여과 기능, 항체를 생성하여 감염에 대한 저항성을 유지하게 해 주는 역할 등이 있다. 이러한 편도에 생긴 염증을 편도염이라고 한다.

아동 편도선염

주요 증상

- 고열(39~40℃)
- 사지통
- 오한
- 인두 건조감
- 두통
- 연하곤란
- 이통
- 구취

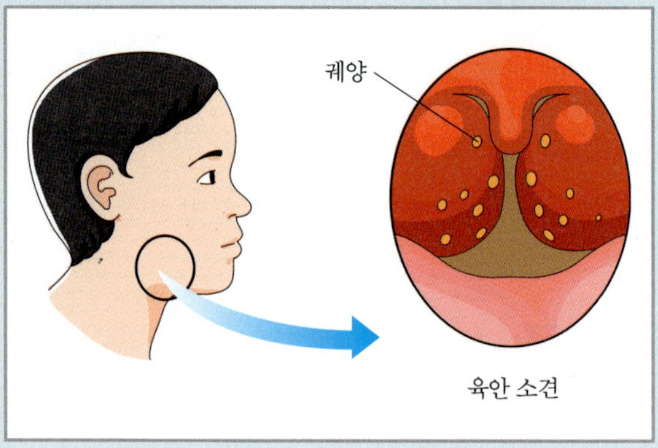

양 편도 부위의 궤양 형성

(1) 원인

- 주로 감기가 오래 진행되면서 세균에 감염되어 생긴다.
- 그 외에 기후 변동, 과로, 과음, 과식 등이 원인이 될 수 있고, 비강 및 축농증 수술 후에 발생하는 경우도 있다.
- 주로 아동에게 많이 발생한다.
- 급성 편도선염은 바이러스에 의한 상기도 감염이나 세균의 2차 감염 또는 세균의 직접감염이 편도에 발생하여 생긴다.

(2) 관리

- 편도선염의 치료는 의사의 처방 아래 항생제와 함께 해열제가 주로 이용되는데, 이때 딱딱하고 자극적인 음식은 될 수 있으면 피하는 것이 좋다.
- 수분 섭취를 많이 하는 것이 좋다.
- 약물치료로 적절한 항생제 및 해열제, 진통제 등을 투여하여 염증 완화 및 발열과 통증, 인후의 불쾌감을 덜어 주어야 한다.
- 증상이 없어진 후에도 24~48시간 이상 계속해서 사용한다.

(3) 예방

- 무리한 활동을 피하고 적절한 휴식과 함께 실내 온도와 습도의 조절, 과음과 과식 등을 피하는 것이 필수다.
- 구강위생을 청결히 한다.
- 규칙적인 운동, 영양관리 및 잦은 수분 섭취를 통한 건강관리를 해 주는 것이 중요하다.

5. 천 식

천식은 기관지가 좁아지고 염증이 생겨 숨쉬기가 곤란해지고 숨쉴 때 쌕쌕거리는 소리(천명음)가 들리는 만성 폐질환이다. 천식은 증상이 아주 가벼운 경우부터 매우 심한 경우까지 다양하게 나타날 수 있다. 일부에서는 가끔 가벼운 증상이 나타날 수 있으나, 다른 일부에서는 증상이 거의 지속되고, 심지어 심한 천식발작이 발병하면 사망할 수도 있다. 치료는 기도의 염증을 예방하거나 중단시키고, 기도 주위를 둘러싸고 있는 근육을 이완시키는 데 초점을 맞추고 있다.

(1) 원인

- 천식을 유발할 수 있는 물질은 알레르기 항원(알레르겐)인 동물의 털이나 침, 꽃가루, 곰팡이, 집먼지 진드기, 바퀴벌레, 일부 약제, 특정 음식 등이다.
- 감기나 독감과 같은 상기도 감염, 운동, 차고 건조한 공기의 흡입, 흡연, 나무 탈 때 나오는 연기, 페인트 증기, 각종 화학물질과 같은 환경 오염원, 강하고 자극적인 냄새 그리고 정신적인 스트레스도 천식을 일으킬 수 있다.
- 일부 심한 천식 환자에게서는 특정한 유발 요인을 찾을 수 없는 경우도 있다.
- 천식발작 동안에는 기관지를 둘러싸고 있는 근육이 수축하여 기도가 매우 좁아진다.
- 이로 인하여 기도의 일부가 막히게 되는데, 만일 기관지의 염증으로 점액질의 가래가 만들어져서 그 좁아진 기도를 채우게 되면 기도가 완전히 막히게 된다.
- 천식은 큰 기도인 기관지부터 작은 기도인 세기관지까지 모든 기도를 침범할 수 있다.

천 식

주요 증상

- 천명음(호흡 시 쌕쌕거리는 소리)
- 호흡곤란
- 가슴이 답답한 느낌
- 지속되는 기침, 코막힘, 눈물 같은 감기 유사 증상
- 심장 박동수의 증가
- 발열 및 띠를 두른 듯한 두통
- 콧구멍이나 입술이 떨리는 증상
- 상체를 세워서 앉아야 편해지는 증상
- 입술이나 손톱 부위가 창백해지는 청색증

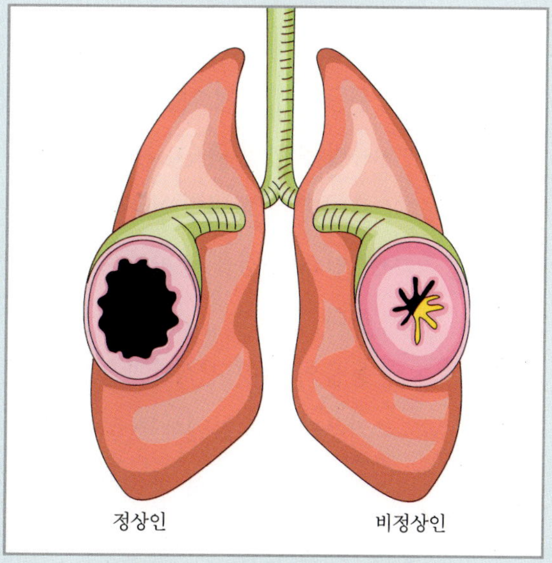

천식의 기관지

(2) 관리

- 지속적인 기침과 함께 천명음, 가슴 답답함, 호흡곤란을 호소 시 의사의 진찰을 받아야 한다.
- 일부 천식을 앓고 있는 아동들은 호흡곤란을 호소하지 않을 수도 있다.
- 숨을 쉴 때 콧구멍이나 입술이 부르르 떨리거나 목 또는 가슴의 근육을 과도하게 사용하여 숨을 쉬는 양상을 보이는 것이 호흡곤란이다.
- 현재 약물을 규칙적으로 복용하는 데도 증상이 점점 악화되거나 천식발작이 더 자주 발생한다면 의사를 방문하여 진찰을 받아야 한다.
- 가지고 있는 약제를 사용하는 데도 천식발작이 지속된다면 바로 가까운 응급실을 방문하여 치료를 받아야 한다.

(3) 예방

- 만일 운동이 천식을 유발한다면 운동 시 따뜻하고 습한 공기를 들이마시고, 운동하기 전에 기관지 확장제를 흡입함으로써 천식발작을 예방할 수 있다.
- 유발 요인인 흡연, 환경오염(특히 공해나 공기 중 높은 오존 농도), 강력한 화학물질 등을 회피함으로써 예방할 수 있다.
- 집안의 환경을 정비하여 천식발작을 유발시키는 물질을 제거하는 것이 필요하다.
- 동물의 털이 천식발작을 일으키는 경우 그 동물에 접촉하지 않거나, 동물을 키우더라도 침실에는 들어오지 못하게 하고, 정기적으로 목욕시켜 준다.
- 집먼지 진드기를 제거하기 위해 집먼지 진드기 방지 처리가 된 침대 매트리스를 사용하고, 정기적으로 매트리스를 청소하며, 침구류는 뜨거운 물에 빨래를 하고, 집안에서 카펫을 치우는 등의 방법을 이용해 볼 수 있다.
- 꽃가루에 의해 천식이 발병하는 경우에는 꽃가루가 많이 날리는 기간 동안에 외출을 삼가고, 집안에서도 창문을 닫아 놓은 채 공기청정기 등을 이용하는 것이 좋다.

6. 아구창

영아가 젖을 먹으면서 유난히 불편해하면 입안을 살펴보아야 한다. 이때 혀나 입천장, 뺨의 안쪽에 하얀 반점이 생겼다면 아구창의 증세다. 입안에 우유 찌꺼기가 있을 때 소독한 가제에 묽은 소금물을 묻혀 닦으면 없어지지만, 닦아지지 않고 그대로 얇은 막의 형태로 붙어 있다면 아구창을 의심해야 한다.

아구창

주요 증상

- 입안의 점막이나 혀에 우유 찌꺼기와 같은 백태가 생김
- 생후 6개월 미만에서 많이 걸리는 질환
- 입안의 곰팡이가 장으로 넘어갈 경우 설사 유발

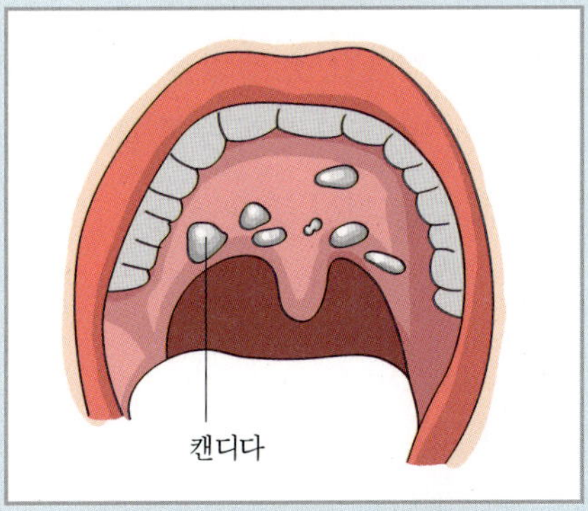

입천장에 하얀 반점(캔디다) 형성

(1) 원인

- 영유아는 감염에 대한 저항력이 약하기 때문에 어머니가 외음부 칸디다증이나 질 칸디다증에 걸려 있으면 직접 감염될 수 있다.
- 소독하지 않은 젖병이나 젖꼭지에서 감염될 수 있다.

(2) 관리

- 쓰던 고무 젖꼭지는 다시 소독하거나 새로운 것으로 바꾸어 2차적인 세균감염이나 증상의 악화를 방지해야 한다. 아기의 아구창 치료는 엄마와 함께 치료해야 효과적이다.
- 소독된 가제 수건으로 입속을 닦아 주거나 물약을 공복 시 3~4회씩 3~4일간 발라 준다.
- 입안의 백태를 억지로 떼어내면 출혈이 생기므로 반드시 처방에 따라 정해진 치료를 시행해야 한다.
- 1% 젠티안 바이올렛 용액을 하루에 1~2회씩 국소에 발라 주되, 4~5일 이상은 넘지 않는 것이 좋다(오래 쓰면 국소 궤양이 생김).

(3) 예방

- 음식물을 먹인 후 매번 소독된 가제 수건으로 닦아 준다.
- 음식을 먹인 뒤에 약간의 물을 더 먹여서 입안에 음식물 찌꺼기가 남지 않도록 해 주는 것이 좋다.

7. 빈 혈

빈혈은 혈액이 인체조직의 대사에 필요한 산소를 충분히 공급하지 못하여 조직의 저산소증을 초래하는 경우를 말한다. 조직에 산소를 공급하는 적혈구 내의 혈색소(헤모글로빈)를 기준으로 진단하는데, 6개월에서 6세 미만의 아동은 11g/dl 미만의 경우 빈혈이라고 한다. 혈색소의 주 성분인 철분 부족으로 발생하는 철분 결핍성 빈혈이 대표적이다. 이는 체내에 저장된 철이 정상적 혈구 생성에 필요한 양보다 감소하면 발생한다.

(1) 원인

- 출생 시 철 저장의 부족으로 나타난다.
  - 미숙아, 쌍생아
  - 태아 실혈
  - 분만 시 출혈(태반, 탯줄로부터의 출혈)
- 철분 섭취의 부족으로 발생한다.
  - 철분이 부족한 식사(모유, 우유, 미음만 오랫동안 섭취했을 때)
  - 만성 설사 및 위장 이상
- 철 수요량의 증가로 발생한다.
  - 미숙아, 성장 속도가 빠른 영아 혹은 사춘기

빈 혈

주요 증상

- 증상이 뚜렷이 나타나지 않음
- 철분 결핍성 빈혈이 지속되면 성장장애, 정서장애, 학업 성적에 영향을 줌
- 어지러움증

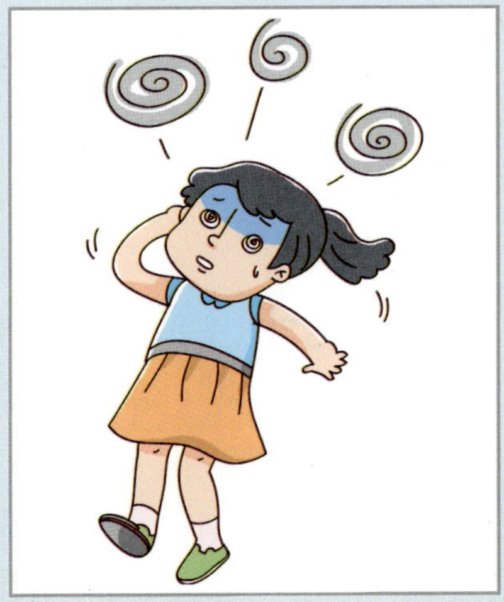

- 실혈로 인해 발생한다.
  - 기생충(특히 구충), 위궤양, 반복되는 코피 등
- 다른 혈액질환에 비해서 심각성이 적은 것으로 생각되나, 장기간 빈혈이 지속될 때에는 성장부진과 학습 능력이 떨어지고 심장에 과중한 부담을 갖게 하여 2차적인 병을 얻을 수 있다. 그러므로 그 예방 및 치료는 아동의 성장·발달에 대단히 중요한 부분이다.

(2) 관리

- 결식하지 않도록, 특히 아침식사를 거르지 않도록 한다.
- 편식, 소식, 잦은 간식을 피한다.
- 우유를 한 잔도 먹지 않거나 석 잔 이상 먹는 경우 발생한다. 균형 잡힌 식단이 중요하다.
- 모유를 권장하고 모유 수유를 지나치게 오래하지 않는다.
- 아동이 카페인 음료(커피, 콜라 등)를 많이 섭취하지 않도록 한다.

(3) 예방

- 장기간 지속되면 정신 및 운동 발달이 지연되며 빈혈이 심해질수록 심각한 문제를 낳게 된다.
- 과일이나 야채에 많이 들어 있는 비타민 C는 아동의 빈혈을 예방하는 데 도움을 준다.
- 빈혈이 걱정되면 우유보다는 모유를 먹일 것을 권장한다.
- 아동기에 철결핍성 빈혈이 발견되었다면 치료할 수 있도록 관심을 가지고 노력하여야 한다.
- 철분 함유 식품으로는 간, 녹황색 채소, 다시마, 미역, 완두콩, 깨, 우유 등이 있다.

8. 식중독

식중독은 음식물에 들어간 미생물이 분비하는 또는 이미 분비해 놓은 독소, 음식물을 통해 체내로 들어간 미생물에 의해 발생한다. 대표적으로는 살모넬라, 포도상구균 등에 의해 발생한다. 아동 식중독의 경우 통조림이나 냉장 보관이 잘 되지 않은 식품에 의해 발생한다.

(1) 원인

식중독은 음식물의 잘못된 보관 및 조리로 인해 발생한다.

(2) 관리

- 혈액검사, 복부 방사선검사, 대변검사 등을 통해 질병의 경중과 그 원인균을 진단한다.

식중독

주요 증상

- 복통
- 설사
- 구토
- 발열

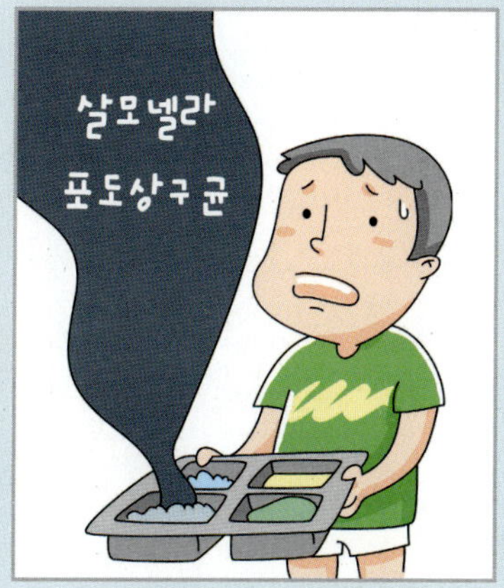

- 원인균에 따라 다르나, 대개 수액 및 항생제 치료 후에 잘 회복된다.
- 일상생활 관리로는 외식 시 청결한 곳에서 식사 또는 물건을 구입하는 등의 위생이 중요하다.
- 아동의 경우 식사 전에 손 씻기를 습관화할 수 있도록 잘 지도한다.

9. 요로감염

요로감염은 아동에게 가장 흔한 세균성 질환으로 요로계 기형을 동반하는 경우가 흔하고, 조기 진단하여 적절히 치료받지 않으면 고혈압이나 신부전을 일으킬 수 있다. 아동에게는 특이적인 증상을 보이지 않고 대부분이 발열과 같은 비특이적인 증상만 보이는 경우가 흔하다. 따라서 설명이 안 되는 발열을 보이는 아동은 항상 요로감염의 가능성을 생각해야 한다.

요로감염

주요 증상

-고열
-설사
-구토
-빈뇨
-배뇨곤란
-하복부 동통
-급성 신우신염에서는 고열(38.5° 이상), 옆구리 통증, 동통, 구토가 발생함
-면역성이 약하고 요로계 기형 시 패혈증으로 진행

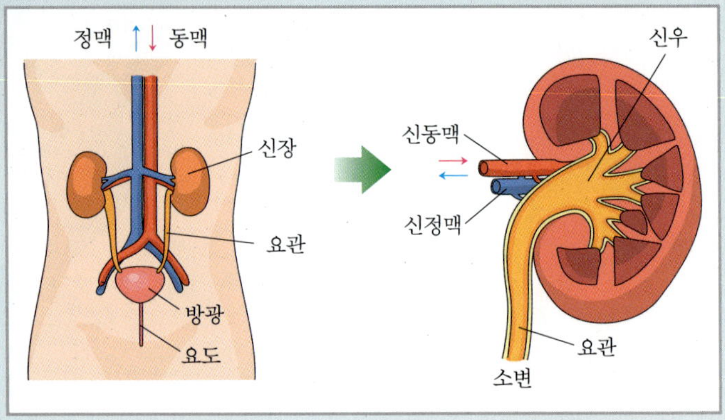

급성 신우염

(1) 원인

- 숙주의 국소 방어기전이 깨지거나 세균의 병원성이 강하면 방광 내에서 세균이 증식하고 요로감염이 발생한다.
- 대부분 상행성 감염이며 혈행성 감염은 드물다. 숙주의 위험 요소로는 여아, 포경 남아(포경수술 남아보다 10배 이상 위험), 방광 요관 역류, 폐쇄성 요로계 기형, 신경성 방광, 배뇨곤란, 변비, 요로 상피세포의 특수 수용체, 요로 기구 삽입, 요충 감염, 비위생적 회음부 관리 등이 있다.
- 원인균으로는 대장균이 가장 흔하고(75~90%) 그 외에 장내간균, 장내구균, 녹농균 등이 있다.

(2) 관리

- 충분한 수분 섭취를 한다.

- 회음부의 위생적인 관리를 한다.
- 규칙적인 배뇨가 필요하다.
- 배뇨곤란, 변비, 요충 등은 치료한다.

10. 아토피성 피부염

아토피란 말은 그리스어로 비정상적인 반응을 뜻한다. 말 그대로 아토피성 피부염을 가진 사람들은 정상인이 능히 참을 수 있을 가려움도 비정상적으로 가렵고 참을 수가 없어 긁게 된다.

만성화되면 피부과 의사의 치료로도 낫기 어려우므로 증상이 처음 나타났을 때 적절한 치료를 하는 것이 중요하다.

(1) 원인

- 가족 중에 아토피의 병력을 가진 경우에 걸릴 가능성이 크다.
- 아토피 피부염이 정확하게 어떤 양상으로 유전된다는 증거는 아직 알려진 것이 없다.

(2) 관리

- 아토피성 피부염은 특별한 약이 없으므로 피부를 깨끗하게 유지하고 온도와 습도를 일정하게 유지한다.
- 진물과 수포 등이 생겨 지저분해 보여도 너무 자주 목욕하지 않도록 하고, 피부가 건조하면 증상이 오히려 악화되므로 조심해야 한다.
- 피부가 건조할 때는 20분 정도 욕조에 몸을 담근 후 로션이나 크림을 발라 준다.

아토피성 피부염

주요 증상

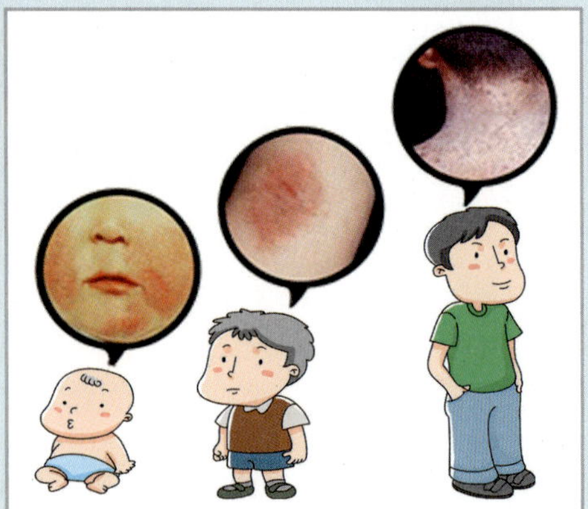

- 홍반, 부종, 심한 소양증, 삼출, 부스럼 딱지, 인설 등이 특징인 염증성 피부질환
- 초기병변은 뺨에 생기는 홍반성 습윤성 피부염
- 얼굴의 나머지 부분 목, 손목, 손, 복부, 사지의 신전 부위로 퍼짐
- 나이가 어릴 때는 무릎과 팔꿈치 앞쪽에 피부염이 나타남
- 나이가 들면서 무릎과 팔꿈치 앞쪽, 목, 이마, 눈꺼풀, 손목, 손등, 발등, 등 피부의 건조와 비후가 나타남
- 정서적으로 불안하거나 정신적 스트레스, 피로, 수면 부족 시에도 발생함

- 아토피성 피부염은 재발하기 쉬우므로 먹는 약과 연고를 함께 사용하는 것이 좋지만 의사의 처방 없이 연고를 함부로 사용해서는 안 된다.
- 일반적으로 급성기에는 약간의 소독 효과를 지닌 약물이나 생리식염수에 병변 부위를 담그거나 얼음으로 냉찜질하는 방법을 쓴다.
- 냉찜질을 실시하면 수일 후 부종이나 진물이 줄어든다. 좀 더 심한 경우에는 먹는 약을 일시적으로 사용하는 것을 권한다.
- 아동의 손톱을 짧게 깍아 주며 손을 깨끗이 씻겨 주어야 한다.

11. 수족구병

바이러스에 의해 손, 발, 입에 발진이 생기는 것을 말하며, 여름과 가을철에 잘 발생한다. 4세 미만의 아동에게 잘 생기지만, 어른에게도 발생할 수 있으며 비인두 분비물이나 감염된 사람의 대변 속에 배출된 바이러스에 의해 전파된다. 수족구병 환아는 집단생활에서 제외시켜서 전파를 막을 수 있다.

(1) 원인

손, 발, 입에 콕사키 바이러스에 의해서 발진이 생기는 것이다.

수족구병

주요 증상

- 처음 2~3일 동안 증상이 가장 심함
- 잘 먹지 못하고 열이 많이 발생
- 구강점막 및 손바닥, 발바닥에 홍반과 수포가 나타남
- 무균성 뇌막염이 합병될 수 있음

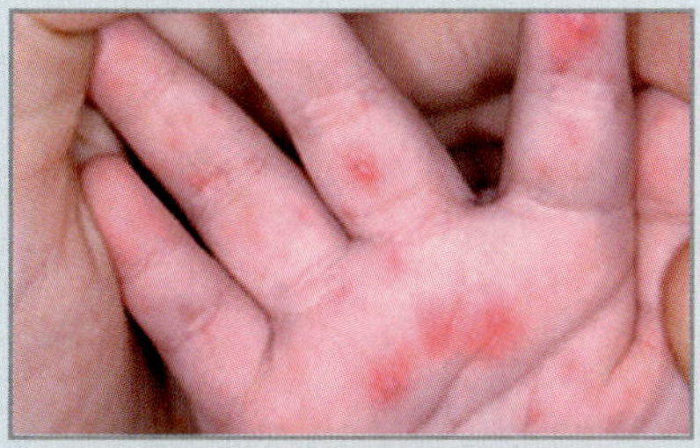

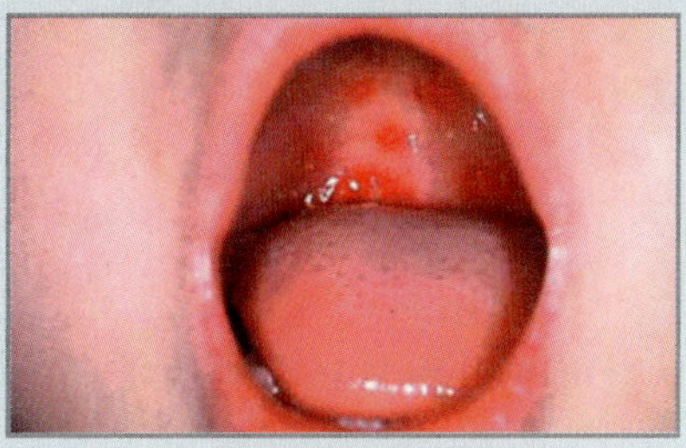

출처: http://www.google.co.kr

(2) 관리

- 자연 치료되므로 대증요법이 중요하다.
- 초기에 심한 열이 발생하고 입안의 통증으로 잘 먹지 못해서 오는 탈수 증상을 방지하기 위해 수분 공급을 한다.
- 구강청결제 또는 구강마취연고 등을 사용하는 것이 좋다.
- 보리차를 조금씩 자주 먹이고 음식은 당분간 연식(죽)을 주는 것이 좋다.
- 시원하게 해 주고 열이 심하면 해열제를 먹여야 한다.

12. 가와사키병

가와사키 증후군은 5세 미만의 아동에게 발병하는 매우 드문 질환이다. 다른 말로는 '점막피부 림프절 증후군'이라고도 한다. 가와사키 증후군은 발병 원인이 아직까지 밝혀지지 않은 불가사의한 질병이다.

(1) 원인

유전적 요인 또한 중요한 것으로 알려져 있는데 아직까지 그 원인은 알려지지 않았다.

(2) 관리

- 발병 원인을 모르기 때문에 예방하는 방법도 알려진 것이 없다.
- 아동에게서 고열과 함께 가와사키 증후군의 다른 증상들이 나타난다면 의사의 진찰을 받아보아야 한다.

가와사키병

주요 증상

- 5일 이상 40℃ 이상의 고열
- 양쪽 눈의 결막염(충혈된 눈)
- 입술이나 목의 발적, 염증
- 입술 갈라짐, 입술의 출혈, 딸기 혀, 손, 발을 침범하여 나타나는 증상
- 부종, 손바닥이나 발바닥의 발진
- 손가락 끝, 발가락, 손바닥, 발바닥의 피부가 벗겨지는 증상
- 몸통 부위의 발진
- 목의 림프절 비대

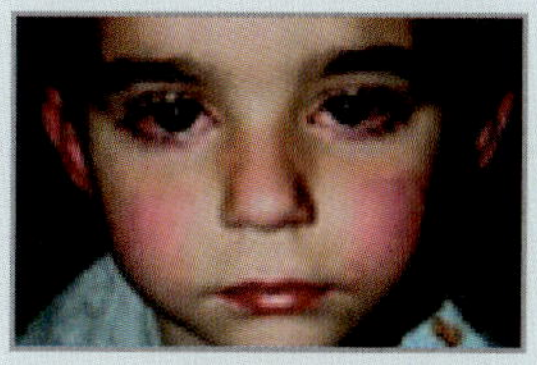

충혈된 눈

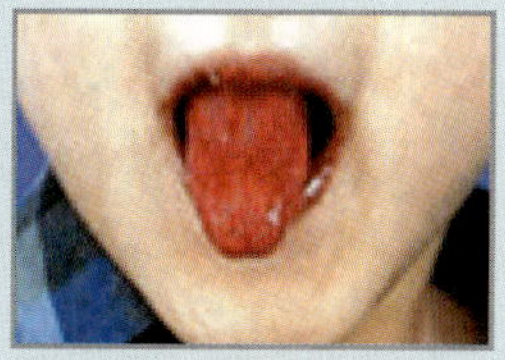

딸기 혀

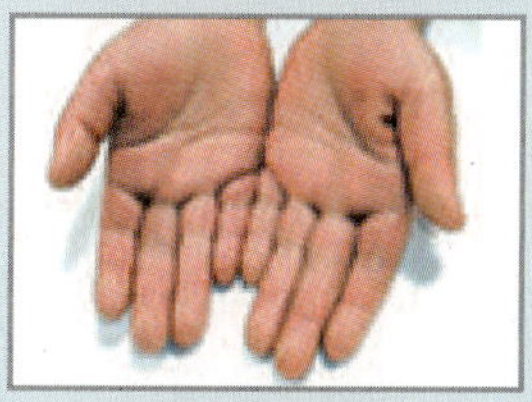

손바닥 발진

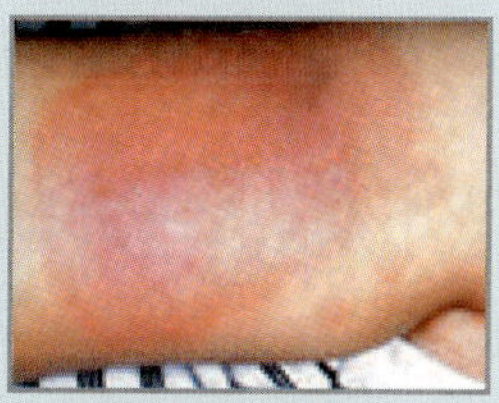

몸통 부위 발진

출처: http://www.google.co.kr

13. 발작 및 간질

발작(seizure)이란 대뇌의 비정상적인 전기 활동에 의해 발생하는 돌발적이고 일시적인 운동, 감각 또는 행동 변화의 증상을 말한다.

(1) 원인

발작은 아동에게 흔하게 발생하며, 발열, 감염증, 두부 외상, 저산소증, 중독증 또는 부정맥과 같은 신경계 외적인 신체질환에 의해 유발되는 경우가 대부분이다. 그러나 아동에게 발생하는 발작의 많은 경우는 이런 유발 요인 없이 발생한다.

발작 및 간질

주요 증상

– 사지경직 증상
– 경련 증상
– 의식 변화

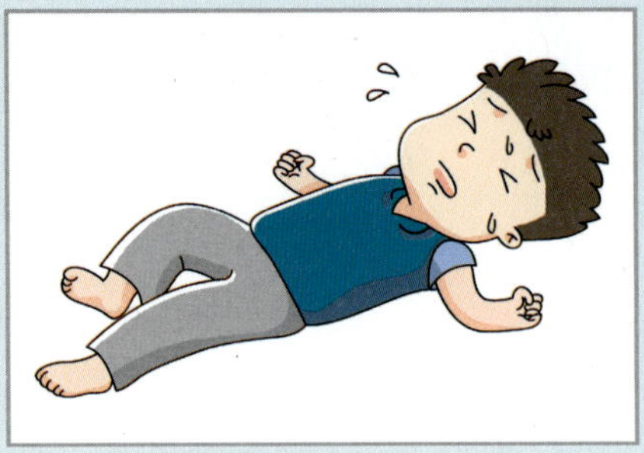

(2) 관리

- 발작이 시작되었다면 외부에서 멈출 수 없으므로 자연적으로 발작이 멈출 때까지 기다려야 한다.
- 발작 중일 경우 강하게 잡거나 입을 억지로 벌리지 않는다.
- 발작을 하는 동안 부딪히지 않도록 다칠 수 있는 물건을 멀리 치운다. 또한 몸을 가볍게 돌려서 옆으로 눕도록 도와주어 입의 분비물이 흘러나와 기도를 막는 것을 방지해 준다.
- 발작이 5분 이상 지속되거나 의식의 호전 없이 다시 발생한다면, 자연적으로 멈출 확률이 적어지므로 병원으로 응급 후송해야 한다.

14. 영아돌연사증후군

영아돌연사증후군(Sudden Infant Death Syndrome: SIDS)이란 부검이나 사망 당시의 상황이나 병력 검토 등 사후검사에서도 사망 원인을 찾을 수 없는 신생아나 영아(0~12개월)의 갑작스러운 죽음이다.

영아돌연사증후군

주요 증상

- 숨을 안 쉬는 시간이 길어짐
- 호흡이 불규칙하고 헐떡거리는 숨을 쉼
- 코가 벌름벌름거림
- 가슴이 쑥쑥 들어감
- 영아가 상당히 보채거나 흥분되어 있음
- 입 주위에 청색증이 옴
- 호흡 수가 빨라짐

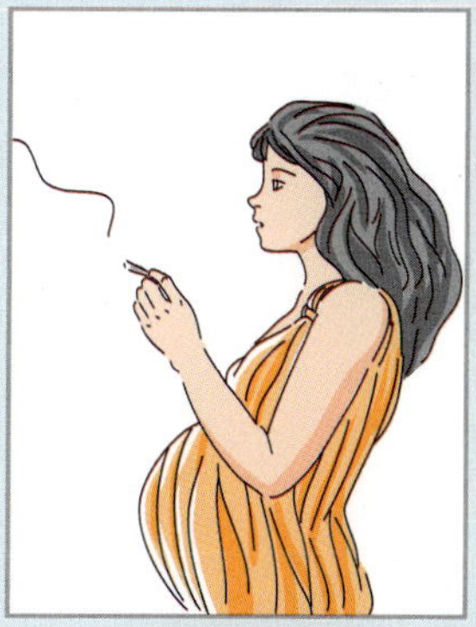
임산부 흡연

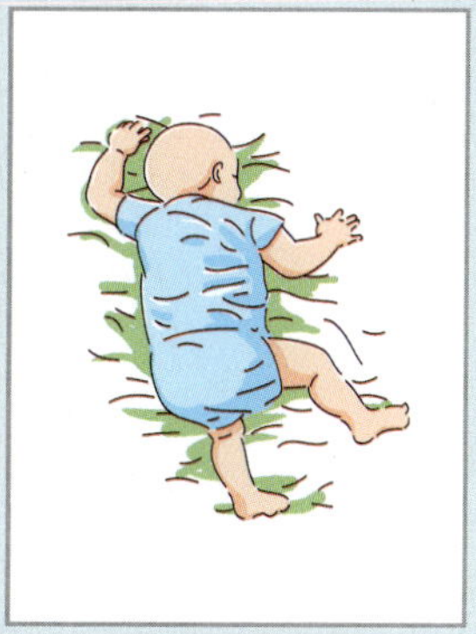
영아 호흡조절 이상

(1) 원인

대부분 확실한 원인은 모르나 엎드려 수면을 취하면서 코와 입을 막아 호흡조절의 이상(잠자는 동안)이 원인이 된다. 호흡기 기관의 감염이나 중이염, 장염으로 인해 발생하기도 한다.

(2) 관리

- 부모에게 협조하도록 설명해 주어야 한다.
- 영아가 죽으면 부모에게 보이도록 한다.
- 영아돌연사증후군은 장기간 부모에게 중대한 영향을 미친다.
- 부모에 대한 정서적 지지가 반드시 필요하다.

(3) 예방

- 임신 중 정기적으로 진찰을 받아야 하며 영양섭취를 충분히 하여야 한다.
- 영아를 눕혀 재우고 너무 푹신한 곳에서 재우지 않는다.

- 담배를 피우지 말아야 한다.
- 어머니가 모유 수유를 하도록 권장한다.
- 편안하고 안전한 잠자리를 만들어 준다.
- 적당한 온도를 유지해 주어야 한다.
- 예방접종을 철저히 한다.

토 론

1. 아토피성 피부염의 관리에 대해 토론해 보자.
2. 가와사키병의 원인 및 증상에 대해 토론해 보자.
3. 영아돌연사증후군의 주요 증상에 대해 토론해 보자.

제 9 장

특수아동관리

1. 발달장애
2. 지적장애
3. 학습장애
4. 의사소통장애
5. 전반적 발달장애: 자폐증
6. 주의력결핍 과잉행동장애
7. 선천적 질환

학습목표

1. 발달장애를 분류하고 이해한다.
2. 지적장애, 학습장애, 의사소통장애의 특성을 이해한다.
3. 전반적 발달장애와 주의력결핍 과잉행동장애의 특성을 이해한다.
4. 선천적 질환을 이해한다.

제9장

특수아동관리

1. 발달장애

발달장애는 20세 이전에 발생해서 인생 전반에 걸쳐 계속되는 심각한 만성 장애로서 통합적이고 다각적인 관리를 장기간 혹은 일평생에 걸쳐 필요로 한다. 이 장에서는 아동에게 흔한 발달장애의 진단법과 진단별 발달장애의 종류 및 특성, 관리 방안에 대해 알아보고자 한다.

(1) 정의

발달장애는 태어나는 순간부터 신체 발육이 지속되는 20세까지의 성장기에 나타나며, 어떤 장애 요인에 의하여 정상적인 발달이 지연 또는 지체되는 상태를 말한다(이상복, 2000; 진혜경, 2001).

한국특수교육학회(2000)에서는 발달장애를 다음과 같이 정의한다.

- 정신적 · 신체적 손상이 원인이 되거나 또는 정신적 · 신체적 중복장애가 원인이다.
- 22세(만 21세)가 되기 전에 나타난다.
- 막연히 계속적으로 발달한다.
- 신변처리, 언어적 표현이나 인지 능력, 학습 능력, 운동 능력, 자기 지시, 독립된 생활 능력, 경제적 능력 등 주된 활동 영역에서 세 가지 이상 기능적으로 제한되어 있다.
- 특별한 내적 훈련이나 일반적 보호치료 및 개별적으로 계획된 평생 지속적인 교육을 필요로 한다.

이와 같은 장애는 지각, 현실에 대한 평가, 충동성 통제 및 대인관계의 성공 등을 포함한 적응 행동의 여러 가지 측면에 영향을 미친다(안현희, 2009).

(2) 진단

각각의 발달 영역은 어느 정도 독립되어 있으면서도 상호관계가 있다. 이를테면 인지 발달에 문제가 있으면 학습장애는 당연히 따라오고, 인지에 문제가 없어도 사회성에는 문제가 있을 수 있다. 발달장애의 국제적 분류는 미국정신의학회(American Psychiatric Association)의 『정신장애의 진단 및 통계 편람 제4판(DSM-IV)』을 따른다. 국제적 진단 기준에서는 원칙적으로 사회적응에 가장 중요한 문제가 될 수 있는 장애를 우선으로 한다.

(3) 분류

•표 9-1• 발달장애의 분류

발달 영역	내 용	발달장애의 의학적 진단명
인지 능력	주변 세계를 알고 이해함 언어를 기억하고 언어를 이용해 생각함	지적장애
학습 능력	기본적인 인지 능력. 문자를 읽고 쓰고 계산함	학습장애
언어 능력	언어를 말하고 이해함	의사소통장애
사회성	부모와 자식 간의 신뢰와 인연 등 타인의 기분을 앎. 사람과 사귀는 법이나 사회의 규율을 습득함	전반적 발달장애 (자폐증 영역)
운동 능력	걷고 뛰는 등 몸 전체의 운동	근육병, 뇌성마비 등 운동기술장애
손끝의 섬세한 움직임	물건을 들고, 숟가락을 사용하고, 글자를 쓰는 등 손가락의 움직임	발달성 협응운동장애
주의력 행동 통제	인지 발달과 깊은 관계가 있는 주의력, 집중력, 행동 통제력	주의력결핍 과잉행동장애 (ADHD)

2. 지적장애

지적장애(mental retardation)는 지적 지능이 상당히 낮은 경우이며, 단순히 지능지수(IQ)만 가지고 평가하는 것이 아니다. 요즘은 자기 관리나 사회적 기술 같은 적응 행동에 문제가 동반되는 경우에 진단을 내린다.

(1) 정의

지적장애는 정신지체 또는 정신박약이라고도 하며 나쁜 품행이나 언어장애, 행동장애, 정서장애 등을 동반한다. 지적인 능력이 평균 이하인 상태이며, 지능발달

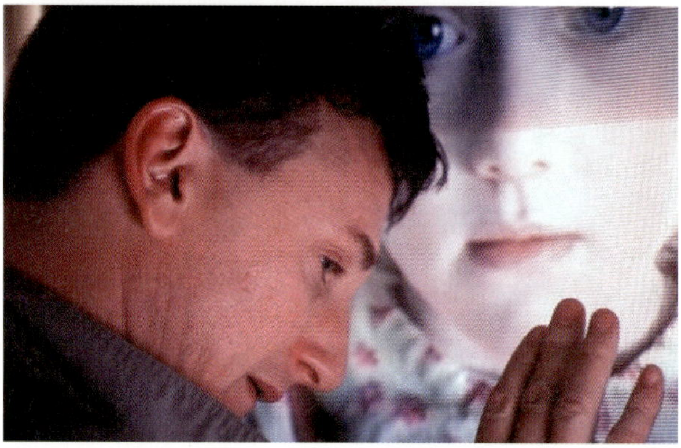

[그림 9-1] **지적장애**

출처: 영화 〈아이엠 샘〉 중

의 장애로 인하여 학습이 불가능하거나 제한을 받고, 적응 행동의 장애로 인해 관습의 습득과 학습에 장애가 있는 상태를 말한다. 즉, 평균 이하인 지적 기능과 적응 행동상의 장애가 동시에 존재하는 것과 이 두 가지가 모두 발달기간인 18세 이전에 일어나는 경우를 말한다.

(2) 원인

- 선천적인 이상: 다운 증후군, 염색체의 이상, 페닐케톤뇨증 등이다.
- 임신 중의 이상: 어머니의 매독, 풍진, 약물 복용, 방사선 노출 등이다.
- 분만 시의 이상: 저산소증 상태의 지속, 분만 중의 뇌손상 등이다.
- 후천적인 이상: 영유아기에 뇌염 또는 뇌막염을 앓거나 여러 가지 중독, 영양실조, 갑상선 호르몬 결핍, 뇌손상 등이다.
- 환경적 원인: 환경적인 경험 부족, 자극의 결핍 등과 같이 아동을 둘러싼 심리 · 사회적 요소에 의해 발생되는 경우다.

(3) 진단

•표 9-2• 지적장애의 진단 기준(DSM-Ⅳ)

- 심하게 평균 수준 이하인 지적 기능으로 개별적으로 실시된 지능검사에서 IQ 70 이하의 지능지수
- 다음 항목 가운데 적어도 두 가지 항목에서 현재의 적응 기능(예: 개인의 연령이나 문화 집단에서 기대되는 기준을 만족시키는 개인의 효율성) 손상이나 결함을 동반한다.
  - 의사소통, 자기 돌봄, 가정생활, 사회적 기술과 대인관계적 기술, 지역사회 자원의 활용, 자기 관리, 기능적 학업 기술, 직업, 여가, 건강 및 안전
- 18세 이전에 발생한다.

  - 경도 지적장애: IQ 50−55~약 70
  - 중등도 지적장애: IQ 35−40~50−55
  - 중도 지적장애: IQ 20−26~35−40
  - 최중도 지적장애: IQ 20 또는 25 이하

(4) 지적장애의 정도

① **경도 지적장애**(mild mental retardation, IQ 50−55~약 70)

교육적으로 '교육 가능한' 범주라고 말할 때의 수준이다. 지적장애인의 85%이며, 취학 전에 사회적 기술과 의사소통 기술이 발달되고, 감각운동 영역에 장해가 아주 적기 때문에 나중까지도 정상 아동들과 잘 구별되지 않는다.

② **중등도 지적장애**(moderate mental retardation, IQ 35−40~50−55)

교육적으로 '훈련할 수 있는' 범주에 속한다. 지적장애인의 약 10%이며, 어느 정도의 의사소통 기술, 자기 관리 기술, 사회적 기술 및 직업적 기술을 얻을 수 있으나 중간 정도의 지도·감독을 받아야 한다. 적절한 지도·감독을 받으면 반숙련 작업을 수행하고 지역사회에 적응할 수 있다.

③ 중도 지적장애(severe mental retardation, IQ 20-26~35-40)

지적장애인의 약 3~4%이며, 초기 아동기에 의사소통 언어를 아주 조금만 배울 수 있고 학령기 동안 말하는 것과 기초적인 자기 간호기술을 훈련받을 수 있다.

④ 최중도 지적장애(profound mental retardation, IQ 20 또는 25 이하)

지적장애인의 약 1~2%이며, 신경학적 조건으로 인하여 지적장애가 된 경우로 초기 아동기 동안 감각운동 기능에 있어서 상당한 장애를 보인다.

(5) 증상

지적장애 아동은 인지 능력, 학업성취, 언어 발달, 사회성 발달에 결함을 가진다.

- 정도의 차이는 있지만 주의력과 기억력의 결함이 나타난다.
- 모방학습과 우연학습의 능력 부족이 생긴다.
- 학습 동기가 낮다(동기유발이 잘 되지 않음).
- 초인지가 낮다(특정 과제를 하기 위해 어떤 전략이 필요한지를 알고, 자신이 하는 일에 대해 지속적으로 검토하며 결과와 효과성에 대해 점검할 수 있는 능력).
- 언어 발달의 지체나 비정상적인 패턴이 나타난다.
- 언어를 통해 자기 표현과 주변 환경의 통제를 충분히 할 수 없을 때는 문제행동으로 표출된다.
- 다른 사람과 상호작용하는 법을 몰라서 친구를 사귀지 못하는 경우가 많다.
- 자기와 다른 사람과의 차이를 인식하고 자아개념이 낮아져서 사회성 발달에도 부정적 영향을 미친다.

(6) 치료 및 관리

지적장애 자체보다는 2차적인 정신질환과 후유증 및 사회 적응에 대한 치료가 필수적이다.

- 아동에 대한 적응 기술 훈련을 한다.
- 사회성 증진 훈련을 한다.
- 직업 훈련 등 포괄적인 특수교육의 프로그램을 제공한다.
- 가족에 대한 교육을 실시한다. 환자에 대한 현실적인 기대를 유지하면서 환자의 능력과 자존심을 향상시킬 수 있는 중요한 방법이 될 수 있다.
- 약물치료를 병행한다. 아직 지능을 호전시킬 수 있는 약물은 없지만, 지적장애 자체가 다른 행동장애나 정신과적인 질환에 걸릴 위험성을 높여 주기 때문에 지적장애와 다른 장애가 동반된 경우에는 그에 따른 적절한 약물치료를 시도해야 한다.

치료를 위한 교육의 목표는 다음과 같으며, 그에 따른 내용은 〈표 9-3〉과 같다.

•표 9-3• 지적장애 치료 교육의 목표와 내용

유 형	목 표	내 용
감각 및 운동 기능 훈련	• 놀이를 통하여 잔존 감각 기능을 개발시킴 • 사물을 바르게 지각하고 변별하는 능력을 가지게 함 • 대근육 및 소근육 발달을 촉진하고, 감각과 운동 간의 협응력을 가지게 함	• 여러 가지 자극의 변별 (여러 가지 자극에 대한 반응) • 사물의 식별 훈련 • 시각-운동 협응 능력의 훈련 • 도형-배경 지각 능력의 훈련 • 항상성 지각 능력의 훈련 • 공간 위치 지각 능력의 훈련 • 공간관계 지각 능력의 훈련 • 대근육, 소근육을 사용하는 기초적인 신체활동

(계속)

언어훈련	• 놀이를 통하여 언어 습득 준비 기능을 기름 • 언어 발달의 기초 능력을 기름 • 이상언어를 교정하여 바른 언어를 사용하게 함	• 발성 훈련 • 호흡 훈련 • 입술 훈련 • 혀 훈련 • 이상언어 교정 • 언어표현 훈련
행동적응 훈련	• 일에 대한 집중력을 길러 주어진 과제를 끝까지 해결하려는 태도를 가지게 함 • 정서적 안정을 돕고 일상생활의 간단한 신변문제를 스스로 처리할 수 있게 함 • 개인이 가지고 있는 심리적 · 행동적 부적응 상태를 개선하여 바른 생활을 영위하게 함	• 주의집중 훈련 • 지시 따르기 • 개인적 부적응 행동의 교정 • 사회적 부적응 행동의 교정 • 장애 극복 의지 고양

• 감각 및 운동 기능을 신장시켜 감각계와 운동계 사이의 협응관계를 향상시킨다.
• 발성 및 발어를 촉진하여 언어 발달을 도모하고, 이상언어를 교정하여 바른 언어를 구사하게 한다.
• 바람직한 행동을 유지 · 강화시켜 올바른 생활을 영위하게 한다.

3. 학습장애

학습장애(learning disorder)는 최근 그 개념이 인식되기 시작하였으며, 일반적으로 부모들이 호소하는 학습부진과는 다르게 특정 인지장애가 있거나 대뇌신경학적으로 특수한 문제가 있는 경우에 생기는 학습장애를 말한다. 학령기 아동의 약 3~9%가 이 장애를 갖고 있는 것으로 알려져 있다.

(1) 정의

학습과 관련된 뇌기능의 특정 영역에서 결함을 보이거나 발달 지연 또는 장애를 가지고 있기 때문에 특수 학습장애라고도 한다. 정상 이상의 지능지수를 보여주고, 정서적이거나 사회환경적인 문제가 없음에도 학업성취도가 떨어지는 아동을 말한다.

(2) 원인

- 뇌손상에 의한 뇌기능 장애로 뇌성마비, 간질, 신경계의 감염 그리고 뇌손상을 받은 경우 뇌파검사에서 높은 빈도의 비정상적 뇌파가 보고된다.
- 뇌의 성숙이 지연되어 생긴다.
- 유전적 요인으로 부모가 읽기장애가 있는 경우 자녀에게도 읽기장애가 발생할 가능성이 높고, 부모가 난독증이 있는 경우 형제에게서 난독증이 발생할 경우가 34%인 것으로 보고되고 있다.
- 뇌의 편측화(lateralization)의 불균형이다. 읽기장애는 좌반구 기능의 결함으로 인하여 좌반구가 우반구에 우세한 기능을 하지 못하기 때문에 읽기 능력에 장애를 보이는 것으로 생각된다.
- 산모의 흡연, 음주로 인해 발생한다.
- 사회 및 환경적 요인으로 생긴다.
- 그 밖에 알러지, 중이염 등이 원인이 된다.

(3) 진단

•표 9-4• 학습장애의 진단 기준(DSM-IV)

1) 읽기장애(reading disorder, dyslexia)
A. 읽기의 정확도 또는 이해 능력을 평가하기 위해 개별적으로 실시된 표준화 검사에서, 읽기

(계속)

성적이 개인의 생활연령, 측정된 지능 그리고 나이에 적합한 교육에 비해 기대되는 정도보다 현저하게 낮다.

B. A항의 장해가 읽기 기술이 요구되는 학업의 성취나 일상생활의 활동을 현저하게 방해한다.

C. 만약 감각 결함이 있다면, 읽기장해는 통상적으로 감각 결함에 동반되는 정도를 초과해서 심한 정도로 나타난다.

2) 산술장애 혹은 산수장애(mathematics disorder, dyscalculia)

A. 개별적으로 실시된 표준화 검사에서 산술 능력이 개인의 생활연령, 측정된 지능 그리고 나이에 적합한 교육에 비해 기대되는 정도보다 현저하게 낮다.

B. A항의 장해가 계산이 요구되는 학업의 성취나 일상생활의 활동을 현저하게 방해한다.

C. 만약 감각 결함이 있다면, 산술 능력 장해는 통상적으로 감각 결함에 동반되는 정도를 초과해서 심한 정도로 나타난다.

3) 쓰기장애(disorders of written expression, dysgraphia)

A. 개별적으로 실시된 표준화 검사(또는 쓰기 기술 기능 평가)에서 쓰기 능력이 개인의 생활연령, 측정된 지능 그리고 나이에 적합한 교육에 비해 기대되는 정도보다 현저하게 낮다.

B. A항의 장해는 쓰기 능력(예: 문법적으로 올바른 문장과 체계적인 문단을 쓰는 것)이 요구되는 학업의 성취나 일상생활의 활동을 현저하게 방해한다.

C. 만약 감각 결함이 있다면, 쓰기장해는 통상적으로 감각 결함에 동반되는 정도를 초과해서 심한 정도로 나타난다.

(4) 증상

- **읽기장애**: 학령기 아동의 4% 정도, 남아가 3~4배 정도 더 많다. 주로 언어발달장애가 동반된다. 지능이 발달한 아동은 조기 치료 시 예후가 좋지만, 초등학교 3학년 이후까지 방치하면 성인기에도 장애가 남을 수 있다.
- **산술장애(산수장애)**: 정상 지능을 가진 아동의 1~5% 정도, 여아에게 좀 더 많다. 적절한 치료를 받지 않으면 합병증으로 우울장애, 행동장애 등을 동반하기도 한다.
- **쓰기장애**: 학령기 아동의 3~10%, 가족력에 의한 경우가 많다. 행동장애, 주의력결핍 과잉행동장애, 우울장애 등과 함께 나타나기도 한다.

(5) 치료 및 관리

① 의학적 치료

간질 같은 신체적 질환의 치료와 중추신경 자극제(methylphenidate) 등을 사용하는 약물치료가 해당된다.

② 인지행동치료

시범, 직접적인 지시, 피드백, 강화물을 사용한다.

③ 특수교육적 접근

철저한 개별적 관심과 지도가 교육에 있어서 핵심이다. 지각-운동 결합의 치료, 중다 감각기관 접근법, 인지적 책략의 교육 등을 사용한다.

④ 학습장애아 부모의 역할

- 아동의 학습과 연관된 장점과 단점을 파악한다.
- 학업성취의 실패 결과로 발생할 수 있는 문제를 예상하고 대비한다.
- 부모의 죄악감이나 불안을 줄여야 한다.
- 아동에게 적합한 학습방법을 찾아본다.
- 아동을 위한 적절한 치료자 및 치료시설을 찾아 도움을 받는다.

4. 의사소통장애

의사소통장애는 의사표현이나 소통을 위한 언어를 적절하게 사용하지 못하는 증상을 말한다. 어떠한 형태든 아동의 지능과 정서발달에 영향을 주므로 조기에 발견하여 치료하는 것이 중요하다.

(1) 정의

우리나라의 장애인 등에 대한 「특수교육법」에 의하면 의사소통장애란 언어의 수용 및 표현 능력이 인지 능력에 비하여 현저하게 부족한 사람, 조음 능력이 현저히 부족하여 의사소통이 어려운 사람, 유창성이 현저히 부족하여 의사소통이 어려운 사람, 기능적 음성장애가 있어 의사소통이 어려운 사람 중 하나에 해당하여 특별한 교육적 조치가 필요한 사람을 말한다.

(2) 진단

- 언어 평가를 통한 발달지체의 정도, 조음이상 등을 평가한다.
- 뇌의 기질적 요인에 대한 검사를 한다.
- 청력 및 구강 내 기관의 구조적·기능적 이상에 대한 평가를 한다.

(3) 증상

- **조음장애:** 조음장애란 소리의 일부가 생략되거나 첨가되고, 어떤 때에는 다른 것으로 대치되어 의사전달에 어려움이 있는 경우로 상대방이 말을 이해할 수 없는 것을 말한다.
- **언어발달지체:** 또래 아동의 언어력과 비교할 때 언어의 표현력과 이해력이 떨어지는 경우로, 지적장애아동에게 흔히 나타나며 자폐증, 뇌성마비, 청각장애, 과잉행동 아동에게서도 볼 수 있다.
- **실어증:** 실어증이란 언어를 담당하고 있는 뇌의 손상으로 언어의 의미를 이해하고 표현하는 데 어려움이 있는 경우로, 이때에는 언어뿐만 아니라 글쓰기나 읽기, 행동으로 표현하기 등에도 장애가 나타나게 된다.
- **음성장애:** 음성장애는 성대의 이상이나 호흡량의 조절이 적절하게 이루어지지 않아 발생하는 언어장애로, 말의 질과 높낮이에 문제가 있어 거친 소리, 쉰 소리 등이 나타나게 된다. 마음이 불안하거나 사회에 적응하지 못하는 사

람에게 흔히 나타난다.

- **말더듬:** 말더듬이란 말의 진행이 정상으로 이루어지다가 소리의 반복이나 연장 등이 여러 가지 상황에서 자주 막힘으로써 의사소통에 지장을 주는 경우를 말한다. 말더듬은 지나친 긴장이나 반복되는 스트레스 등으로 자기의 감정을 제대로 처리하지 못할 때 흔히 나타난다.

(4) 증상별 원인

- **조음장애:** 중추신경계 혹은 말초신경계의 손상으로 인한 조음기관의 마비 혹은 습관적 · 기능적 조음이상이다.
- **언어발달지체:** 특수 언어발달 장애의 경우 뇌의 생물학적 성숙 부족, 인지적 요인, 유전적 요인 등으로 인한 이상이다.
- **실어증:** 언어와 연관된 뇌 영역의 손상이다.
- **음성장애:** 성대의 이상, 호흡량 조절의 이상이다.
- **말더듬:** 심리적 요인으로 인한 이상이다.

(5) 언어발달 증진방법

- 아동에게 억지로 말하도록 압력을 주지 않는다.
- 아동에게 말을 많이 해 준다.
- 주 양육자가 아동의 수준에 맞추어 혼잣말을 많이 해 본다.
- 아동이 말할 때마다 항상 반응을 한다.
- 아동이 사용한 말에 살을 붙여서 다시 말한다.
- 아동의 행동에 맞추어 대신 말을 해 준다.
- 어려운 말은 사용하지 않는다.
- 아동에게 많은 질문을 한다(예: "이게 뭐야?" "이것은 어디에 두어야 하지?").
- 이해를 쉽게 하기 위하여 말을 하면서 다양한 제스처를 사용한다.

- 말이나 문법적인 실수를 지나치게 비판하지 않는다. 아동의 말을 지나치게 자주 교정해 주면 오히려 역효과가 나는 경우도 있다.
- 좀 더 말을 잘하는 아동들과 같이 놀게 해 준다.

•표 9-5• 언어발달을 격려하는 방법

이야기하기	놀기와 말하기
• 아동은 일반적으로 언어를 모방하므로 아동에게 무엇을, 어떻게, 얼마나 많이 이야기하는 지는 아동의 언어발달에 큰 영향을 준다.	• 매일 책 보기, 장난감 가지고 놀기, 노래하기, 색칠하기 등을 하면서 아동 수준에 맞춰 이야기한다.
바라보기	**읽어 주기**
• 이야기를 시작하기 전에 주의를 집중할 때까지 아동의 얼굴을 바라본다.	• 2개월 이전부터 책 읽어 주기를 한다. • 친밀감이 상승된다. • 단어와 문장을 생각하고 복습할 수 있는 기회가 된다.
거리 조절하기	**기다리지 않기**
• 아동과 가까운 거리에서 이야기한다(1.5m 이내). • 어릴수록 더 가까이 가서 이야기한다.	아동은 다음의 연령에 맞춘 능력을 지녀야 한다. • 18개월: 3단어의 어휘 • 2세: 25~30단어의 어휘, 2개의 단어로 구성된 몇 문장 • 2.5세: 50단어 이상의 어휘, 2개의 단어로 구성된 문장의 지속적 사용
음 량	
• 평상시보다 약간 더 크게 말한다. • 주위의 소음을 없앤다.	
좋은 언어 모델 되기	
• 일상활동을 할 때마다 설명한다. • 말하는 영역을 넓혀 준다. (예: 아동이 손가락으로 가리키며 "자동차." 라고 말하면 "오, 그래. 자동차가 갖고 싶었구나."라고 말한다.) • 새로운 정보를 더한다. • 어휘를 넓혀 준다. • 어른의 발음으로 아동이 사용한 단어를 반복한다.	※이러한 능력이 없다면 의사에게 알리고 청력 전문가와 언어병리학자에게 의뢰하는 것이 필요하다.

출처: 정옥분(2011). 아동발달의 이해.

- 책을 큰 소리로 읽어 준다.
- 녹음기나 TV를 통한 듣기 훈련만으로는 부족하므로 말하는 법을 배우기 위해서는 상호작용이 필요하다.

•표 9-6• 정상 언어발달표

단 계	이 해	표 현
소리에 반응하는 시기 (0~6개월)	• 큰 소리나 갑작스러운 소리에 놀라는 모습을 보인다(1개월). • 소리 나는 곳을 향해 눈동자나 고개를 돌린다(3개월). • 다른 사람의 말을 듣고 미소로 반응한다. • 따뜻한 목소리, 화난 목소리를 구별한다. • 자신의 이름을 듣고 반응한다(5개월).	• 우는 것 이외의 소리를 낸다. • 배고프거나 아플 때의 울음소리가 다르다. • 소리를 내서 기쁨을 표현한다. • 소리 내며 논다. • 소리를 반복하며 옹알이를 한다.
언어에 주의를 기울이는 시기 (7~11개월)	• 선택적으로 듣는다. • 노래나 음악을 흥미롭게 듣는다. • "안돼" "뜨거워" 등과 같은 말과 자신의 이름을 인식한다. • 지적한 그림을 바라본다. • 다른 소리에 방해받지 않고 상대의 말을 듣는다.	• 이름을 부르면 소리 내서 반응한다. • 발성을 흉내 낸다. • 뜻을 알 수 없는 말을 한다. • 싫으면 고개를 흔드는 식의 제스처를 사용한다(7개월). • 기쁠 때 소리를 지른다. • 까꿍 식의 말로 하는 놀이를 즐긴다.
단일단어 시기 (12~18개월)	• 소리를 구별할 수 있다(엄마와 아빠의 목소리). • 기본적인 신체 부위와 자주 접하는 사물의 이름을 이해한다. • 일주일에 한 개 정도의 새로운 단어를 이해한다. • 여러 그림이나 사물 중에서 단순한 것(아가, 공)은 식별할 수 있다. • 18개월이 되면 150개의 단어까지 이해한다.	• 단어를 사용한다(첫 단어를 말하는 평균적 시기는 11개월이며, 18개월에는 20단어까지 사용한다). • 뜻을 알 수 없는 자신만의 말을 쓰거나 가끔 단어를 사용해서 장난감, 자신 그리고 남에게 말을 한다. • 말하는 의미의 25% 정도를 주변 사람이 알아들을 수 있다. • 모음의 대부분을 정확하게 소리 낸다. • 처음과 끝 자음은 자주 생략된다.

(계속)

두 단어를 메시지로 표현하는 시기 (12~24 개월)	• "공 줘" 등의 간단한 지시에 반응한다. • "이리 와" "앉아" 등의 명령에 반응한다. • '나' '너' 등의 인칭대명사를 이해한다. • 복잡한 문장을 이해하기 시작한다(24개월).	• 두 단어를 묶어서 말한다(24개월). • 놀 때 주변 환경의 소리를 흉내 낸다. • 이름으로 자신을 지칭하며 대명사를 사용하기 시작한다. • 문장 끝부분의 두 개 이상의 단어를 따라 한다. • 세 단어로 이루어진 문장을 말하기 시작한다. • 말하는 의미의 26~50% 정도를 주변 사람이 알아들을 수 있다. • 필요한 것을 말로 요청한다.
문법을 형성하는 시기 (24~36 개월)	• 작은 신체 부위(팔꿈치, 턱, 눈썹)를 이해한다. • 가족 호칭(할머니, 아가)의 개념을 이해한다. • 크기(큰 것, 작은 것)를 이해한다. • 형용사를 이해한다. • 기능(먹고 자는 등)을 이해한다.	• 문법에 맞는 문장을 사용한다. • 행동하기 전에 생각과 의도를 말한다. • 다른 아동과 대화하지만 대개는 독백에 가깝다. • 어휘력이 늘어난다(만 2세에 270단어, 3세에 895단어까지). • 말하는 의미의 50~80% 정도를 주변 사람이 알아들을 수 있다. • 자음을 정확하게 발음하기 시작한다. • 말의 리듬에 장해가 있을 수 있다.
문법이 발달되는 시기 (36~54 개월)	• 위, 아래, 사이 등의 개념을 이해한다. • 상당수의 단어를 이해한다(만 3세에 3,500단어, 만 4세에 5,500단어까지). • 원인과 결과를 이해한다. • 유추(밥은 먹는 것, 우유는 마시는 것)를 이해한다.	• 자음의 대부분을 명확하게 발음한다. • 과거의 사건과 연관 지어 언어를 사용한다. • 과거형, 부정문, 의문문 등 다양한 문법 형태를 사용한다. • 말 자체를 가지고 논다. • 말하는 의미의 80% 정도를 주변 사람이 알아들을 수 있으나, 가끔 단어의 순서에 오류가 있다. • 단어를 정의할 수 있다. • 특이한 언어 사용은 거의 사라진다. • 긴 문장을 따라 할 수 있다 • 문법상의 오류는 어느 정도 나타난다.

(계속)

진정한 의사소통의 시기 (55개월 이후)	• 숫자, 속도, 시간과 공간의 개념을 이해한다. • 좌우 개념을 이해한다. • 추상적인 용어를 이해한다. • 분류의 개념이 생긴다.	• 이야기를 들려주고, 생각을 나누며 토론을 하는 데 언어를 사용한다. • 다양한 문법을 사용하며 문법상의 오류를 스스로 고친다. • 복잡한 발음도 안정적으로 말한다. • 말하는 의미의 100%를 주변 사람이 알아들을 수 있다.

출처: 소아청소년 정신건강클리닉. http://drchoi.pe.kr

5. 전반적 발달장애: 자폐증

자폐(autism)라는 단어는 그리스어로 '자신'을 뜻하는 'autos'에서 유래하였으며, 1912년 정신과 의사인 오이겐 블로일러(Eugen Bleuler)가 처음 사용하였다. 미국 리오 캐너(Leo Kanner) 박사(1943)는 자폐증을 명확히 분류하였다.

(1) 정의

아동의 발달 수준에 비하여 언어적 · 비언어적 표현 능력이 비정상적으로 발달하고, 대인관계를 형성하는 사회적 상호작용이 현저하게 저하되며, 제한된 범위의 관심 영역에만 강박적으로 집착하는 특이한 행동이 함께 나타나는 전반적인 발달장애 중 하나다. 신생아 1,000명당 3.4명 정도 발생하며 남아가 여아보다 4배가량 많다. 그리고 첫아이에게 많으며 인종, 사회경제적 수준, 문화에 따른 차이는 없다.

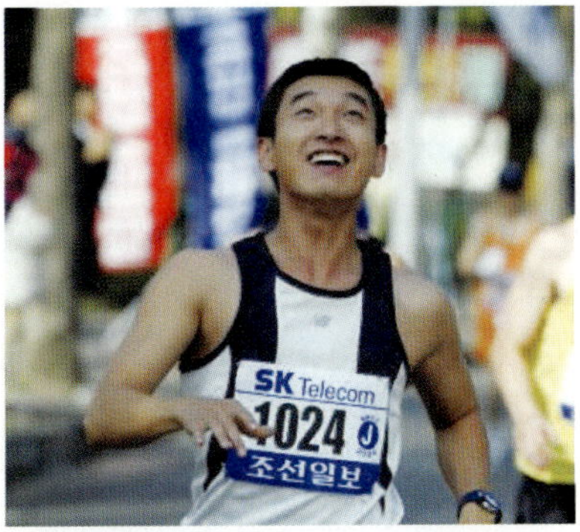

[그림 9-2] 전반적 발달장애

출처: 영화 〈말아톤〉 중

(2) 원인

원인은 정확히 알려져 있지 않지만, 정상아와 비교했을 때 뇌구조의 이상과 관련이 있다고 판단된다. 따라서 임신, 분만, 산후상태와 관련이 있을 것으로 추정하고 있다.

- 풍진
- 임신중독증
- 출생 시 합병증
- 특정 신경전달물질의 비정상적인 수준(예: 도파민)
- 비정상적인 뇌파
- 뇌 좌반구의 구조적 이상

(3) 진단

•표 9-7• 자폐증의 진단 기준(DSM-Ⅳ)

A.(1), (2), (3)에서 총 6개 이상의 항목, 적어도 (1)에서 2개 항목, (2)와 (3)에서 각각 1개 항목이 충족되어야 한다.

(1) 사회적 상호작용에서의 질적인 장해가 다음 항목 가운데 적어도 2개 항목으로 표현된다.
- ① 사회적 상호작용을 조절하기 위한 눈 마주치기, 얼굴 표정, 몸자세, 몸짓과 같은 다양한 비언어적 행동을 사용함에 있어서 현저한 장해
- ② 발달 수준에 적합한 친구관계 발달의 실패
- ③ 자발적으로 다른 사람들과 기쁨, 관심, 성공을 나누지 못한다(예: 관심의 대상을 보여 주거나, 가져오거나, 지적하지 못함).
- ④ 사회적으로나 감정적으로 서로 반응을 주고받는 상호 교류의 결여(예: 단순한 사회적 놀이나 게임에 적극적으로 참여하지 않고, 혼자 놀기를 좋아하며, 단순한 도구나 기계적인 수단으로 다른 사람을 놀이에 참여시킨다).

(계속)

(2) 질적인 의사소통의 장해는 다음 항목들 가운데서 적어도 1개 항목으로 표현된다(자폐성 장애의 언어).
  ① 구두 언어발달의 지연 또는 완전한 발달 결여(몸짓이나 흉내 내기와 같은 의사소통의 다른 방법에 의한 보상 시도가 수반되지 않는다).
  ② 적절하게 말을 하는 경우, 다른 사람과 대화를 시작하거나 지속하는 능력의 현저한 장해
  ③ 상동증적이고 반복적인 언어나 괴상한 언어의 사용
  ④ 발달 수준에 적합한 자발적이고 다양한 가상 놀이나 사회적 모방 놀이의 결여

(3) 제한적이고 반복적이며 상동증적인 행동이나 관심, 활동이 다음 항목들 가운데 적어도 1개 항목으로 표현된다.
  ① 강도나 초점에 있어서 비정상적인, 한 가지 이상의 상동증적이고 제한적인 관심에 집착(예: 기상 또는 야구 통계)
  ② 특이하고 비효율적인 틀에 박힌 일이나 의식에 고집스럽게 매달림(예: 사소한 환경 변화에 심하게 놀라는 파국 반응, 매일 학교에 갈 때에 어김없이 똑같은 길을 간다)
  ③ 상동증적이고 반복적인 동작성 매너리즘(예: 손이나 손가락으로 딱딱 때리기나 틀기 또는 복잡한 몸 전체 움직임, 몸 흔들기, 몸 기울이기, 발끝으로 걷거나 기이한 손동작과 기이한 몸자세)
  ④ 대상의 일부분에 지속적으로 몰두(예: 단추, 신체 부분, 움직임에 매료, 생명이 없는 대상인 끈, 고무밴드에 대한 애착)

B. 3세 이전에 시작

C. 장해가 레트장애 또는 소아기 붕괴성 장애로 잘 설명되지 않는다.

(4) 증상

자폐증은 다음과 같은 세 가지 핵심 증상이 있다.

① 사회성장애(대인관계장애)

- 마치 다른 사람들이 없는 것처럼 행동한다.
- 거의 눈을 마주치지 않는다.
- 말을 걸어도 반응이 없다.
- 아주 극단적인 기쁨, 분노, 고통의 경우를 제외하고는 얼굴에 감정 표현이

없다.

- 껴안아도 반응이 없다.
- 원하는 물건이 있으면 양육자의 손을 물건이 있는 곳으로 향하게 하여 잡아 당긴다.
- 격렬하거나 구르는 놀이에는 잘 반응할 수도 있지만, 이것이 끝나면 다시 무관심한 상태로 되돌아간다.
- 자신만의 세계에 사는 것처럼 보인다.

② 언어적인 혹은 비언어적인 언어장애(의사소통장애)

- 남이 말한 단어를 다시 반복한다(반향언어, echolalia).
- 동작과 관련된 어구를 반복하여 어떤 것을 요구한다(예: "나는 차를 마시고 싶다." 대신 "너는 차를 마시고 싶니?").
- '안에' '위에' '때문에' '아래' 등과 같은 연결 단어를 문장에서 빠뜨리고 말한다(예: "자동차 타고 가게에 간다." 대신 "간다 자동차 가게.").
- 필요 이상으로 매우 자세히 설명한다.
- 질문에 대해 책을 보고 공부하는 것처럼 길게 답한다.
- 말소리의 크기에 문제가 있어서 너무 시끄럽게 혹은 너무 조용하게 말한다.
- 목소리가 기계적이거나 단조롭다.
- 특정 낱말들을 지나치게 강조해서 발음한다.

③ 반복적이고 상동증적인 행동(제한된 행동)

자폐증 아동은 독특한 관심사에서 자신의 즐거움을 찾는다.

- 물체 표면의 맛을 보거나, 냄새를 맡거나, 감촉을 느끼거나 두드린다.
- 세탁기 소리와 같은 기계음에 귀를 기울인다.

- 전기 스위치를 켰다 끄기를 반복한다.
- 물건을 회전시킨다.
- 머리를 부딪힌다.
- 손가락을 펄럭이고, 팔을 흔들고, 뛰고, 머리를 굴리고, 발끝으로 걷는다.
- 냄새나 맛, 어떤 질감에 대해 예민하거나 통증에 대해 무반응한다(예: 오직 하얀 색의 음식만을 먹는 아동과 같은 경우 식이문제가 생길 수 있다).

(5) 치료 및 관리

전체의 약 1~2% 정도에서는 스스로 직장을 얻어 독립적인 생활이 가능한 것으로 보고되고 있으며, 약 2/3 정도는 일생 동안 다른 사람의 도움을 받거나 수용시설에서 지내야 한다는 보고가 있다.

① 치료의 목표

지연된 발달(언어, 인지 기능, 사회성)을 촉진하고, 문제 행동을 감소시키며, 가족의 고통을 도와준다.

② 치료적 대책

체계화된 특수교육, 행동수정 치료, 적절한 약물치료가 필요하다. 현재까지 완전하게 치료되는 기술이나 약은 없으나, 조기 발견으로 적절한 치료를 받은 아동은 좀 더 개선될 수 있다. 그러므로 무엇보다 증상을 조기에 발견하여 상호작용을 촉진하고, 반복적인 행동을 정상적인 행동으로 바꿀 수 있는 환경을 조성하여 치료받는 것이 중요하다. 이러한 치료와 병행하여 부모교육도 필수적이다. 부모들이 불필요한 죄의식을 가지지 않도록 도와주어야 한다.

6. 주의력결핍 과잉행동장애

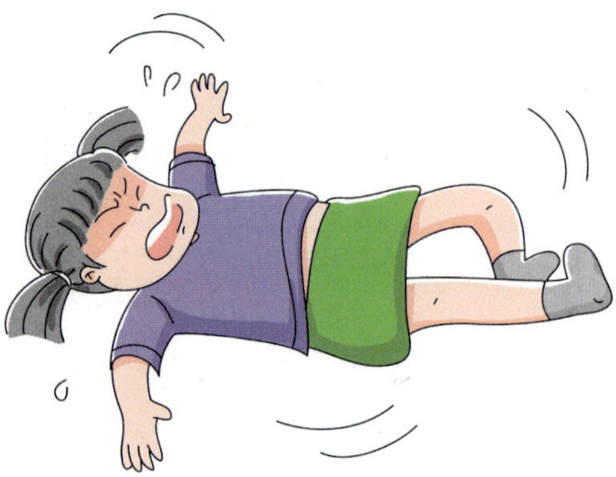

[그림 9-3] ADHD 아동

주의력결핍 과잉행동장애(Attention-Deficit Hyperactivity Disorder: ADHD)는 부주의하거나 과잉행동, 충동성을 보이는 행동장애로서 단독으로 발생하는 경우보다 다른 질환(예: 불안장애, 학습장애, 틱장애)과 동반해서 발생하는 경우가 많다. 매년 증가하는 추세이며 9세 이하와 10대 아동에게서 많이 나타난다. 아동의 4~12%에서 나타나며, 남아가 여아의 3배 정도 발병률이 높다.

(1) 정의

ADHD 아동에게 가장 흔한 만성 행동장애로서 주의 집중력, 충동 조절, 과잉행동의 세 영역에 큰 문제를 보이는 경우를 말한다.

(2) 원인

유전, 뇌신경계의 이상, 상승된 혈중 납농도, 독감 합병증으로 인한 뇌염, 임신 중 알코올 섭취, 출산으로 인한 뇌손상, 무질서한 환경, 학대 환경 등이 그 원인이다.

(3) 진단

•표 9-8• 주의력결핍 과잉행동장애 진단 기준(DSM-Ⅳ)

A. (1) 또는 (2) 중 1개 항목

(1) 부주의에 대한 다음 증상 가운데 6개 이상의 증상이 6개월 동안 부적응적이고 발달 수준에 맞지 않는 정도로 지속된다.

[부주의]

① 흔히 세부적인 면에서 면밀한 주의를 기울이지 못하거나, 학업, 작업 또는 다른 활동에서 부주의한 실수를 저지른다.
② 흔히 일을 하거나 놀이를 할 때 지속적으로 주의를 집중할 수 없다.
③ 흔히 다른 사람이 직접 말을 할 때 경청하지 않는 것으로 보인다.
④ 흔히 지시를 완수하지 못하고, 학업, 잡일, 작업장에서의 임무를 수행하지 못한다(반항적 행동이나 지시를 이해하지 못해서가 아님).
⑤ 흔히 과업과 활동을 체계화하지 못한다.
⑥ 흔히 지속적이고 정신적인 노력을 요구하는 작업(학업 또는 숙제 같은)에 참여하기를 피하고 싫어하며 저항한다.
⑦ 흔히 활동하거나 숙제하는 데 필요한 물건들(예: 장난감, 학습과제, 연필, 책, 도구)을 잃어버린다.
⑧ 흔히 외부의 자극에 의해 쉽게 산만해진다.
⑨ 흔히 일상적인 활동을 잊어버린다.

(2) 충동에 대한 다음 증상 가운데 6개 이상의 증상이 6개월 동안 부적응적이고 발달 수준에 맞지 않는 정도로 지속된다.

[과잉행동]

① 흔히 손발을 가만히 두지 못하거나 의자에 앉아서도 몸을 옴지락거린다.
② 흔히 앉아 있도록 요구되는 교실이나 다른 상황에서 자리를 떠난다.
③ 흔히 부적절한 상황에서 지나치게 뛰어다니거나 기어오른다(청소년 또는 성인에게서는 주관적인 좌불안석으로 제한될 수 있다).
④ 흔히 조용히 여가활동에 참여하거나 놀지 못한다.
⑤ 흔히 끊임없이 활동하거나 마치 자동차(무엇인가)에 쫓기는 것처럼 행동한다.
⑥ 흔히 지나치게 수다스럽게 말을 한다.

[충동성]

⑦ 흔히 질문이 채 끝나기 전에 성급하게 대답한다.
⑧ 흔히 차례를 기다리지 못한다.

(계속)

⑨ 흔히 다른 사람의 활동을 방해하고 간섭한다(예: 대화나 게임에 참견한다).

B. 장해를 일으키는 과잉행동–충동 또는 부주의 증상이 7세 이전에 있었다.

C. 증상으로 인한 장해가 2개 또는 그 이상의 장면에서 존재한다(예: 학교 또는 작업장, 가정)

D. 사회적 · 학업적 · 직업적 기능에 임상적으로 심각한 장해가 초래된다.

E. 증상이 광범위성 발달장애, 정신분열증 또는 기타 정신증적 장애의 경과 중에서만 발생하지 않으며, 다른 정신장애(예: 기분장애, 불안장애, 해리성 장애, 인격장애)에 의해 잘 설명되지 않는다.

(4) 증상

주의력결핍 과잉행동, 충동성 행동이 있다.

- 주의를 기울이는 데 어려움이 있다.
- 세세한 부분에 부주의하고 경솔한 실수를 저지른다.
- 쉽게 산만해진다.
- 학용품을 잃어버리고 숙제를 까먹는다.
- 수업 중의 과제나 숙제를 끝내는 데 어려움이 있다.
- 귀 기울여 듣는 것(경청)이 힘들다.
- 어른의 여러 가지 지시를 따르기가 어렵다.
- 무심코 불쑥 대답해 버린다.
- 참을성이 없다.
- 안절부절못하거나 몸을 꼼지락거린다.
- 제자리를 떠나 돌아다니거나 지나치게 기어오른다.
- 끊임없이 활동하는 것처럼 보인다.
- 말을 너무 많이 하고 조용하게 노는 것이 어렵다.
- 다른 사람들을 방해하고 끼어든다.

(5) ADHD에 동반되는 장애

- **학습장애:** 20~30%에서 1개 이상의 쓰기, 읽기, 수학 등 학습장애 소견을 보이며, 10~35%에서 표현언어발달의 지연을 보인다.
- **행동장애:** 45%에서 행동장애가 있다.
- **신체적 장애:** 미세운동 협응이 약하고 경한 신체의 기형, 천식, 야뇨증, 수면문제, 잦은 사고로 인한 외상, 신체 증상 호소 등을 동반한다.
- **정서장애:** 45%에서 불안, 우울 증상이 있다.

(6) 치료

ADHD의 치료에는 약물치료가 가장 효과적이며, 그 외에도 행동치료, 학습치료, 놀이치료, 사회성 그룹치료, 부모교육 등을 통하여 아이의 필요에 맞게 병행하는 것이 좋다.

① 약물치료

중추신경 자극제는 가장 효과적인 치료방법으로 아동의 주의 집중력, 기억력, 학습력을 높여 준다. 항우울제는 중추신경 자극제에 반응하지 않거나 부작용이 나타나는 경우에 쓰인다.

② 행동적인 접근

- **전통적인 행동치료:** 바람직한 행동에 대한 보상, 바람직하지 못한 행동에 대한 무시 또는 처벌, 지속적이며 세심한 보상을 주는 프로그램이 효과가 크다.
- **인지행동적 접근:** 아동이 체계적으로 먼저 생각하고 행동할 수 있도록 자기지시를 강조한다. 자기 통제와 사회적 기술의 훈련으로 아동이 자신의 치료에 적극적으로 참여하게 한다.

③ 부모상담 및 교육

ADHD의 특성에 대해 교육하고, 부모의 죄책감, 좌절감 및 실망을 다루기 위해 실시된다. 자녀와의 좋은 관계로 가족치료가 가능하게 한다.

•표 9-9• 연령별 주의 지속시간

연령별 주의 지속시간(절대적 기준은 아님)
• 2세: 7분 • 3세: 9분 • 4세: 12분 • 5세: 14분

(7) 관리

① 목표

틀을 만들어 주고 산만함을 줄여 준다.

- 산만하지 않게 환경을 조성하고 집중해야 할 과제에 대한 매력을 높여 주어야 한다.
- 지시를 할 때는 분명하고 구체적으로 말한다.
- 지시는 명령이 아니라는 것을 명심한다.
- 아동 스스로가 선택할 수 있는 기회를 주는 것도 아동의 주의집중에 좋다.
- 아동이 당신을 보고 있는가를 항상 관찰하면서 지시를 내린다.

② 구체적 방법

- 자극 줄여 주기
  - 소음을 줄이기 위해 커튼을 달거나 바닥에 카펫을 깔아 준다.
  - 캐비닛이나 가리개가 달린 선반을 사용하여 잡다한 물건들이 눈에 띄지 않게 정리한다.
  - 책상은 잘 정리하고 너저분한 물건이 널려 있지 않도록 한다.
  - 과제나 놀이가 끝나면 사용된 물건을 즉시 치운다.

• 사려 깊은 과제 부여

– 처음에는 아동들이 좋아하는 물건이나 과제를 제시하고 점차적으로 아동들이 좋아하지 않는 것에 대한 계획을 짠다.

– 한 번에 너무 많은 과제를 주지 않는다.

• 보상하기

– 모든 행동이 그렇듯이 주의 지속시간은 칭찬과 보상이 주어지면 점차 늘어난다.

– 아동들의 주의력에 부모, 교사가 주의집중을 하는 것이 필수적이다.

• 교구 이용하기

– 그림에서 빠진 부분 찾기(지능검사용 도구: 코가 빠진 코끼리, 다리 하나가 없는 책상 등)

– 문장에서 틀린 말 찾기(예: '철수는 달콤한 우유를 먹기 위해서 소금을 넣었다.'에서 틀린 단어는?)

• 자기 조절 가르치기

– '일단 멈추고 쳐다보고 듣는다.'라는 생각을 심어 준다.

– '스스로에게 말하기' 훈련을 시킨다(예: "남들이 그만두라고 해도 나는 하던 일을 계속 해야 한다.").

• 규칙 만들기

– TV 시청지도, 인터넷 사용지도(예: 아침에는 일정 시간에 기상하고, 방과 후에 집에 오면 바로 숙제부터 하고, 숙제를 끝내야 TV를 보거나 컴퓨터를 할 수 있다)

– 이런 규칙은 매일 일관되게 지속되어야 한다.

• 결과 가르치기

– 숙제를 하지 않았으면 그 결과로 선생님께 지적받도록 두고, 딴청을 피우느라 지나치게 긴 시간 동안 식사를 한다면 일정 시간 후 음식을 치우는 식으로 자신의 행동에 대한 자연적인 결과를 알도록 가르친다.

–제때 해야 할 일을 마치지 못하면 TV 시청시간, 노는 시간이 줄어들고 그 시간에 마치지 못한 일을 해야 한다는 것을 가르친다.

(8) 유의해야 할 점

- 산만하지 않으면서 주의력만 결핍되는 경우가 있다. 얌전한 여아의 경우 다른 곳을 쳐다보는 일이 많고, 성적이 떨어진다면 의심해 보아야 한다.
- 간접흡연에 노출된 아동의 경우 그렇지 않은 아동들보다 ADHD가 50% 더 높게 나타났다는 보고도 있다.

7. 선천적 질환

선천적 질환은 크게 유전적 이상으로 발생하는 질환과 염색체의 이상으로 발생하는 질환, 선천적 대사이상 질환으로 분류할 수 있다. 이 장에서는 대표적인 유전병인 헌팅턴병과 염색체 이상으로 인한 선천적 질환, 대사이상 질환을 중심으로 살펴보았으며, 선천적 질환을 가져올 수 있는 환경적 요인들에 대하여 알아보고자 한다. 질환과 그 분류에 따른 증상은 표를 참조하기 바란다.

(1) 유전적 요인으로 인한 선천적 질환

유전적 요인으로 인한 대표적인 선천적 질환은 다음과 같으며, 증상은 〈표 9-10〉에 정리하였다.

① 헌팅턴병

일명 무도병이라 하며 증상은 사람에 따라 다양하게 나타난다. 전형적으로 35~50세에 시작하며 아동에게서는 드물게 나타난다. 아동에게 발생 시 성인보

•표 9-10• 유전적 요인으로 인한 선천적 질환과 증상

<table>
<tr><th colspan="3">선천적 질환</th><th>특징 및 증 상</th></tr>
<tr><td colspan="2">유전적 이상</td><td>헌팅턴병</td><td>• 지능, 운동, 감정 조절 등에 문제발생
• 기억상실, 부주의, 치매
• 의도하지 않은 움찔거림
• 춤을 추는 것과 같은 불수의적인 움직임(무도병)
• 어눌한 말투, 보행장애, 연하장애
• 성격 변화, 우울증, 예민함, 걱정과 무딘 감정
• 행동과 지능의 장애
• 경직</td></tr>
<tr><td rowspan="5">염색체 이상</td><td rowspan="3">성염색체 이상</td><td>클라인 펠트 증후군</td><td>• 여성형 남성(XXY)
• 제2차 성징의 결여
• 큰 키, 여성형 유방(50~80%),
• 작고 단단한 고환, 무정자증, 불임증, 치모의 감소, 성욕 감퇴 등
• 소수에서 지능박약이 나타남</td></tr>
<tr><td>터너 증후군</td><td>• 남성형 여성(X)
• 작은 키, 색소반점
• 불임, 원발성 무월경
• 심장기형
• 지능 저하, 시력 및 청력 결손</td></tr>
<tr><td>X염색체 결함 증후군</td><td>• 21번 염색체가 3개임
• 긴 얼굴, 당나귀 귀의 모양
• 고환 비대, 정신지체 · 언어장애 · 자폐증 등의 장애</td></tr>
<tr><td rowspan="2">상염색체 이상</td><td>다운 증후군</td><td>• 짧고 뭉툭한 손가락, 손바닥 좌우를 가로지르는 손금, 치켜 올라간 눈꼬리, 납작한 코</td></tr>
<tr><td>페닐 케톤뇨증</td><td>• 체내에 페닐알라닌과 그 대사 산물의 축적으로 인한 기능장애
• 담갈색 모발, 피부의 색소 결핍</td></tr>
</table>

다 더 빨리 진행된다.

② 클라인 펠트 증후군

여성형 남성으로서 성염색체가 XXY로 X염색체가 하나 더 있어 47개의 염색체

를 가지고 있다. 출생 남아 약 1000명 중 1명의 빈도로 발생한다.

③ 터너증후군

남성형 여성으로서 성염색체 중 X염색체가 1개 부족하여 45개의 염색체를 가지고 있다. 약 3000명 중 1명의 빈도로 여성에게 발생하고, 태아는 95%가 자연유산되며, 산모 연령의 증가와는 관계가 없다.

④ X염색체 결함 증후군

X염색체가 구부러져 있거나 가늘어져 있는 기형으로 여아보다 남아에게서 더 많다. 아동들은 대부분 자폐성 행동과 비슷한 양상을 보인다(반향적인 언어, 상동성, 위축, 빈약한 눈맞춤).

⑤ 다운증후군

21번 염색체가 3개다. 700명 중 1명의 빈도로 발생한다. 산모의 나이가 가장 큰 영향을 미치며, 지능 정도는 IQ 50~80 정도를 나타낸다. 신생아와 아동기에 백혈병이 많이 발생하고 심장계, 소화기계 형성부진 등의 기형으로 인해 5년 이내에 50%가 사망하게 된다.

⑥ 페닐케톤뇨증

아미노산의 하나인 페닐알라닌을 대사하지 못하는 유전병으로 페닐케톤뇨증이 있는 신생아는 진단 후 페닐알라닌 섭취를 줄이는 것만으로도 정상 생활이 가능하다. 조기에 발견하지 못하면 영구적인 지능 저하가 초래된다.

(2) 선천성 대사이상 질환

선천성 대사이상 질환은 태어날 때부터 생화학적 대사에 결함이 있는 질환으로

•표 9-11• 선천성 대사이상 질환

정 의	발현 및 진단	출생 전 진단
생화학적 대사가 태어날 때부터 결함이 있는 질환	유기산뇨증	• 양수 및 융모막 검사 • DNA 분석 • 모체의 소변검사(태아의 체내에 축적된 대사산물의 일부가 태반을 통과하여 모체의 소변에 배설됨)
	요소회로 대사질환	
	아미노산 대사장애	
	갈락토스혈증	

출처: 한국선천성대사질환협회. http://kcmd.or.kr

서 그 종류는 600여 종 이상이 되고, 새롭게 발견되는 질환들도 증가되는 추세다. 대사이상에 의하여 정신적 · 신체적 장애가 발생하는 원인은 유해한 물질이 축적되는 경우와 생체에 중요한 물질이 형성되지 못하는 경우의 두 가지가 있다.

선천성 대사이상 질환은 어느 효소에 이상이 있으면 그 효소에 의해 대사되어야 할 물질이 그대로 신체에 축적되고, 축적물이 독성이 있을 경우 인체의 기능장애가 나타난다. 특히 뇌가 장애를 받기 쉬우므로 선천성 대사이상의 많은 질환에서 심한 기능장애가 자주 나타나며, 뇌장애뿐만 아니라 간장이나 신장에 장애를 일으키는 경우도 있다. 또한 물질대사의 이상에 따라 여러 가지 물질이 체내에 남아 있을 뿐만 아니라 생성도 장애를 받으며, 이 물질이 인체에 중요한 경우에는 이 물질의 결핍으로 여러 가지 장애를 초래하게 된다.

(3) 선천성 질환을 유발하는 환경적 요인

① 모체의 연령

모체의 연령이 많으면 불임이나 유전적 결함, 유산 등의 여러 가지 장애를 가져올 확률이 높아진다. 분만 시 진통 시간도 더 길어지고, 아기가 당뇨병에 걸릴 확률도 높아지며, 출생 후의 영아 사망률도 높다. 모체의 연령이 어릴 경우에도 생식 기관이 미숙하기 때문에 미숙아를 낳을 확률이 크고, 진통 시간이 더 길며 산모와 아기 모두의 사망률도 높다.

② 영양상태

모체의 영양상태는 태아의 발달에 결정적인 영향을 미치며, 모체의 영양이 부족하면 유산과 사산, 저체중 출산아, 심각한 경우에는 중추 신경계 장애나 신체적 기형아를 출산할 가능성이 높아진다.

임신부는 자신과 태아에게 적절한 영양을 공급하기 위해 평상시 보다 하루에 약 300Kcal 이상을 더 섭취해야 하며, 특히 출산 전 3개월은 태아가 완전한 크기의 신생아가 되고, 급속한 발달을 하는 시기이므로 더욱 중요하다.

임신한 여성은 단백질과 엽산(빈혈의 특효성분), 철분, 칼슘, 비타민A, B_6, C, D, E를 충분히 섭취하는 것이 매우 중요하다.

③ 질병과 약물복용

임신 4~10주에 복용하는 약물은 기형아의 발생률을 높이기 때문에 약품을 사용하거나 약물치료를 받기 위해서는 반드시 의사의 자문을 구해야 한다. 약물의 영향 혹은 부작용은 약의 용량과 복용했을 당시의 임신 기간에 달려있다.

④ 흡연

임신부가 담배 1개를 피울 때마다 태아의 몸무게는 11g씩 감소한다. 흡연은 발육장애, 저체중아, 미숙아, 구개열 등 기형아 발생 위험을 높이고, 심하면 폐가 미숙하여 사망하게 된다. 또한 자연 유산의 확률을 높이고 태아가 아동이 되었을 때 암을 유발하기도 한다. 출산 전 2~4주 동안의 흡연은 태아에게 가장 심각한 영향을 준다.

⑤ 정신적 건강

모체에서 아드레날린이나 코티솔의 분비를 촉진시켜 모체의 혈액을 통해 태반으로 들어가게 되어 태아의 신체 발육에 불이익을 가져다준다. 태아는 출생한 후에도 과잉활동적이며, 자극에 더 민감하고, 더 자주 울며, 수유와 수면상의 문제가 더 많이 발생한다. 또한 행동발달이나 사회성에도 더 많은 문제를 지니게 된다.

⑥ 내분비 장애

내분비계 이상으로 인한 당뇨병이나 갑상선 질환 등은 습관성 유산이나 사산의 원인이 된다.

⑦ 방사선조사

태아는 아동이나 성인에 비해 방사선 감수성이 높기 때문에 태아 시기에 방사선에 피폭되면 태아 사망, 기형, 정신발달의 지연, 암, 유전적 영향 등이 있을 수 있다.

⑧ 전염성 질환

모체의 성적 접촉으로 감염되는 매독, 임질, 단순포진 및 에이즈와 같은 질병이다. 바이러스에 의한 풍진, 고혈압, 당뇨병 등에 걸려 있을 경우 태아가 유산이나 사산될 수 있으며, 태아의 신체 이상과 신경학적 결함, 내장기관의 손상 등을 초래할 가능성도 높다.

⑨ 모아간 혈액 부적합증

Rh^-의 여성이 Rh^+의 자녀를 임신하게 되면 Rh인자의 부조화가 생겨 모체로부터 생성된 항체에 의해 태아의 적혈구가 파괴되어 유산이나 사산을 일으킨다.

첫아이는 모체가 아직 항체를 형성하지 않았기 때문에 영향을 받지 않지만, 둘째 아이부터는 치명적 손상을 입게 되어 태아가 분만되더라도 아기는 황달 증상을 보이고 대뇌손상을 갖게 된다. Rh^-인 모체가 임신할 경우에는 임신 즉시 Rh 면역글로블린을 주사함으로써 Rh인자의 항체 생성을 막아야 한다.

⑩ 산후환경

양육의 질에 따라 정서발달에 악영향을 줄 수 있으며, 사회 · 경제적인 요인, 물리적 환경에 의해 영양결핍과 장애를 가져올 수 있다.

•표 9-12• 선천적 질환을 유발하는 환경적 요인

환경적 요인	원 인
산전환경 (태내환경)	모체의 연령, 영양상태, 질병과 약물복용, 흡연, 정신적 건강, 내분비 장애, 방사선조사, 전염성 질환, 모아간 혈액 부적합증
산후환경	양육의 질, 사회 · 경제적인 요인, 물리적 환경

토 론

1. 지적장애 아동의 관리 방안에 대해 토론해 보자.
2. 학습장애와 의사소통장애 아동의 관리 방안에 대해 토론해 보자.
3. 전반적 발달장애 아동의 특성에 대해 토론해 보자.
4. 주의력결핍 과잉행동장애 아동의 관리 방안에 대해 토론해 보자.
5. 선천적 질환의 특성에 대해 토론해 보자.

제 10 장

심리 · 사회적 건강문제

1. 반응성 애착장애
2. 불안장애
3. 수면장애
4. 손가락 빨기
5. 틱장애
6. 야뇨증

학습목표

1. 아동의 반응성 애착장애를 이해한다.
2. 아동의 불안장애, 수면장애의 특성을 이해한다.
3. 손가락 빨기, 틱장애, 야뇨증의 심리적 원인을 이해한다.
4. 심리 · 사회적 건강문제를 가진 아동의 특성을 이해한다.

제10장

심리 · 사회적 건강문제

최근 초 · 중 · 고등학교 학생 다수가 행동장애(25.7%), 불안장애(23.1%), 우울장애(7.4%)를 가지고 있는 것으로 나타나(서울시 아동청소년 건강실태조사, 2005) 주의력결핍 과잉행동장애(ADHD) 등을 비롯한 아동의 정신행동 문제의 증가가 점차 심각한 사회적 문제로 대두되고 있다. 이러한 아동의 정신건강 문제로 고민하는 부모는 의외로 많고 적극적인 해결의 의지 또한 강하다. 그러므로 서비스 현장에서 일하는 전문직 종사자는 아동의 정신건강 문제에 대한 이해와 좋은 상담가로서 지식과 역량을 쌓아 둘 필요가 있다. 이 장에서는 현대사회에서 아동기에 많이 나타나는 반응성 애착장애, 불안장애, 수면장애, 손가락 빨기, 틱장애, 야뇨증에 대해 알아보기로 한다.

1. 반응성 애착장애

반응성 애착장애(Reactive Attachment Disorder: RAD)는 5세 이하 영유아에게 발생하며, 부적절한 대인관계를 맺는 것이 특징이다. 주원인으로는 병적인 양육, 즉 아동의 문제가 아닌 환경의 문제이며, 부모와 자녀 사이의 사랑이 제대로 형성되지 못한 것이라고 볼 수 있다. 그러므로 반응성 애착장애는 병리적인 환경이 적절하게 개선되면 아동의 애착문제는 해결될 가능성이 높다.

1) 원 인

- **양육자 문제:** 학대, 유기, 방치, 엄마의 산후 우울증, 출산 후 산모의 장기 입원, 지적장애를 가진 부모, 양육 기술이 지나치게 부족한 부모 등 양육자에 의한 보살핌의 환경이 병적이거나 미숙한 경우다.
- **아동 자신의 문제:** 미숙아, 저체중아, 타고난 기질, 유대관계 형성의 결함, 발달장애 또는 시 · 청각장애 등이다.
- **양육환경적 문제:** 주 양육자나 수용기관의 잦은 교체, 반복적인 잦은 입원, 위탁 또는 대리 부모의 지나친 변동 등이다.

2) 진 단

반응성 애착장애의 아동은 나이에 따른 적절한 사회적 상호작용이 잘 이루어지지 않는다. 그러나 치료자와는 상호작용을 할 수 있어 자폐아보다는 사회적인 상호작용이 좋다. 언어장애 아동보다는 공격성, 충동성, 반항성 등의 행동 문제가 두드러진다.

•표 10-1• 아동기 반응성 애착장애의 진단 기준(DSM-IV)

A. 대부분의 상황에서 심하게 손상되고, 발달적으로 부적절한 사회관계 형성이 5세 이전에 시작되며, 다음 ①이나 ②와 같이 표현된다.

① 지속적으로 대부분의 사회적 관계를 시작하지 못하고, 발달적으로 적절하지 못한 방식으로 반응한다. 지나치게 억제적이고 경계적이며, 심하게 양가적이고 상반된 반응을 나타낸다(예: 아동은 양육자에 대해 접근, 회피가 혼합된 태도로 반응하고, 안락감에 저항하며, 냉정하게 경계한다).

② 표현적인 애착이 무분별한 사교성이나 적절한 선택적인 애착 능력의 결여로 드러난다(예: 낯선 사람에 대한 지나친 친근감, 애착 대상을 선택하지 못함).

B. 진단 기준 A항에 속하는 장해가 단지 발달지연(지적장애에서와 같이)으로만 설명되지는 않으며, 전반적인 발달장애의 기준에 맞지 않는다.

C. 양육자의 병적인 보살핌이 다음 항목 가운데 적어도 1개 항목에서 드러난다.

① 안락함, 자극, 애정 등 아동의 기본적인 감정적 욕구를 지속적으로 방치

② 아동의 기본적이고 신체적 욕구를 지속적으로 방치

③ 돌보는 사람이 반복적으로 바뀜으로써 안정된 애착 형성을 저해(예: 양육자의 빈번한 교체)

D. 진단 기준 C항의 병적 보살핌이 진단 기준 A항의 손상된 행동에 영향을 미쳤을 것이라고 추정된다(예: 진단 기준 A항의 장해는 진단 기준 C항의 병적 보살핌 이후에 시작되었다).

[두 가지 유형]

- 억제형: 임상 양상에서 A①의 기준이 우세할 때
- 탈억제형: 임상 양상에서 A②의 기준이 우세할 때

3) 증 상

- 부적절한 대인관계, 즉 가족 등 주변 사람과 관계를 맺는 데 지속적인 장애를 보인다.
- 대개는 상당한 정도로 영양결핍이 동반되고 이후 좋은 환경으로 바뀌면 급속히 호전된다.
- 부모의 문제는 아동에게 적절한 양육을 하고 있다고 믿고 있기도 하지만, 대

부분 아동과 눈 마주침이 적고, 아동의 요구에 반응하지 않거나 일관성이 없게 반응하는 것이다.

4) 치료 및 관리

(1) 목적

적절한 영양공급, 신체적 후유증에 대한 치료, 적절한 자극 및 상호작용을 제공한다.

(2) 방법

환경의 개선이 핵심이며 가능한 한 부모가 개입하도록 돕는 것이 좋다.

- **정신사회적 지지서비스**: 양육이나 가사 보조자 고용, 가정의 물리적 환경 개선, 경제적 상태의 호전을 위한 노력, 가족의 고립 줄이기
- **직접적인 치료 상담적 중재나 전문기관으로 의뢰**: 개인 정신치료, 약물치료, 부모치료, 가족치료, 부부치료
- **교육상담 서비스**: 집단교육, 부모교육, 양육기술교육
- **정서적 · 신체적 관찰**: 안녕의 개선에 대한 집중적인 관찰
- **부모로부터의 격리**: 입원, 다른 친지에 의한 양육, 위탁가정, 입양, 수용기관 등 아동이 성장할 환경 선택

5) 경과 및 예후

얼마나 심각하게, 얼마나 오랫동안 병리적인 환경에 노출되었는가에 따라 결과는 달라진다. 대개 저체중이나 저신장 등과 같은 신체적 후유증이 동반되는 경우

는 예후가 좋지 않다. 적절한 환경과 치료에 의해 신체적인 회복은 빠를 수 있으나 정서적인 후유증은 상당기간 지속될 수 있다.

2. 불안장애

유아기에서부터 약 12세까지는 일반적으로 어둠이나 개와 같은 특정 대상에 대한 공포를 가지고 있다. 하지만 몇몇 아동들은 공포, 악몽, 학교공포증, 수줍음 같은 여러 가지 만성적인 불안으로 고통받고 있다. 따라서 정상적인 공포나 불안과 과잉불안을 구분하는 것이 중요하다. 만성적 불안문제를 보이는 아동들은 새로운 상황에 불안해하고 자동적으로 과잉반응을 한다. 또한 여러 사건에 대해서 보다 부정적인 사고를 하며 지나치게 자기비판적이다.

여기에서는 불안장애(anxiety disorder)의 정의와 분류를 알아보고, 불안장애의 종류 중 아동기에 최초로 나타나는 분리불안에 대하여 좀 더 살펴본다.

1) 정 의

불안장애는 다양한 형태의 비정상적이고 병적인 불안과 공포로 인하여 일상생활에 장애를 일으키는 정신질환을 말한다. 불안장애는 다양한 증상과 장애의 복합체로서 DSM-IV의 진단에 따라 공황장애, 강박장애, 외상 후 스트레스 장애, 범불안장애, 특정 공포증, 학교공포증, 사회공포증, 분리불안장애의 여덟 가지 장애로 분류된다.

2) 진단별 정의 및 증상

•표 10-2• 불안장애의 진단별 정의 및 증상

진 단	정 의	증상 및 특징
공황 장애	• 특별한 이유 없이 예상치 못하게 나타나는 극단적인 불안 증상 • 공황발작(panic attack)이 주요 특징	– 공황발작: 호흡곤란, 가슴 답답함, 심장 박동 증가, 발한, 기절, 죽을 것 같은 생각 등 – 발작이 없을 때: 발작이 재발할 것에 대한 과도한 걱정, 공황발작과 관련되어 있다고 생각하는 장소나 교통수단을 회피
강박 장애	• 반복적이고 원하지 않는 강박적 사고와 강박적 행동을 특징으로 하는 정신 질환	– 잦은 손 씻기, 숫자 세기, 확인하기, 청소하기 등과 같은 행동을 반복적으로 함으로써 강박적 사고를 막거나 그 생각을 머리에서 지우려고 하는 경우가 흔함
외상 후 스트레스 장애	• 심각한 사건을 경험한 후 그 사건에 공포감을 느끼고, 사건 후에도 계속적인 재경험을 통해 고통을 느끼며, 거기에서 벗어나기 위해 에너지를 소비하게 되는 질환으로 정상적인 사회생활에 부정적인 영향을 미치게 됨	– 정신적 충격을 주는 사고나 재해와 관련된 꿈이나 회상을 통해 사고나 재해를 반복적으로 재경험함 – 관련된 장소나 교통수단을 회피하고, 각성, 흥분상태가 지속되어 불면, 감정 통제의 어려움 등을 느끼게 됨
범불안 장애	• 만성적이고 과도하게 통제 불가능한 걱정과 근심이 지속되는 질환	– 불안의 내용: 친구, 가족, 건강, 안전, 자신의 미래 – 신체 증상: 불면, 근긴장도 증가 등
특정 공포증	• 특정 대상이나 상황에 대해 국한되어 발생하는 공포를 특징으로 하는 정신과적 질환	– 특정 조건에서 불안이 과도하게 상승하여 행동에 대한 통제가 되지 않는 것으로 높은 곳, 뱀, 곤충, 혈액, 주사기 바늘 등을 접했을 때 울면서 주저앉거나 의식을 잃는 등의 행동이 나타남

(계속)

학교 공포증	• 학교에 있는 것에 대한 심한 불안감으로 등교를 싫어하거나 등교를 거부하는 현상	– 심리 · 신체적 증상: 통증, 설사, 구토, 미열 등 – 학교 상황에 대한 비판 – 집 근처로의 배회
사회 공포증	• 다른 사람들 앞에서 당황하거나 바보스러워 보일 것 같은 사회불안을 경험한 후 다양한 사회적 상황을 회피하게 되고 이로 인해 사회적 기능이 저하되는 정신과적 질환	– 다른 사람들 앞에서 말하거나 행동하는 것을 매우 힘들어함 – 신체적 증상: 낯붉힘, 심박항진, 땀흘림, 손이나 몸의 떨림 – 행동 증상: 시선 회피, 말더듬, 부적절한 언어 및 행동 – 인지 증상: 평가에 대한 지나친 염려, 부정적인 자기 진술 및 평가, 자기중심의 정보처리 등
분리불안 장애	• 집이나 부모 등 애착 대상과 분리되는 것에 대하여 과도하게 느끼는 불안 • 발달과정 중 최초로 나타남(만 1세~아동기)	– 원인: 부모의 불안장애 경험 유무, 부정적인 생활환경의 경험, 특정 신경전달물질 등

3) 치 료

극심한 불안장애의 치료에는 일반적으로 항우울제, 항불안제가 가장 많이 쓰인다.

분리불안장애

1) 정 의

분리불안장애(separation anxiety disorder)는 애착 대상으로부터 분리될 때 혹은 분리될 것으로 예상될 때 느끼는 불안의 정도가 일상생활을 위협할 정도로 심하고 지속적인 경우를 말한다.

2) 원 인

- 지나치게 밀착된 가족, 부모의 과잉보호적인 양육 태도, 의존적인 성향의 아동
- 부모가 무의식적으로 아동과 떨어지는 것을 두려워하거나 불안장애가 있는 경우
- 일상생활에서 받는 스트레스로 흔히 부모의 질병이나 이혼, 죽음으로 인한 상실감, 애완동물의 죽음, 동생 출산, 어머니의 직장 출근, 이사, 전학, 가정불화가 있는 경우

3) 진단 및 증상

분리불안장애로 진단되는 경우는 다음 증상 중 적어도 세 가지 이상이 4주 이상 지속되거나 18세 이전에 나타나고 일상생활에 지장을 초래하는 경우여야 한다.

- 애착 대상과 분리되거나 분리가 예상될 때 반복적으로 심한 불안을 느낀다.
- 애착 대상을 잃거나 애착 대상에게 해로운 일이 일어날 것이라고 심하게 걱정한다.
- 나쁜 사고가 생겨 애착 대상과 분리될 것이라는 비현실적이고 지속적인 걱정을 한다.
- 분리에 대한 불안으로 학교에 가기 싫어한다.
- 혼자 있거나 애착 대상 없이 지내는 것을 과도하게 거부한다.
- 애착 대상이 가까이 있지 않으면 잠자기를 거부한다.
- 분리와 연관되는 악몽을 반복적으로 꾼다.

- 애착 대상으로부터의 분리가 예상될 때 두통, 복통, 구토 등의 신체 증상을 호소한다.

4) 치료 및 관리

- 아동의 마음을 이해하기 위한 면담이나 놀이치료, 가족치료 등이 있다.
- 인지행동치료: 등교, 심부름 보내기, 잠자리 분리를 목표로 한 긍정적 강화요법, 긴장이완 요법, 점진적 둔감법 등이 있다.
- 약물치료 병행과 정신과적 입원: 최근에는 선택적 세로토닌 재흡수 억제제(SSRI), 벤조디아제핀(benzodiazepine) 등 여러 약물을 시도하고 있다.

5) 경과 및 예후

10세 이후에 그 비율이 급격히 감소하여 분리불안장애가 청소년기에는 흔치 않지만, 일단 나타나면 심각한 만성적 정신질환으로 이어질 수 있다.

•표 10-3• 점진적 둔감법

• 불안이나 회피의 대상이 되는 자극에 점차 노출시킴으로써 불안 반응을 줄여 가는 것이다(예: 어둠에 대해 공포를 느끼는 아동에게 어둠을 그대로 직면하게 하든지 혹은 어둠을 전혀 경험하지 않도록 하는 방법. 아동이 전혀 어둠을 경험하지 않는 것은 불가능하므로, 이에 대한 불안감은 어둠에 직면함으로써 감소시킬 수 있다). • 점진적 둔감법은 아동에게 심리적 부담을 줄 수 있으므로 아동이 유쾌한 활동을 하고 있는 동안 점진적으로 직면하게 한다.

3. 수면장애

아동은 수면을 통해 부모와 심리적으로 분리되는 것에 순응하는 것을 배우게 된다. 정신적으로 불안정한 아동은 편히 잠들지 못하고 자주 깨거나 울고, 피곤해하면서도 자지 않거나 특별한 조건하에서만 잔다. 그러므로 아동의 수면은 아동의 정서적 · 인격적 성숙에 영향을 미치는 중요한 요인이다. 수면장애(sleep disorder)는 3~6세 유아에서 10~50%까지 흔히 나타나며, 여아가 남아보다 2~4배 정도 더 많이 나타난다.

1) 수면문제

- **불면증**: 입면장애(잠이 들기가 어려운 것), 수면유지장애(자주 깨고 깊은 잠을 자지 못하는 것)
- **과다수면증**: 수면 무호흡증, 야간 근연축, 기면병, 우울증
- **수면 관련 장애**: 야뇨증, 수면 보행증, 야경증(혹은 야경장애), 꿈 불안발작(악몽증 혹은 악몽장애), 이갈이, 수면마비, 잠꼬대

2) 원 인

- **환경적 요인**: 시끄럽고 무질서한 수면 환경
- **신체적 요인**: 신체질환으로 인한 통증, 열, 신경질환, 약물 등
- **정신적 요인**: 가정불화, 가정파탄, 부모의 우울증, 부모의 야단, 학교 입학, 동생 출생 등의 스트레스

3) 영아의 수면시간

신생아는 16~20시간 동안 젖을 먹는 시간 말고는 거의 모든 시간 동안 잠을 잔다. 6개월이 되면 15~16시간을 자며, 이 시기에 야간수면이 안정되기도 한다. 그리고 12개월이 되면 14시간을 잔다.

4) 영아의 수면장애 관련 문제

(1) 잠이 들 때

등을 쓰다듬어 주고, 안아 주고, 업어 주고, 젖을 물리거나 우유병, 인공 젖꼭지 등을 사용하여 재우는 것은 위험하다. 이러한 것이 없으면 스스로 잠들기 어려워지므로 처음부터 스스로 잠들 수 있도록 하는 것이 좋다.

(2) 야간 수유

밤중에 수유를 한 영아는 기저귀가 젖어 자주 깨기 쉬우며, 잠을 깬 영아는 다시 수유 후 재워야 하므로 다시 소변을 보게 되는 악순환이 생긴다. 그러므로 생후 2~3개월까지는 밤에도 수유하지만, 약 6개월 정도가 되면 낮에 먹이는 것으로 충분하기 때문에 무조건 젖꼭지나 우유병을 입에 대주는 것은 바람직하지 않다. 만 6개월 정도가 되면 야간 수유 없이도 8~10시간을 잘 수 있다는 사실을 부모가 알아야 한다.

(3) 복통

대개 오후나 초저녁에 생기는 통증으로 인해 울면서 밤에 자지 못하고 칭얼거리게 된다. 이 경우에는 소아과에서 복통에 대한 진료를 받아야 하며 대개 생후 3~4개월이 되면 없어진다.

(4) 질환에 대한 병원 진료

우유 알러지, 중이염, 위식도 역류 등에 의해 잠을 설칠 수 있으므로 병원 진료를 받는다.

5) 아동의 수면장애 관련 문제

(1) 부모와의 분리불안

아동은 분리불안으로 인해 잠을 자지 못하게 된다. 그래서 거실에서 자기도 하고 잠을 자기 위해서는 부모를 불러서 우유를 달라, 소변을 보고 싶다, 긁어 달라, 동화책을 읽어 달라, 같이 누워 있어 달라, 불을 끄지 말아 달라는 등 어머니와 떨어지지 않으려고 온갖 애를 다 쓴다.

(2) 공포와 악몽

아동은 낮에 잘 놀다가도 잠을 자려고 하면 어두움, 귀신, 벌레, 강도, 죽음 등에 대한 공포가 생겨 혼자 잠을 잘 수 없다고 호소하는 경우가 있다. 이런 현상은 일시적으로는 흔히 있는 것이며, 지속적으로 공포를 호소하는 경우에는 무조건 괜찮다고 일방적으로 잘 것을 요구할 것이 아니라 그 원인을 잘 살펴보고 해결해 주어야 한다. 부모가 안심시켜 주고 반복적으로 확신시켜 주면 대개 편안하게 잘 수 있지만, 심한 경우에는 소아정신과 전문의의 진료가 필요하다.

6) 건강한 수면 습관을 위한 부모의 역할

- 잠을 유도하는 습관을 들이자.
  - '잠을 자야 할 시간'이라는 신호를 미리 알려 준다. 갑작스럽게 '자라'고 하는 것은 아동의 저항을 불러일으키기 쉽다. 5~10분 정도 전에 미리 알

려 주는 것이 좋다.

–손발을 씻거나 세수하기, 이 닦기, 잠옷 갈아입기, 인사하기, 책 읽기, 기도하기 등 잠자리에 들기 전에 항상 하는 습관을 파악해서 적절하게 훈련시키면 도움이 된다.

–따뜻한 물에 목욕을 하면 체온을 올려주어 수면에 도움이 된다.

- 잠들기 전 저녁시간을 조용하게 보낼 수 있도록 한다.

–초저녁 이후에는 과격한 운동을 하지 않도록 지도한다.

–저녁 늦은 시간에는 텔레비전 대신에 조용한 음악, 라디오, 책 읽기 등으로 바꾸어 준다.

- 잠들기 전 과식을 피한다.

–일정한 시간에 먹이며 가능하다면 젖이나 우유를 먹여서 재우는 것은 피한다.

–잠들기 전에 먹는 습관이 생기지 않도록 도와주어야 한다.

- 매일 같은 시간에 일어나도록 지도한다.
- 지나친 낮잠을 피한다.
- 잠드는 것이 즐거운 과정이 되어야 한다.

–동화 들려주기, 책 읽어 주기, 자장가 불러 주기, 기도하기 등을 조용하고 차분한 분위기에서 해 주면 잠이라는 두려움에서 아동이 편안히 잠들 수 있다.

•표 10-4• 수면장애 아동

- 밤이면 안 자려고 저항하는 아동: 낮에 졸음과 피곤을 참으려고 안간힘을 썼던 아동은 낮이나 밤이나 자라고 하는 소리를 제일 싫어한다. 그래서 자라고 하면 놀고 책을 읽어 달라고 한다.
- 험하게 자고 땀 흘리는 아동: 기도가 좁아져 숨쉬기가 어려워 호흡이 편한 자세를 찾느라 몸부림치는 것이다. 애써 숨쉬는 노력은 엄청 힘들기 때문에 땀이 많이 난다.

4. 손가락 빨기

손가락을 빠는 것은 아동의 본능에 속한다. 아동이 손가락을 빠는 것은 입으로 빠는 욕구를 채우기 위해서다. 6개월 이전의 영아가 손가락을 빠는 것은 정상이며 매우 흔한 일이다. 반면 세 살 된 유아라면 버릇이란 측면에서 생각할 필요가 있다.

1) 원 인

- 심심하다(재미있는 일이 많은 아동은 손가락을 빨 틈이 별로 없다).
- 스트레스를 받아 심리적 위안을 얻고자 한다.

2) 관 리

부모가 보기에는 아동이 조금만 노력하면 손가락 빨기를 멈출 수 있을 것 같지만, 이 일이 쉽지 않다는 것을 이해한다.

- 손가락을 빨지 않을 때 칭찬해 준다.
- 손가락을 적게 빤 날은 예쁜 스티커를 손에 붙여 주는 등의 상을 주면 좋다.
- 심심하지 않게 같이 놀아 주고, 친구랑 놀 수 있는 환경을 마련해 주면 더욱 좋다.
- 잠시 동안 방에서 조용히 혼자 빨거나 잠들기 전에 빠는 정도라면 그냥 두는 편이 좋다.
- 손가락을 오래 빨아 염증이나 습진이 생긴 경우에는 의사의 진료를 받고 치

료한다.

- 손가락 보호대의 경우는 아동에게 충분히 설명하고 사용한다. 아동이 많이 겁내거나 싫어할 경우에는 사용하지 않는 것이 좋다.

3) 유의해야 할 점

호전되었다가도 정신적으로 스트레스를 많이 받는 경우 다시 손가락을 빨 수도 있다는 점에 유의한다.

다음의 경우는 부적절하므로 사용하지 않는 것이 좋다.

- 야단을 치는 등 강제로 손가락 빨기를 중단시키는 것
- 손에 붕대를 감거나 반창고를 붙이는 방법
- 손가락에 빨간약이나 쓴 약을 바르는 것
- 아동의 손을 침대 등에 묶어 두는 것은 아동의 마음에 상처만 주고 역효과만 낼 수 있다.

5. 틱장애

틱장애(tic disorder)는 주로 7세 전후에 예민하고 걱정이 많은 아동에게서 많이 나타난다. 학령기 아동의 2~25%에서 나타나는 흔한 아동 정신장애로서 강박장애, 주의력결핍 과잉행동장애, 학습장애, 품행장애, 불안장애, 적응장애 등을 동반할 수 있다.

1) 정 의

본인의 의지와는 관계없이 갑자기 빠르고 반복적이며 불규칙하게 근육이 움직이거나 소리를 지르는 것을 말한다. 여아보다는 남아에게 많고, 4~10세경에 가장 많이 나타나며, 보통 사춘기까지 진행되는 경향이 있다.

2) 원 인

(1) 유전적 원인

뇌의 구조적 이상, 뇌의 신경전달물질의 이상 체계, 출산과정에서의 뇌손상 등이라고 생각된다. 만성화되면 뚜렷하게 장애로 나타난다.

(2) 사회환경적 원인

주로 스트레스가 원인인 경우가 많으며, 자연 치유되기도 하고 치료하면 회복속도가 빠르다.

- 심한 구속과 속박을 받을 때, 즉 자신에게 끊임없이 계속되는 금지, 비난, 경고, 잔소리를 듣게 되면 그 훈육에 억눌려 틱이 나타날 수 있다.
- 움직이고자 하는 충동이 억눌려 있다가 분출될 때 틱으로 나타나기도 한다.
- 갑작스럽게 관심을 잃거나 애정부족을 느낄 때 나타나기도 한다.

3) 종 류

틱은 단순 틱과 복합 틱으로 나눌 수 있으며 증상에 따라 근육 틱과 음성 틱으로 나눌 수 있다. 증상이 지속되는 기간에 따라서는 다음과 같이 분류한다.

- 일과성 틱장애(4주 이상, 1년 미만일 경우)
- 만성 틱장애(1년 이상 지속되는 경우)
- 뚜렛장애(운동 틱과 음성 틱이 함께 1년 이상 지속되는 경우)

4) 진 단

틱의 진단은 증상이 경과된 기간과 양상에 따라 일과성 장애, 만성장애, 뚜렛장애로 구분된다. 여기에서는 일과성 틱장애의 진단에 대해 알아보고자 한다.

•표 10-5• 틱장애의 진단 기준(DSM-Ⅳ)

- 단일의 또는 다양한 운동 틱 그리고/또는 음성 틱, 즉 갑자기 빠르고 반복적이고 불규칙한 상동적 근육의 움직임이나 발성
- 틱은 하루에 여러 번 매일같이 최소 4주 이상 12개월 이내로 지속해서 나타난다.
- 이 질환은 사회, 직업 또는 다른 중요한 분야의 기능에 현저한 장애나 중대한 지장을 초래한다.
- 18세 이전에 발병된다.
- 이 질환은 약물(예: 중추신경 자극제)의 생리학적 결과나 일반적이고 의학적인 상태에 의한 것이 아니다.
- 진단 기준이 뚜렛장애나 만성 운동 또는 음성 틱장애와 맞지 않는다.

5) 증 상

틱장애의 증상은 다음과 같다.

•표 10-6• 틱장애의 증상

틱장애		형 태
운동 틱	단순	눈 깜박이기, 코 찡그리기, 목 움직이기, 얼굴 찡그리기 등
	복합	손짓, 뛰기, 만지기, 발 구르기, 사물 냄새 맡기, 무릎 구부리기, 배변 행동증, 물건 던지기, 외설적인 행동 등

음성 틱	단순	헛기침하기, 킁킁거리기, 콧바람 불기, 새소리 내기, 트림하기 등 의미 없는 소리
	복합	갑작스럽게 단어나 구를 말하기, 동어 반복증, 남의 말 따라 하기, 음담패설, 상황과 관계없는 말들

6) 치료 및 관리

아동에게 틱 증상에 대해 하지 말라고 야단을 치거나 참으라고 요구하는 것은 전혀 도움이 되지 않는다. 오히려 아동의 긴장과 불안을 유발하여 증상을 악화시킬 수 있다. 틱의 치료는 증상을 억제할 수 있는 약물치료가 기본이며, 중등도 이상의 만성 틱장애, 뚜렛장애의 경우에 가장 효과적이라고 알려져 있다. 그 밖에 심리 · 정서적인 접근을 위해서는 놀이치료, 가족치료, 행동수정치료 등 다른 치료 방법을 병행해야 한다.

7) 경과 및 예후

틱은 대개 후기 청소년기나 성인기에 증상이 호전되거나 사라질 수 있지만, 만성화되어 일생 지속될 가능성도 있다. 틱은 시간이 갈수록 고착되어 2차적인 신체적 문제를 나타내게 되고, 열등감과 우울증과 같은 정신적인 문제로도 나타나게 되므로 가능한 한 빠른 시기에 치료해야 한다.

8) 유의해야 할 점

- 틱은 본인의 의사와는 상관없이 생기는 것이지 잘못된 습관으로 생기는 것이 아니다.
- 틱은 적절한 치료를 받음으로써 완치되거나 호전된다.

- 틱은 당사자의 노력으로 증상을 억제할 수는 있지만, 이것은 일시적인 것이며 치료의 방법이 될 수 없다.
- 틱은 긴장을 하거나 스트레스를 받으면 증상이 더 심해진다.

6. 야뇨증

배변 조절 기능에 영향을 주는 것은 부모와 자녀의 관계, 대소변 가리기 훈련에 대한 문화적 태도, 생리적 성숙, 지능 등이다.

1) 정 의

야뇨증(nocturnal enuresis)은 유뇨증이라고도 불리며, 아동이 밤에 잠을 자는 동안에 자신도 모르게 소변을 보는 것을 의미한다.

2) 원 인

아직 명확하지 않지만 다음의 원인으로 추정된다.

- **유전적 원인**: 야뇨증 아동의 75%, 양쪽 부모 모두가 다 야뇨증이 있는 경우는 70%에서 증상을 보이는 것으로 나타났다.
- **방광의 기능장애**: 방광이 해부학적으로 정상이지만, 정상 아동에 비해 소변을 자주 보고, 소변이 방광에 조금만 차도 요의를 느낀다.
- **중추신경계의 미성숙**: 뇌의 성숙과 연관되어 있다고 생각한다. 야뇨증 아동에서 다른 발달문제가 일반 아동에 비해 2배 정도 된다고 한다.

- **수면의 이상**: 수면 중에 소변 생성과 관련된 항이뇨 호르몬의 분비가 정상 아동에 비해 떨어져 있다는 보고가 있다.
- **부적절한 대소변 가리기 훈련**: 부모의 지나친 강박이나 결벽증적 행동, 기저귀나 변기를 곧바로 치워 주지 않는 경우 등이다.
- **환경적 요인과 심리 · 사회적 스트레스**: 가정불화, 주 양육자의 교체, 이사 등이 있다.
- **타고난 기질**: 아동이 자신의 신체적 신호에 민감하지 못한 경우다(예: 노는 데에 정신이 팔려 화장실에 도착하기 전에 싸버리는 경우).
- **신체적 질병**: 소변을 자주 보거나 급하게 보는 증상이 있는 질병이 있는 경우다.

3) 진 단

•표 10-7• 야뇨증의 진단 기준(DSM-Ⅳ)

A. 침구나 옷에 반복적으로 소변을 본다(고의적이든 자신도 모르는 상태에서든 관계없다).
B. 이 행동이 적어도 연속 3개월 동안 주 2회의 빈도로 일어나고, 사회적 · 학업적(직업적) 또는 다른 중요한 기능 영역에서 임상적으로 심각한 고통이나 장해를 일으킨다는 점에서 임상적으로 중요하다.
C. 생활연령이 적어도 5세(또는 이에 해당하는 발달 수준)다.
D. 이런 행동이 전적으로 물질(예: 이뇨제 등)이나 일반적인 의학적 상태(예: 당뇨병, 척수이분증, 경련성 질환)의 직접적인 생리적 효과로 인한 것이 아니어야 한다.

유형은 야간형, 주간형, 주야간형으로 분류된다.

4) 치 료

- **적절한 대소변 가리기 훈련**: 달력 활용, 스티커(긍정적 보상), 저녁 6시 이후

의 수분 섭취 제한, 잠자기 전 규칙적 배뇨 습관, 소변 보는 시간대를 알아두고 밤중에 깨워서 소변을 보도록 유도한다.

- **행동치료:** 일정 시간 동안 소변 참기 훈련 등의 방광 훈련을 한다.
- **약물치료:** 대개는 대소변 훈련과 행동치료의 효과가 없을 시 시도한다.
- **심리치료:** 놀이치료와 상담 및 부모상담과 병행하는 것이 매우 중요하다.
- **부모상담:** 심리 · 사회적 문제 상담 및 부모의 끈기와 인내가 필요함을 강조하고, 어머니 자신의 양육 및 훈육 방식에 대한 감정 등에 초점을 두고 상담하는 것이 도움이 된다.

5) 관 리

앞에 제시한 원인 중 부적절한 대소변 가리기와 환경적 요인 및 심리 · 사회적 스트레스에 대한 관리 방법을 생각해 보자.

(1) 대소변 가리기 훈육 방식

- **대소변 가리기 훈련의 시작 시기:** 너무 빠르게 시작했을 때 증상이 나타난다. 대개 소변을 참을 수 있는 20개월 무렵이 지나야 한다.
- **옷을 더럽혔을 경우 양육자의 반응**
  - 무조건 야단을 치거나 화를 내는 것은 아동을 위축시키고 자신감을 저하시킨다.
  - 가능한 한 아무 일 없었다는 듯이 옷을 갈아입힌다(예: "오늘은 그냥 나와 버렸네. 다음에는 잘할 수 있을 거야.").
  - 양육자의 여유가 필요하다.
- **화장실 변기 공포증:** 양육자의 지나친 깔끔함과 강박증, 화장실의 낯선 환경, 키보다 높아서 올라가고 내려오기 힘든 변기 때문에 그리고 물 내리는 소리

가 무서워서, 엄마와 떨어지는 것이 무서워서 기를 쓰고 울거나 화장실을 나가 버린다.

- **부모의 관심을 끌기 위해 일부러 싸는 경우:** 옷을 치우면서 화를 내는 경우 자신에게 관심을 보이는 것이라고 생각하므로 무관심하게 대하고, 아동의 긍정적 행동에 관심을 가져주면 저절로 없어지는 경우가 많다.

(2) 환경의 변화와 심리 · 사회적 스트레스

부모의 불화, 이혼, 동생의 출생, 질병으로 인한 입원, 전학, 이사, 부모에 대한 불만, 화가 억압되는 경우와 같은 환경의 변화나 심리 · 사회적 스트레스가 있을 때 아동은 일시적으로 퇴행하는 경우가 있다. 이럴 때 부모가 너그럽게 대해 주고 환경의 변화에 적응하도록 도와주면 원래의 모습으로 돌아갈 수 있다.

토 론

1. 반응성 애착장애를 가진 아동의 관리에 대해 토론해 보자.
2. 불안장애와 수면장애를 가진 아동의 관리에 대해 토론해 보자.
3. 손가락 빨기, 틱장애, 야뇨증을 가진 아동의 관리에 대해 토론해 보자.

제 11 장 응급처치

1. 응급처치의 필요성
2. 우리나라 아동의 안전사고 현황
3. 응급처치법

학습목표

1. 아동에게 흔히 일어나는 사고의 종류와 특성을 이해한다.
2. 각종 사고 시 응급처치법을 이해한다.
3. 사고 시 영아의 기도폐쇄 처치와 기본 소생술을 이해한다.
4. 사고 시 유아의 기도폐쇄 처치와 기본 소생술을 이해한다.

제11장

응급처치

아직 신체운동 기능이나 균형 감각이 미숙하며 상황에 대한 판단력, 대응력이 미숙한 아동은 끊임없는 위험에 노출되기 쉽다. 이는 아무런 위험상황을 예상하지 못한 채 주위에 보이는 모든 사물과 상황이 호기심과 탐구심을 충족해 주는 대상이 되기 때문이다.

아동에게 예기치 않은 응급상황이 벌어졌을 때는 대처 수준에 따라 손실의 정도가 달라질 수 있으므로, 당황하지 말고 적절한 응급처치로 상황에 대처하는 것이 필수적이다. 이 장에서는 응급처치의 필요성과 기본 원칙에 대해 알아보고, 아동에게 많이 발생하는 사례별 응급처치법을 알아보고자 한다.

1. 응급처치의 필요성

1) 응급처치의 정의

- 응급의료에 관한 법률(전문개정 2011. 8. 4.)에 따르면 응급처치란 응급의료행위의 하나로서 응급환자의 기도를 확보하고 심장박동의 회복, 그 밖에 생명의 위험이나 증상의 현저한 악화를 방지하기 위하여 긴급히 필요로 하는 처치다.
- 긴급상황이 발생했을 때 병원에 도착하거나 전문 의료인이 도착할 때까지 아동을 안전하게 보호하고, 상처나 질병의 악화를 방지하며, 추가적인 손상을 예방하기 위해 행해지는 즉각적이고 임시적인 모든 기술이다.

2) 응급처치의 목적

- 생명 보존
- 상처나 질병의 악화 방지
- 치료 회복
- 고통 경감
- 심리적인 안정

아동은 강한 호기심과 대처 능력의 미숙으로 어떠한 응급상황에 처하게 될지 예측할 수 없다. 따라서 아동의 발달상의 특성과 그에 따르는 위험성에 대한 정확한 인지가 안전사고를 예방할 수 있다. 예기치 않은 상황이 발생했을 때 아동의 신체적 · 정신적 손상을 최소화하고 2차적인 손상이나 후유증을 예방하기 위해

즉각적이고 적절하게 대처할 수 있어야 한다.

2. 우리나라 아동의 안전사고 현황

우리나라 아동의 안전사고 현황을 조사한 자료(보건복지부, 2010; 소비자안전국 위해정보팀, 2010)에 의하면 연도별 위해발생 건수가 매년 증가하여 여전히 아동의 사고가 빈번함을 알 수 있다. 아동의 사망을 가져오는 안전사고는 운수사고, 익사, 추락, 질식, 화상, 중독 등의 순서로 나타났다. 아동의 안전사고 사망자 수는 다른 선진국들이 평균 이하인 것에 비해(OECD 평균 5.6명) 우리나라는 5.96명으로 평균을 웃돌고 있어 안전사고에 대한 인식과 대처가 더욱 절실함을 보여 주고 있다. 성별에 따라 남아의 사고 건수가 여아보다 월등히 높아 활동이 많은 남아에 대한 주의가 더욱 절실히 요구된다. 연령별로는 걸음마를 시작해서 끊임없이 움직임이 많아지는 만 1~3세 때 발생하는 사고가 59.7%로 가장 높게 나타났다. 그리고 모든 연령에 걸쳐서 머리, 얼굴을 가장 많이 다치는 것으로 나타났다.

•표 11-1• 연도별 아동의 안전사고 현황

구 분	2007년	2008년	2009년	계
위해발생 건수	5,431	9,421	11,427	26,279
증가율(%)	–	73.5	21.3	

•표 11-2• 아동의 안전사고 사망자 수 국제 비교

(아동 10만 명당)

대상국	우리나라	OECD 평균	스웨덴	영 국	독 일	일 본
비율(%)	5.96	5.6	2.7	3.3	3.7	4.6
연도	2008	2005	2005	2005	2005	2005

출처: 보건복지부(2010), 소비자안전국위해정보팀(2010).

•표 11-3• 성별 현황

구 분	남 자	여 자	계
건수	1,105	700	1,805건
비율(%)	61.2	38.8	

•표 11-4• 연령별 현황

연령 구분	건 수	비율(%)
영아기(만 1세 미만)	141	7.8
걸음마기(만 1~3세)	1,077	59.7
학령 전기(만 4~6세)	347	19.2
학령기(만 7~14세)	240	13.3
계	1,805	100

3. 응급처치법

1) 기도 폐쇄: 이물질을 삼켰을 때

이물질이 기도 입구를 막아 호흡을 방해하거나 아주 호흡을 할 수 없는 경우를 기도 폐쇄(airway obstruction, choking)라고 한다. 기도 폐쇄는 호흡을 방해하여 생명에 치명적인 영향을 줄 수 있으므로 신속히 처리하여야 한다.

(1) 원인

영아의 돌연사는 대개 어른의 부주의로 발생하는 것을 볼 수 있다. 영아의 경우 수유 후 트림을 시키지 않았을 때 기도 폐쇄의 위험이 있으며, 머리 모양을 걱정해서 엎어 재우거나 너무 푹신한 이불에 재우는 일 등은 질식으로 인한 돌연사의 위험을 가중시킨다.

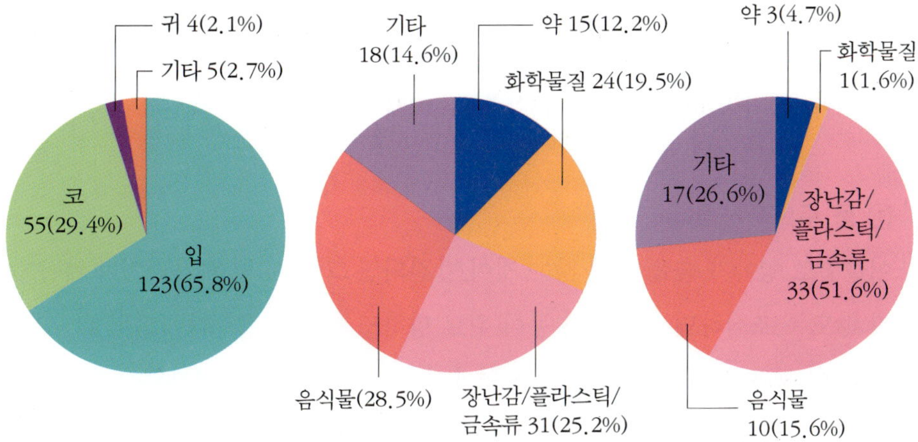

[그림 11-1] 이물질의 흡입 경로 및 구강 내외 이물질

출처: 질병관리본부(2007). 응급실 손상환자 표본심층조사.

유아의 경우는 대근육의 발달이 진행되는 시기이므로 호기심이 매우 왕성해진다. 그러나 아직 해로움을 구분할 수 있는 능력이 없기 때문에 거의 모든 호기심을 입으로 해소하려고 하는 습성이 있다. 학령 전기 아동들은 서둘러 먹거나 뛰어다니거나 큰 소리로 웃으며 음식을 먹을 때 기도 폐쇄가 잘 발생하므로 사고를 미리 예방하는 것이 무엇보다 중요하다.

(2) 예방법

- 아동의 손이 닿을 만한 곳에 단추, 동전, 구슬과 같은 작은 물체를 두지 않는다.
- 음식물을 먹을 때는 앉아서 먹도록 하며, 너무 빨리 먹지 않도록 주의시킨다.
- 견과류, 포도, 팝콘과 같이 삼키기 쉬운 음식물을 아동에게 주지 않는다.
- 분해되기 쉬운 장난감을 주지 않는다.
- 아동이 씹기 쉽도록 음식물을 조그맣게 잘라서 준다.

(3) 응급처치

■ 영아: 등 두드리기와 가슴 압박(출생~12개월)

① 등 두드리기 5회

이물질로 영아가 숨을 쉬지 않는 것이 발견되면 그 즉시 입을 가리거나 목을 누르지 않도록 조심하면서 영아의 등이 위로 향하도록 안아 올린다. [그림 11-2]의 ①과 같이 등을 5회 두드린다. 이때 영아의 머리는 가슴보다 아래쪽으로 향하도록 팔로 받쳐 무릎 위에 올려놓고, 처치자의 손꿈치로 양쪽 어깨뼈 사이의 등을 아래쪽을 향하여 음식물이 튀어나올 수 있도록 절도 있게 두드려야 한다.

② 가슴 압박 5회

한 손으로 영아의 머리와 목을 받치고 다른 손으로 영아의 턱과 목을 잡은 다음 영아의 얼굴이 위로 향하도록 뒤집는다. 영아의 머리가 가슴보다 아래로 향하도록 기울인 채 처치자의 두 손가락을 영아의 흉골과 평행하게 흉골 위에 놓고 가슴 중앙 직하부를 가슴 두께의 1/2~1/3 깊이로 수직으로 5회 압박한다.

③ 이물질 확인

가슴 압박을 한 후에 영아의 입안을 살펴 이물질이 튀어나왔는지 확인한다.

④ 등 두드리기-가슴 압박-이물질 확인의 반복

이물질이 나올 때까지 등 두드리기 5회, 가슴 압박 5회, 이물질 확인을 반복 실시한다.

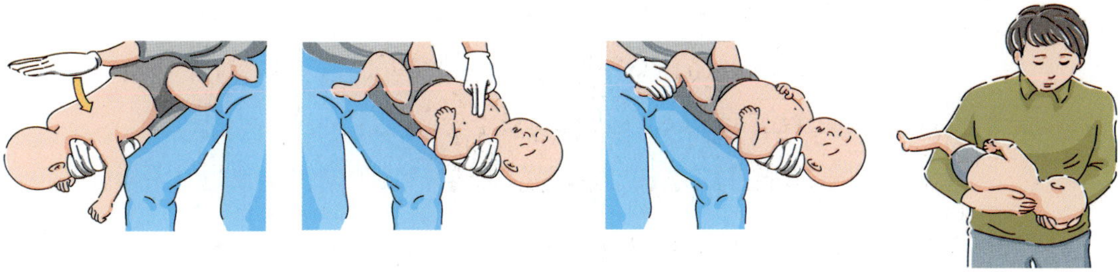

① 등 두드리기 5회 ② 가슴 압박 5회 (① → ② → 이물질 확인) 반복 회복자세

[그림 11-2] 영아의 기도 폐쇄 처치

⑤ 회복자세

기도 폐쇄의 재발 방지와 호흡을 원활히 하기 위해 영아의 머리를 살짝 아래로 받쳐서 안는 자세를 유지한다.

※주의

- 이물질이 배출되거나, 힘차게 숨을 쉬거나, 기침을 할 때까지 계속 반복 실시한다.
- 영아가 의식을 잃으면 곧바로 119에 연락하고 119가 도착할 때까지 가슴 압박 30회–이물질 확인–인공호흡 2회를 반복적으로 실시한다.

■ 유아: 복부 압박(13개월~7세까지)

① 기도 확인

처치자가 반 무릎을 꿇어 유아와 키 높이를 맞춘 다음 기도를 확인한다.

② 압박자세

유아의 뒤로 가서 유아의 복부 중앙(명치와 배꼽 사이, 더 정확하게는 유아의 배꼽에서 어른 손가락 한 개 굵기만큼 떨어진 위치)에 주먹을 놓고 감싸쥔다.

③ 이물질 확인

유아의 입 쪽을 향하여 45° 각도로 압박하여 이물이 튀어나오는지 확인한다.

※주의

- 유아의 신체에 비해 어른의 주먹이 상당히 클 수 있으므로 명치끝이 다치지 않도록 조심해야 한다.
- 단 한 번이라도 확실한 압박의 힘으로 음식물이 튀어나오도록 하는 것이 중요하다.

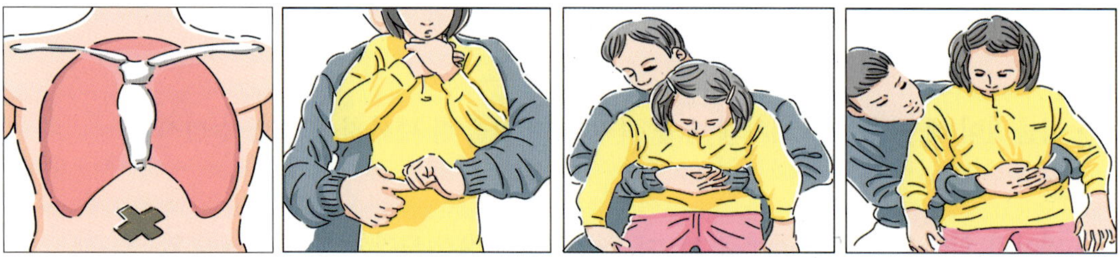

압박 위치 압박 자세 압박 이물질 확인

[그림 11-3] 유아의 기도폐쇄 처치

2) 화 상

화상(burn)은 아동에게 아주 흔하게 일어나는 사고이며, 적절하게 치료하지 않으면 심각한 후유증을 남길 수 있기 때문에 가능한 한 빨리 병원에 가서 의사의 진료를 받아야 한다. 뜨거운 물이 나오는 수도꼭지, 정수기, 커피포트, 어른들의 커피 잔, 식탁에 올려져 있는 김이 모락모락 나는 냄비, 가스렌지 위에 있는 손잡이가 달린 후라이팬이나 냄비 등은 뜨거운 물에 의해 아동의 화상을 가져오는 직접

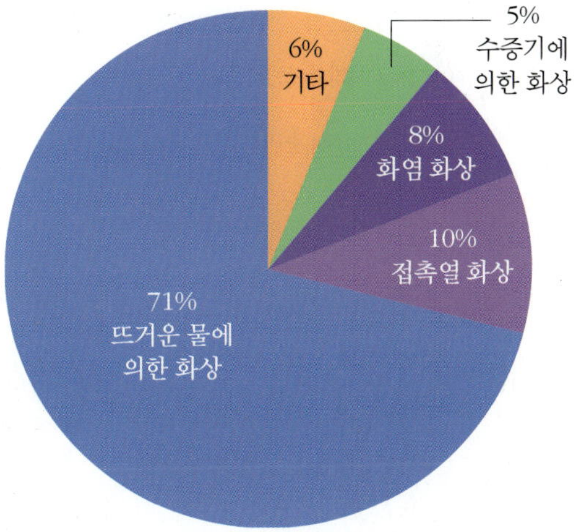

[그림 11-4] 아동 화상의 유형

출처: 대한소아과학회 조사(2010).

적이고도 치명적인 원인이 될 수 있다. 아동은 전기 콘센트를 찾아 젓가락으로 찔러 볼 수 있기 때문에 안전장치를 해야 하며, 잡아당길 수 있는 식탁보도 위험하다. 아동은 끊임없는 호기심으로 위험을 감지하지 못한 채 행동하므로 항상 눈을 떼지 말아야 한다. 화상사고의 대부분은 집(85.9%)에서 일어나는 것으로 보고되고 있다.

(1) 화상의 범위: 9의 법칙

화상이 심한 정도는 몸의 표면적 중 화상을 입은 부위의 비율에 큰 영향을 받는다. 따라서 대략 그 비율을 알아두는 것이 좋다. 전체 몸의 표면적을 100%로 하고 9%를 기준으로 신체의 범위를 정하여 화상의 정도를 알아보는 것이 9의 법칙(rule of nines)이다. 아동은 나이에 따라 그 비율이 조금씩 다르지만, 보통 아이의 손바닥 하나만한 크기가 그 아이의 전체 표면적 100% 중 1% 정도가 된다고 한다.

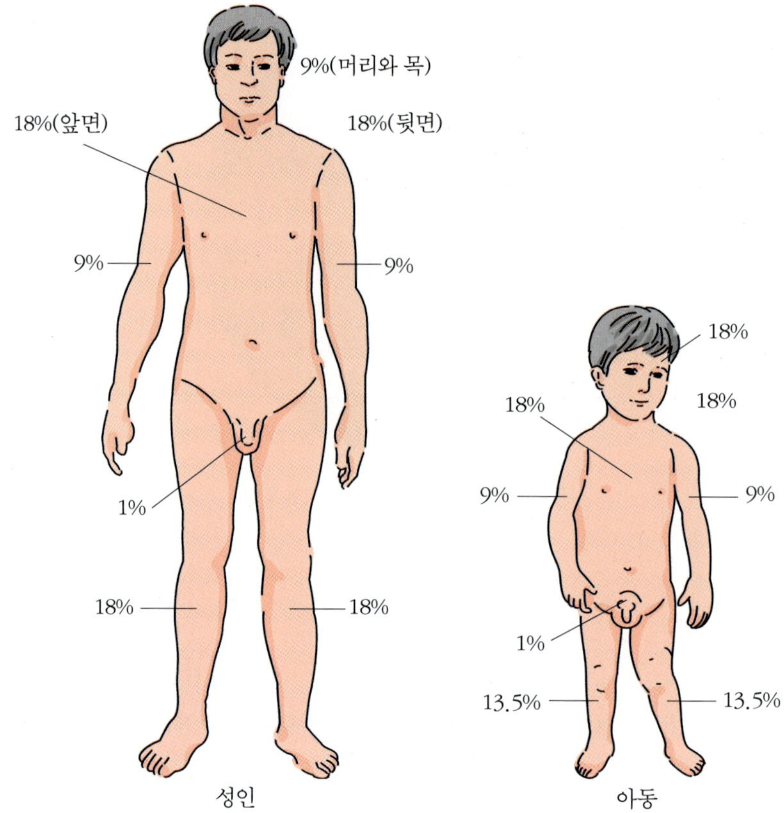

[그림 11-5] 9의 법칙

(2) 화상의 깊이에 따른 분류

일반적으로 화상은 상처의 깊이에 따라 1도, 2도, 3도 화상으로 분류할 수 있다. 화상의 깊이에 따라 상처의 회복기간과 예후가 달라진다. 화상처치의 목적은 가능한 한 빨리 열기를 제거하여 화상이 더 깊어지는 것을 막고, 통증과 부종을 조절하며, 감염을 방지하여 최대한 흉터 없이 치료가 이루어질 수 있도록 돕는 데 있다.

•표 11-5• 화상의 깊이에 따른 분류 및 응급처치법

<table>
<tr><th>종 류</th><th>내 용</th><th>응급처치</th></tr>
<tr><td>1도 화상(표재성 화상)
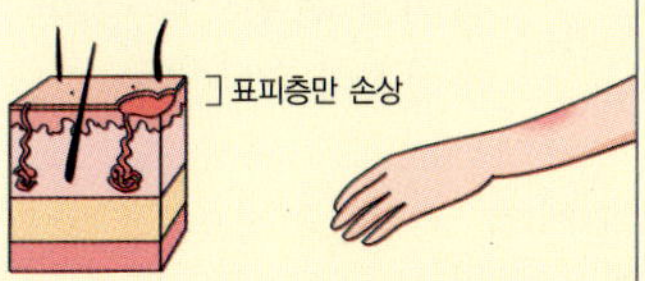
</td><td>–표피만 손상
–원인: 일광화상, 뜨거운 물이나 불에 순간 접촉
–특징: 발적, 화끈거리는 통증, 약 48시간 후에 통증이 사라짐, 수일 내에 흉터 없이 치유됨</td><td rowspan="3">① 찬물에서 20~40분 정도로 열기를 식힌다. 부종 감소와 통증 조절에 효과적이다.
② 약품은 즉시 흐르는 물에 씻어 내린다. 상처를 아래쪽으로, 병원에 도착할 때까지 씻어 내린다.
③ 얼음을 직접 피부에 대지 않는다(동상 위험).
④ 물 이외에 다른 것을 상처에 바르지 않는다(감염 위험).
⑤ 물집은 일부러 터뜨리지 않는다(감염 위험).
⑥ 무리해서 옷을 벗기지 않는다(피부 손상 위험).
⑦ 1, 2도 화상이라도 큰 상처일 경우 반드시 병원 진료를 받는다.
⑧ 손목시계, 반지, 목걸이 등의 금속류는 신속하게 제거한다. 화상이 깊어지고 부종으로 치료가 불편해진다.</td></tr>
<tr><td>2도 화상(부분층 화상)
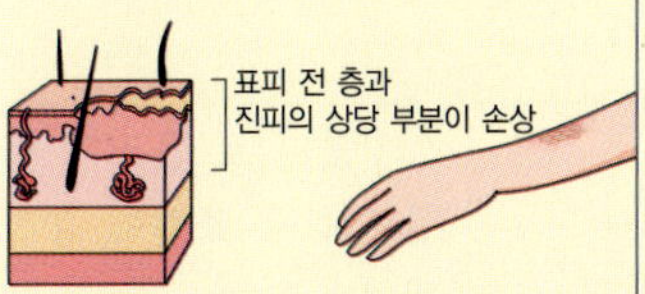
</td><td>–표피와 진피층의 손상
–원인: 열탕, 화염
–진피층과 피하지방층의 부종
–심한 통증(감각수용기의 노출)
–대부분 수포를 형성
–치료를 잘하면 흉터가 거의 남지 않을 수 있음</td></tr>
<tr><td>3도 화상(전층 화상)
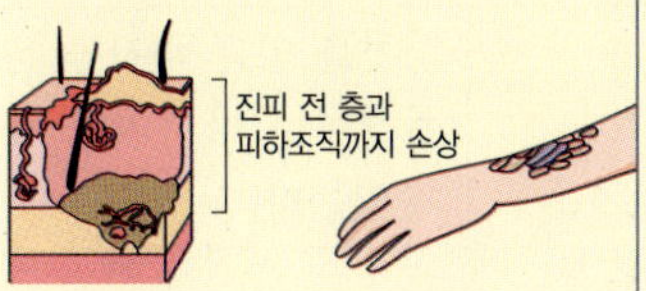
</td><td>–피부 전 층과 피하지방층의 손상
–원인: 강한 화학약품, 화재, 전기, 번개 등
–신경 손상으로 통증을 전혀 느끼지 못함
–흉터가 남음
–패혈증, 쇼크 등 합병증 위험
–반드시 전문 화상센터 치료 필요</td></tr>
</table>

출처: 보건복지부(2011)에서 재구성. http://hi.nhic.or.kr

3) 상 처

피부가 손상당한 것으로 모든 상처에는 출혈과 감염의 위험성이 있다. 출혈이 심한 상처는 지혈을 우선적으로 신경 써야 하며, 감염의 위험성이 높은 상처는 상처가 감염되지 않도록 각별히 주의해야 한다.

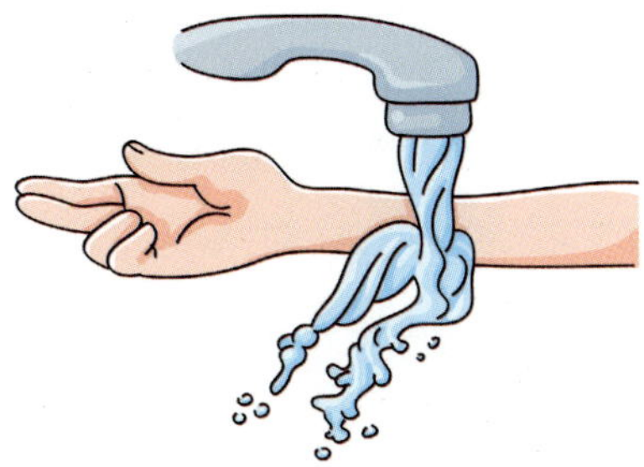

[그림 11-6] 상처 씻기

•표 11-6• 상처의 종류 및 증상에 따른 응급처치

상처의 종류	정 의	증 상	응급처치	주의 사항
긁힌 상처	피부 표면만 벗겨져 피가 스며 나오는 정도의 상처	출혈이 있고 쓰리고 아프다.	-흐르는 물과 비누로 상처를 씻는다. -상처를 소독솜으로 소독한다. -연고를 바른다.	상처 부위가 넓어 감염되기 쉬우므로 상처의 청결이 우선이다.
찔린 상처	피부 깊숙이 이물질에 의해 찔린 상처	이물질이 피부에 박히고, 통증과 부종이 있다.	-작은 상처: 핀셋이나 집게로 가시를 빼고 피를 한 방울 낸다. 비눗물로 씻는다. -큰 상처: 억지로 빼려고 하지 말고 그대로 상처를 싸매어 병원에 간다.	큰 상처는 파상풍의 위험이 있으므로 반드시 병원 진료가 필요하다.
베인 상처	날카로운 칼 등에 피부가 베인 상처	출혈이 심하다.	즉시 지혈한다.	상처를 위로 올리면 지혈과 통증 조절에 효과적이다.
찢긴 상처	피부가 불규칙하게 찢진 상처	출혈이 심하다.	상처 부위를 흐르는 물로 씻은 뒤 병원으로 간다.	심한 상처일 경우는 물로 씻지 않고 곧바로 병원으로 간다.
멍든 상처	혈액이 피부 아래로 고이는 상처	피부색이 퍼렇게 보인다.	-즉시: 냉찜질(지혈) -24시간 이후: 온찜질	상처를 입은 즉시는 온찜질이나 마사지를 하지 않는다.

•표 11-7• 지혈법

- 국소거상: 상처를 심장보다 높임으로써 통증과 부종 감소, 지혈에 도움이 된다.
- 직접 압박법: 출혈 시 대부분 사용하는 방법으로써 두터운 천으로 5분 이상 상처를 직접 압박한다.
- 지압점 압박법(간접 압박법): 상처에 혈액을 공급하는 동맥을 뼈에 대고 힘차게 누른다.

상처에 따른 지압점은 다음과 같다.

- 팔에 상처가 심할 경우: 상박동맥 지압점
- 다리에 상처가 심할 경우: 대퇴동맥 지압점

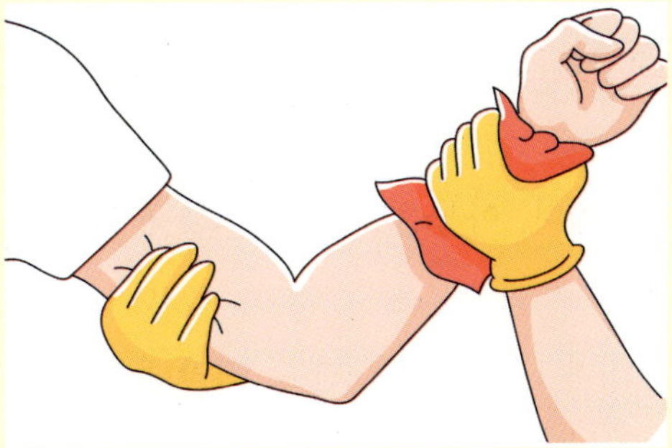

[그림 11-7] 상박동맥 지압점

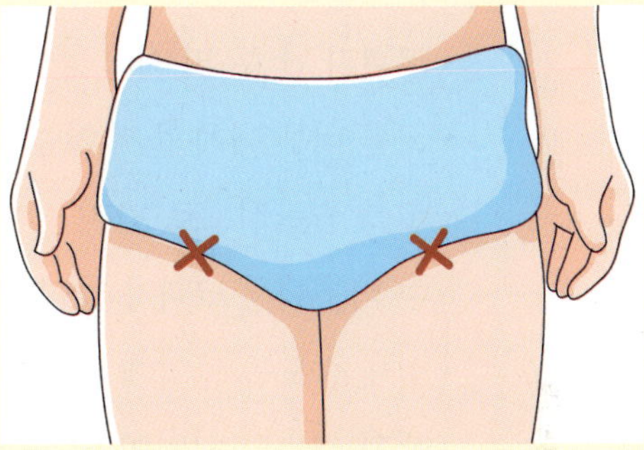

[그림 11-8] 대퇴동맥 지압점

4) 코피가 날 때

(1) 응급처치

- 당황하지 말고 아동을 안정시킨다. 긴장하면 혈압이 상승해 코피가 더 많이 날 수 있다.
- 머리를 약간 앞으로 숙이고 코를 5~10분 정도 꼭 눌러 준다.
  - 머리를 뒤로 젖히게 되면 코피가 기도로 넘어가게 되어 기도 흡인으로 인한 질식 등을 일으킬 위험이 있다.
  - 이때 코피가 멎었는지 확인하려고 손을 떼었다가 코피가 더 심하게 나올 수 있으므로 주의한다.
  - 흐르는 코피는 삼키지 말고 입으로 뱉어낸다.
- 차가운 물수건이나 얼음주머니로 콧등이나 이마 부위를 차게 하여 지혈을 돕는다. 찬 기운이 코 부위의 혈관을 수축시켜 피를 효과적으로 멈추게 한다.
- 20분 이상 지혈이 되지 않으면 병원 진료를 받는다.

(2) 예방법

- 코피가 난 후 몇 시간 동안은 코를 후비거나 비비지 않도록 한다.
- 코를 너무 세게 풀지 않는다.
- 코를 습관적으로 만지는 버릇을 고친다. 아동은 대부분 코를 후비거나 비비는 버릇에서 코피가 많이 난다.
- 실내 습도를 알맞게 유지한다. 실내가 너무 건조하면 코 점막에 딱지가 많이 생겨 코피의 원인이 될 수 있다.

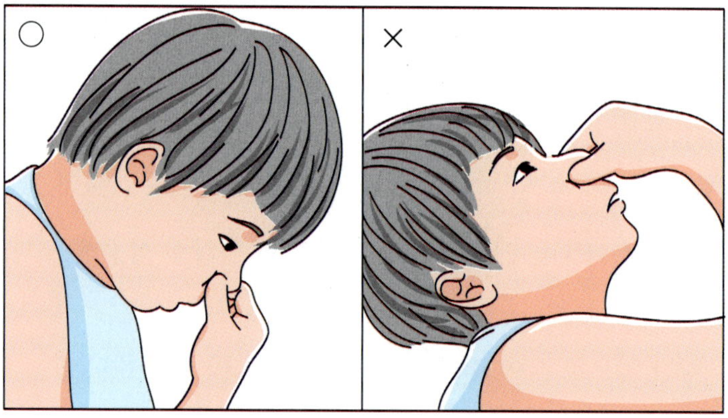

[그림 11-9] 코피가 날 때 올바른 자세

•표 11-8• 코피가 날 때 바로 병원으로 가야 하는 경우

① 코피가 나면서 몸의 다른 곳에서도 출혈이 있을 때
② 너무 많은 피를 흘렸을 때
③ 얼굴이 창백해질 때
④ 의식이 흐려질 때
⑤ 입으로 피를 토할 때
⑥ 식은땀을 흘릴 때
⑦ 코가 자주 막히면서 코피가 자주 날 때
⑧ 머리를 부딪힌 후에 코피를 흘릴 때

출처: 중앙보육정보센터(2009).

• 코에 바셀린을 발라 준다.
  – 코가 건조하고 딱지가 많이 생기는 경우에는 코에 바셀린 연고를 발라 주어 코 점막을 부드럽게 한다.
  – 바셀린은 면봉에 묻혀 콧속에 살살 발라 준다.

5) 골 절

아동은 주로 놀이터나 운동장에서 놀다가 손가락, 손목, 아래팔, 팔꿈치 등의 순서로 골절이 오기 쉽다. 아동은 뼈에 수분이 많고 부드러워서 금이 가는 형태로 골절이 생길 수 있으며 눈치채지 못하고 지나가기 쉽다. 방치하면 외모의 기형이나 치료의 어려움 등을 겪을 수 있으므로 주의해야 한다.

(1) 정의

뼈가 부러지거나 금이 간 것을 말한다.

(2) 종류에 따른 증상

① 개방성 골절

부상을 입으면서 뼈가 피부를 뚫고 나오게 된 경우이며 상처의 출혈이 동반된다. 피부 상처, 출혈, 통증, 움직이지 못함 등의 증상을 보인다.

② 폐쇄성 골절

피부의 상처 없이 골절만 된 경우이며 피부 손상 없이 통증과 기형, 부종 등의 증상을 보인다.

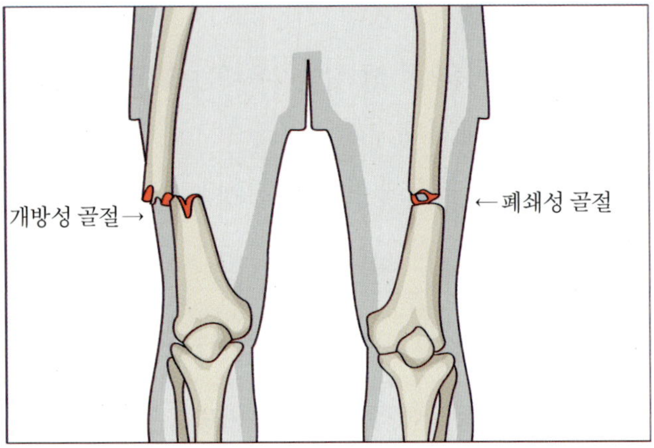

[그림 11-10] 골절

(3) 응급처치

- 현장이 안전한지 살핀다.
- 주위에 알리고 도움을 요청한다.
- 상처를 관찰한다.
  - 이때 상처 부위를 건드리지 말고 부상당할 때의 상태를 그대로 유지한다.
  - 손가락이나 발가락을 움직여 보게 하고 감각에 이상이 있는지 여부를 알아 본다.
  - 감각에 이상이 있는 경우는 척추 손상일 수 있으므로 주의해야 한다.
- 상처 처치
  - 개방성 골절인 경우는 지혈을 위해 상처 처치를 먼저 해야 한다.
  - 만약 뼈가 커다란 혈관을 손상시켰다면 출혈 때문에 위험한 상황에 놓일 수도 있기 때문이다.
- 부목 고정
  - 부상당할 때의 자세를 최대한 유지하여 부목으로 팔이나 다리를 고정한다.
  - 부목은 수건, 담요, 베개, 책, 지팡이, 골판지 등을 이용하여 대용 부목을

사용할 수 있다.

－골절 처치에서 가장 중요한 것은 상처 부위의 움직임을 최소화하는 것이다.

－뼈를 억지로 맞추려 하지 않도록 주의한다.

• 다친 부위는 되도록 심장보다 위쪽으로 위치하도록 자세를 유지하고 병원을 방문하거나 119를 기다린다.

6) 염 좌

(1) 정의

염좌(sprain)는 뼈와 관절을 연결하는 단단한 섬유조직인 인대가 찢어진 상태를 말한다.

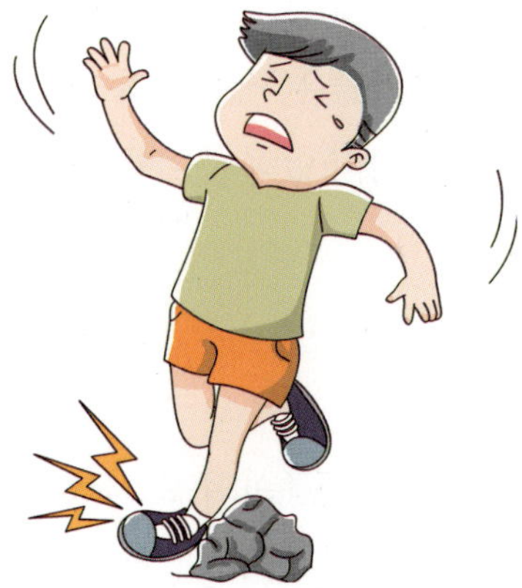

[그림 11-11] 염좌

(2) 증상

동통과 부종, 관절 모양의 변화, 관절 기능의 변화, 관절이 불안정한 느낌이나 불편한 느낌, 관절이 너무 헐겁다고 느껴지거나 뼈가 제 위치에 있지 않은 느낌, 관절이 정상 움직임을 벗어난 느낌 등이 있다.

(3) 응급처치(RICE 요법)

• 관절을 쉬게 한다(REST).

• 부종을 줄이기 위하여 얼음찜질을 한다(Ice pack).

• 압박붕대로 부종을 눌러 준다(Compression).

• 관절을 올려준다(Elevation).

7) 낙 상

영아는 침대나 보행기에서, 유아는 그네나 시소 같은 놀이기구에서 낙상하는 경우가 많다.

- 찬물이나 얼음으로 찜질을 하여 상처 부분이 더 이상 부어오르는 것을 막아 준다.
- 기응환이나 우황청심원을 먹이는 경우가 있는데 증상을 감출 수가 있으므로 아무것도 먹이지 않도록 한다(하정훈, 2009).
- 영아들은 구토, 두통, 보채거나 먹지 않고 심하게 우는 등의 증상을 보인다.
- 증상이 없다 할지라도 72시간은 주의 관찰해야 한다.

8) 익 수

익수는 아동의 주요 사망 원인 중 하나다. 3세 이하의 아동에게는 욕조도 익수의 1차적인 장소다.

- 아동은 절대 혼자서 욕조의 물속에서 놀게 해서는 안 된다. 흔들리거나 미끄러져 넘어질 경우 혼자서 물 밖으로 나올 능력이 없기 때문이다.
- 다른 익수의 위험 장소로는 수영장이나 물가 등이 있다. 아동은 어른이 안전하다 생각되는 곳일지라도 절대 안전하지 않다는 것을 명심해야 한다. 어떤 물가에서든 철저하고 지속적으로 감시해야 한다.
- 아동이 익수된 채로 구조되었을 때 의식이 없다면 즉시 구조를 요청하고 가슴 압박과 인공호흡을 시작해야 한다. 기본 소생술 시행 중 아동이 기침을 시작하면 즉시 고개를 옆으로 돌려주어 이물질의 기도 흡인을 예방한다.

9) 자동차 사고

- 자동차 사고는 1~4세 아동의 사망을 초래하는 주요 원인이다.
- 보행자 사고와 차 내 승차사고 모두가 아동에게 가능한 사고로, 차 내 승차사고의 빈도가 좀 더 높다.
- 차 내 승차사고에는 차와 운전자의 문제들, 벨트 착용 등의 많은 요소들이 영향을 미친다.
- 바퀴 넓은 차가 더욱 안전하다는 통계 결과가 있으며, 아이들이 차 안에서 뛰거나 구르지 못하도록 주의시켜야 한다.
- 부모가 아이를 앞에 안은 채 운전하는 것은 너무나 위험하다. 아동은 항상 뒷좌석 안전의자에 앉히도록 한다.

10) 귀의 이물

아동은 호기심으로 귀의 구멍에 무언가를 집어넣어 보려고 한다.

아동의 귓속에 이쑤시개나 귀후비개를 사용하는 것은 위험하므로 반드시 병원 진료를 받도록 한다.

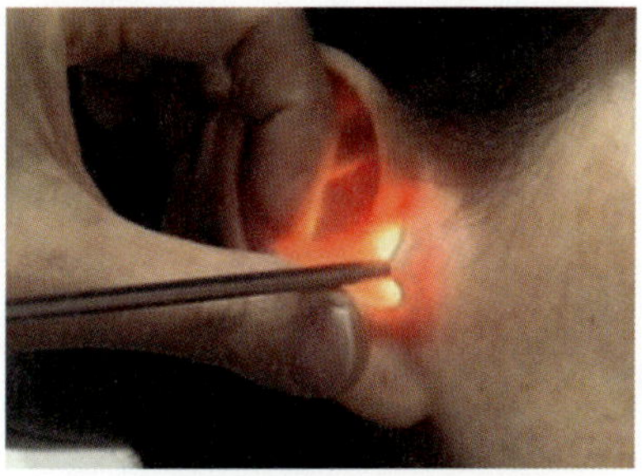

[그림 11-12] 귀의 이물

출처: http://i-kumho.com/sub/sub5

- **곡류(팥, 콩 등)**: 귀 점막의 수분이 곡류를 크게 부풀릴 수 있으므로 베이비오일을 떨어뜨려 커지는 것을 차단한 뒤 병원에서 꺼내도록 한다.
- **개미**: 설탕물이나 음료수 등 단 음식으로 유인하여 나오도록 한다.
- **하루살이**: 전등의 불빛을 이용하여 유인한다. 또는 생리식염수나 베이비오일로 질식시킨 후 병원으로 간다.

• 바퀴벌레: 생리식염수나 베이비 오일을 한두 방울 떨어뜨려 질식시킨 후 병원에서 빼낸다.

11) 벌에 쏘였을 때

(1) 증상

보통 벌에 쏘이면 국소적으로 피부가 빨갛게 부어오르고 욱신거리며 아프다. 그러나 전신 증상이 나타난다면 곧바로 응급실로 가야 한다.

• **국소적인 증상**: 발적, 종창, 통증, 열
• **전신적인 증상**: 알레르기 증상을 말한다. 기침, 재채기, 호흡곤란, 두드러기, 구역질, 구토 등

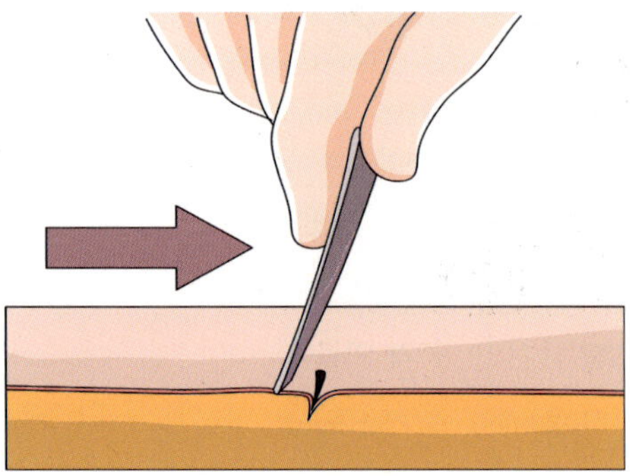

[그림 11-13] **벌침 빼는 법**

(2) 응급처치

• **벌침 제거**: 벌독의 지속적인 유입을 막는다. 벌침을 집게나 손가락으로 집어 빼는 것은 벌독을 짜내는 효과가 있으므로 카드 등으로 밀어서 빼내야 한다.
• **냉찜질**: 가려움과 통증 조절에 효과적이다.
• **병원 방문**: 국소적이라도 심하게 부어오르면 병원 진료를 받는 것이 회복이 빠르다.

(3) 예방법

• 야외로 나갈 때 지나친 향수나 화장품은 삼간다.
• 밝은 색깔의 옷을 입는 것은 벌레를 잘 확인할 수 있으므로 좋다.

• 긴 옷이나 장화 등으로 예방한다.

• 벌이 쫓아올 때는 바로 자리에 납작하게 엎드려 움직이지 않아야 한다.

12) 딸꾹질

(1) 정의

딸꾹질은 호흡 시 공기가 급속히 빨려 들어가면서 나타나는 횡격막의 경련현상이다.

(2) 원인

① 신경계의 미숙

영아의 딸꾹질은 대부분 온도 조절이 미숙하기 때문이며, 갑작스러운 온도 변화에 적응하지 못해 발생하는 경우가 많다. 찬 공기나 찬 우유, 찬 음식을 먹었을 때 찬 기운이 횡격막을 자극하여 생긴다.

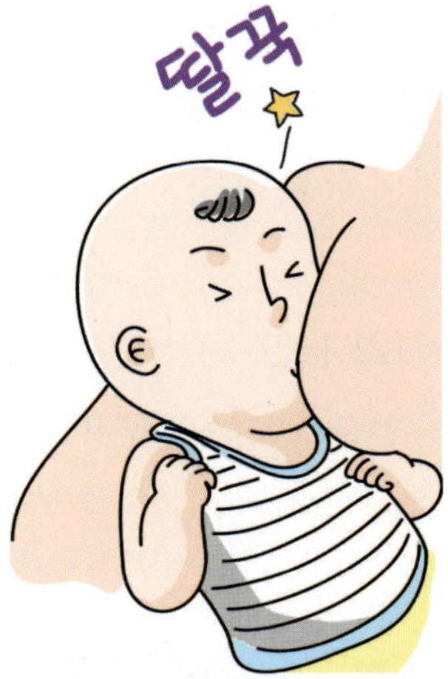

[그림 11-14] 딸꾹질 시

② 위장계의 미숙

영아는 수유 후 딸꾹질을 하는 경우가 많다. 이것은 수유 후 위가 확장되면서 횡격막을 자극하기 때문에 발생하는 것이며, 심하면 딸꾹질을 하면서 구토를 하는 경우도 있다.

(3) 응급처치

• 영아를 포대기로 싸서 따뜻하게 한다.

• 기저귀를 바로 바로 갈아 준다.
• 수유량을 조절한다.
• 젖을 먹이거나 따뜻한 물을 먹게 한다(설탕물이 효과가 있다는 이야기도 있다).
• 손가락을 양쪽 귀에 넣어 자극한다.
• 눈과 눈썹 사이의 미간을 지긋이 누르거나 발바닥을 살짝 쳐서 자극한다.
• 휴지를 콧구멍에 넣어 재채기를 유도한다.

13) 소아당뇨

(1) 정의

아동기부터 선천적으로 당 조절이 잘 안 되는 경우를 말하며 이러한 아동은 지속적으로 당 조절 및 관리가 이루어져야 한다. 소아당뇨일 때 잘못하면 혈액 중 필요한 당 수치가 지나치게 떨어져 쇼크가 올 수 있는데, 이를 저혈당성 쇼크라 하며 혈중 당 수치가 50mg/dl 이하로 떨어질 경우에 발생한다.

(2) 원인

인슐린 또는 경구용 혈당강하제의 용량이 너무 높았을 경우 그리고 식사를 제대로 못하거나 운동을 오랫동안 너무 힘들게 한 경우 쇼크가 올 수 있다.

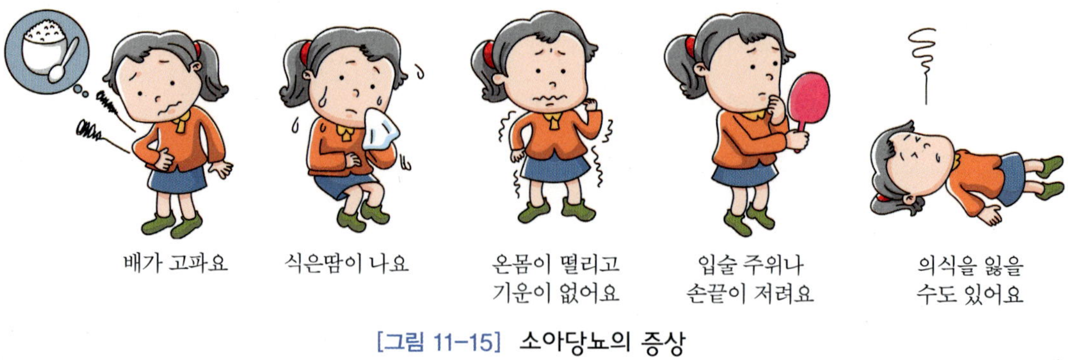
배가 고파요
식은땀이 나요
온몸이 떨리고 기운이 없어요
입술 주위나 손끝이 저려요
의식을 잃을 수도 있어요

[그림 11-15] 소아당뇨의 증상

(3) 증상

식은땀, 눈앞이 흐려짐, 팔다리의 힘이 빠짐, 불규칙한 호흡, 오심, 구토, 현기증, 무의식 등이 나타난다.

(4) 응급처치

- **의식이 있을 경우:** 우유, 오렌지주스, 사탕 같은 당류를 천천히 섭취하게 하고 증상이 호전되기를 기다린다.
- **의식이 없을 경우:** 기도 흡인의 위험이 있으므로 입으로 아무것도 먹이려 하지 말고 병원으로 이송한다.

14) 중 독

중독은 어떤 물질이 인체에 해로움을 주고 신체 기능의 이상을 가져오는 것을 말한다. 1~5세의 아동은 분별없이 호기심이 많고 천진난만하여 순식간에 독성물질을 섭취할 수 있다. 중독은 섭취, 호흡, 접촉 등의 경로를 통하여 인체에 해를 끼친다.

(1) 식중독

식중독은 음식을 잘못 먹었을 때 식중독균에 의하여 발생하고, 습하고 무더운 여름철에 잘 발생하므로 음식과 개인위생에 더욱 신경써야 한다.

- 식중독은 예방이 더욱 중요하다.
- 유통기한의 확인, 음식물의 보관 및 요리 방법, 손 씻기 등에 주의를 기울여야 한다.

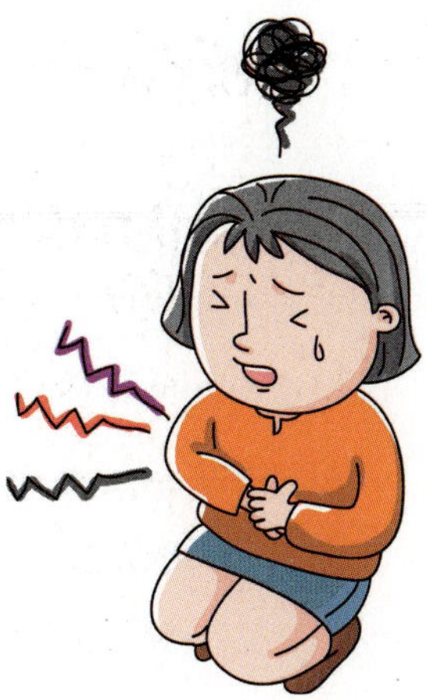

[그림 11-16] 식중독

- 구토, 복통, 설사, 발열 증상을 살펴보아야 하며, 특히 아동은 탈수에 주의해야 한다.
- 식중독 증상 중 두드러기와 같은 전신 증상이 함께 나타날 수 있다.
- 꿀은 가공한 상태가 아니므로 알러지를 유발할 수 있기 때문에 1세 이전에 먹이지 않아야 한다.

(2) 약품을 잘못 먹었을 때

어떤 약물을 먹었는지 잘 모를 경우에는 다음과 같이 한다.

- 구토를 억지로 시키지 않는다. 강산이나 강알칼리 약물은 구토하면서 식도와 구강을 두 번 손상시키기 때문이다.
- 물, 우유, 주스 등 어느 것이라도 아무것도 먹이지 않는 것이 좋다. 약물의 성질에 따라 물에 더 강렬히 반응할 수도 있고, 산이나 알칼리에 독성이 더 강해질 수 있기 때문이다.

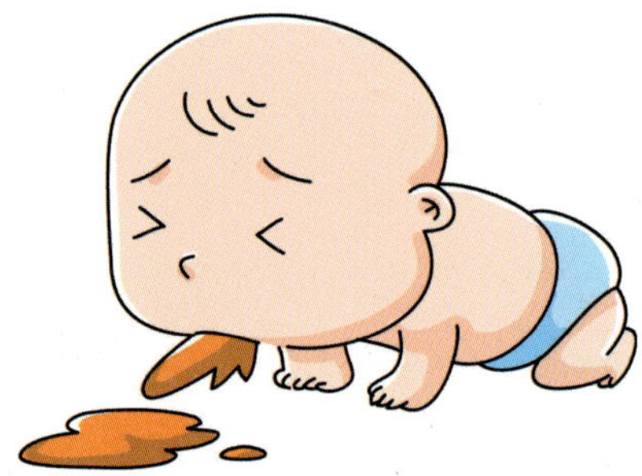

[그림 11-17] 약품을 잘못 먹었을 때

- 현장 안전 확인과 의식 유무를 확인한 뒤, 바로 119에 연락하거나 병원 응급실로 이송한다.
- 현장이 안전하지 못한 경우는 바로 환아를 옮기고, 의식이 없을 경우는 기본 심폐소생술을 실시하면서 구급차를 기다린다.

(3) 가스 중독

- 현장이 안전하지 않다면 바로 신선한 공기가 있는 곳으로 아동을 옮긴다.

- 의식을 확인하고 의식이 없을 시에는 119에 연락을 취하고 곧바로 기본 심폐소생술을 실시한다.
- 만약 직접 승용차로 옮길 경우에는 소생술을 실시하며 응급실로 가야 한다.

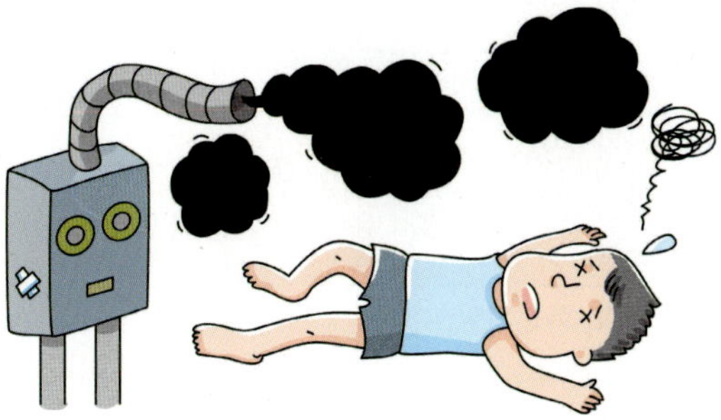

[그림 11-18] 가스 중독

(4) 약품이 눈이나 피부에 접촉되었을 때

독성이 있는 약품은 지속적으로 남아 있을 때 손상을 더 가중시킬 수 있으므로 바로 제거해야 한다. 눈이나 피부는 약물이 묻은 쪽을 아래로 하여 제거한다.

① 가루약

- 옷을 벗긴다.
- 바람을 등지고 가루를 털어야 한다.
- 가루약을 털 때는 가능한 마스크, 고무장갑 등 안전 장비를 갖추어야 한다.

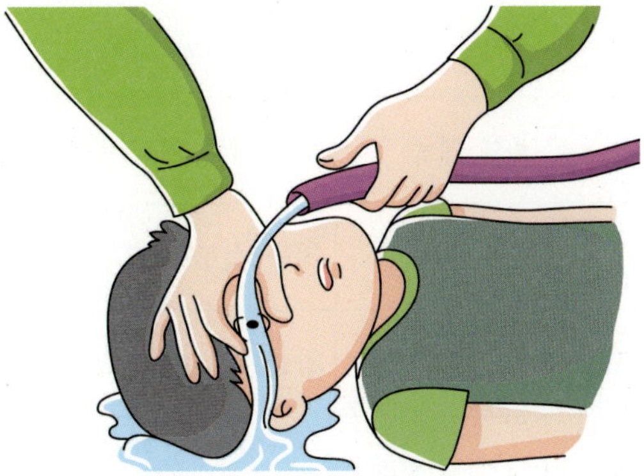

[그림 11-19] 눈의 세척

② 액체 약물

- 흐르는 물에 지속적으로 씻어 주어야 한다.
- 병원에 도착할 때까지 계속 물을 흘려가며 이동하는 것이 좋다.

•표 11-9• 응급처치법

	상 황	증 상	처 치	주의사항
1	기도 폐쇄	숨을 쉬지 못함, 호흡 곤란(쌕쌕거림), 말을 못함	영아: 등 두드리기와 가슴 압박의 반복 유아: 복부 압박	이물질 및 압박 부위 확인 (복부 장기 손상 최소화)
2	화상	피부 발적, 화끈거림, 부어오름, 물집, 피부 벗겨짐 등	흐르는 찬물에 상처 식히기	물 이외에 다른 것 바르지 않기(감염 위험 최소화)
3	상처	피부 손상, 출혈	흐르는 물에 상처 씻기, 소독과 연고 바르기, 지혈	출혈이 심할 시 즉시 지혈, 상처 감염 예방
4	코피	코로부터 혈액이 흘러나옴	코를 막아서 지혈, 찬물이나 얼음찜질로 지혈	고개를 뒤로하지 않기 (기도 흡인의 위험)
5	골절	부동, 통증, 기형, 출혈, 부종	상처 부위의 부동자세 유지, 부목 고정, 출혈 시 상처 처치 후 부목 고정	사고당할 당시의 자세 유지 후 처치, 환자 이송방법 결정
6	염좌	피부색 변화, 부종, 통증	상처 고정, 얼음찜질, 국소거상	관절 부동상태 유지
7	낙상	머리 부위 부종, 구토, 두통, 횡설수설, 무의식	머리에 찬물이나 얼음찜질, 병원 이송	72시간 동안 주의 관찰
8	익수	무의식, 무호흡	기본 소생술 실시	시행 중 의식 회복 시 기도 흡인 주의
9	자동차 사고	무의식, 출혈, 부종	상처 처치, 지혈, 부목 고정	신속히 병원 이송
10	귀의 이물	귀의 가려움, 통증, 이물감	전등, 설탕물, 오일 사용	무리하여 꺼내려 하지 말고 병원 진료
11	벌에 쏘임	부종, 발적, 가려움	찬물이나 얼음찜질, 벌침 빼기	벌침 뺄 때 족집게 사용 금지
12	딸꾹질	지속적인 딸꾹질 소리	더운 물 천천히 마시기, 숨 참아보기, 혀 빼물고 있기, 설탕물, 젖 물리기	제대로 멈추지 않을 때는 병원 방문
13	소아 당뇨	의식이 흐려지거나 무의식, 식은땀, 호흡불규칙	간식량을 조절하여 예방, 의식이 있을 때 설탕물, 우유, 주스 등 단당류 섭취	무의식 시 아무것도 먹이지 말 것(기도 흡인 우려), 병원 진료
14	중독	무의식, 구토, 복통, 설사	기본 소생술, 아무것도 먹이지 말고 병원 후송 가스 중독 시: 창문 열고 기본 소생술	병원 진료

15) 심폐소생술

(1) 변경된 한국심폐소생술 지침

보건복지부가 주관하여 완성된 '2011년 한국심폐소생술 지침'에 따르면 일반인들이 처치를 했을 경우에 오류가 생기기 쉽거나 하기 어려운 부분을 최소화하고, 소생술의 과정을 간단히 하여 환자의 생존율을 높이는 데에 그 초점을 맞추었다. 그 내용은 다음과 같다.

- 기존의 일반인들이 호흡을 확인하던 것을 삭제하였다. 의식을 확인하여 의식이 없다고 판단되면 즉시 소생술을 시행하여야 한다.
- 기도 열기와 인공호흡을 먼저 하던 것을 가슴 압박 → 기도 열기 → 인공호흡 순으로 바꾸었다. 이는 가슴 압박을 먼저 시행하여 환자의 생존율을 높이려는 취지에서다.
- 가슴 압박의 방법은 최소 분당 100회 이상을 권장한다.
- 제세동기의 사용을 더욱 강화하였다. 일반인들을 위한 제세동기의 사용 확대와 영유아를 위한 소아용 제세동기의 사용을 적극 권장한다. 단, 소아용 제세동기가 없다면 기본 소생술, 즉 가슴 압박과 인공호흡을 해야 한다. 불가피하게 인공호흡을 할 수 없는 경우에는 가슴 압박만이라도 시행한다.

(2) 영유아의 기본 심폐소생술

•표 11-10• 영아의 기본 심폐소생술(Basic Life Support: BLS)

① 의식 확인 및 도움 요청	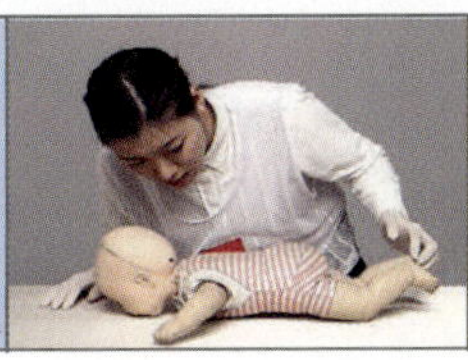	영아는 발바닥을 간질이거나 꼬집어서 확인한다. 아무런 반응이 없을 시 바로 119에 연락할 것을 주위에 요청한다.

(계속)

② 가슴 압박 30회	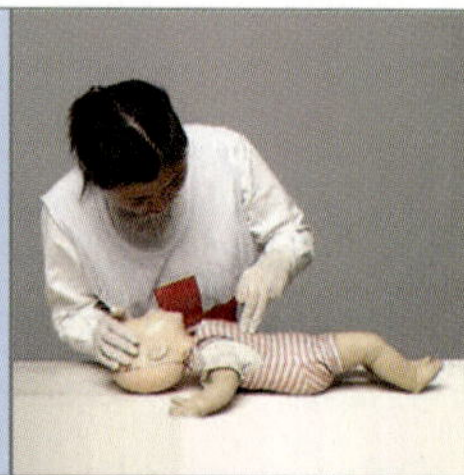	양쪽 유두를 잇는 선과 흉골이 만나는 지점(가슴 중앙부)을 두 손가락으로 압박한다. 압박 깊이는 가슴 두께의 1/2~1/3 정도 들어가도록 하며, 1분에 100회 이상의 속도로 규칙적으로 30회 압박한다. 이때 압박의 규칙성과 깊이, 팔의 각도를 특히 유의하여 압박하여야 한다.
③ 기도 열기 및 인공호흡 2회	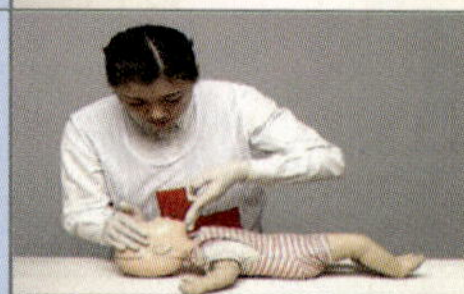 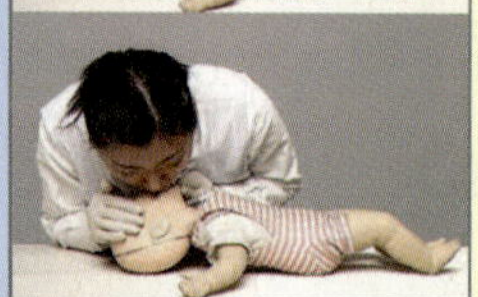	기도가 지나치게 신전되지 않도록 주의하여 머리를 뒤로 젖히고, 턱을 끌어올리는 방법으로 기도를 연다. 영아의 코와 입을 한꺼번에 감싸고 1초 간격으로 2회 연속 공기를 가슴이 올라오는 정도로만 불어넣는다.
④ 가슴 압박과 인공호흡 반복	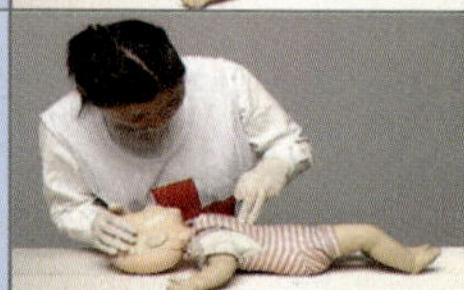 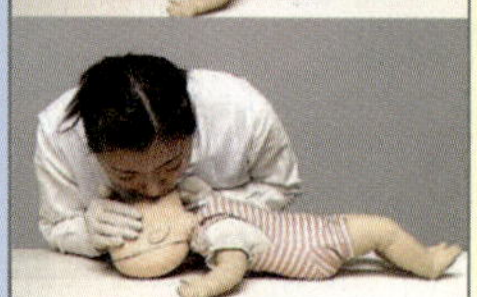	가슴 압박 30회, 인공호흡 2회를 119 대원들이 오거나 병원에 도착할 때까지 규칙적으로 포기하지 말고 반복하여 실시하여야 한다.
⑤ 회복자세	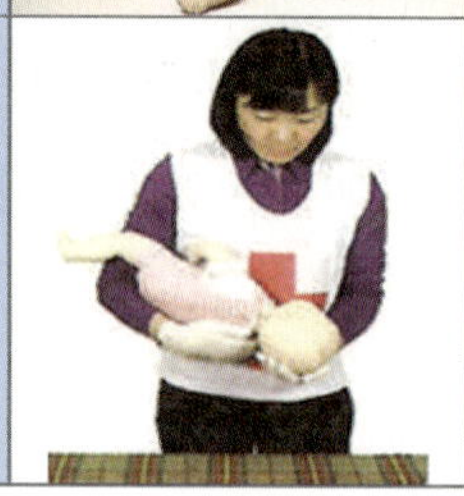	실시 도중 의식이 돌아오면 회복자세를 취해 주어야 한다. 기도 폐쇄의 재발 방지와 호흡을 원활히 하기 위해 영아의 머리를 살짝 아래로 받쳐서 안는 자세를 유지한다.

출처: 대한적십자사(2011).

•표 11-11• 유아의 기본 심폐소생술

① 의식 확인 및 도움 요청	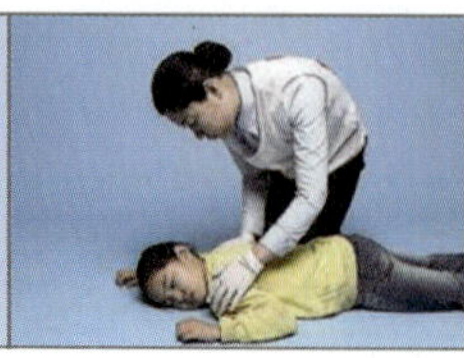	유아는 양쪽 어깨를 두드리며 의식을 확인한다. 아무런 반응이 없을 시 바로 119에 연락할 것을 주위에 요청한다.

(계속)

② 가슴 압박 30회	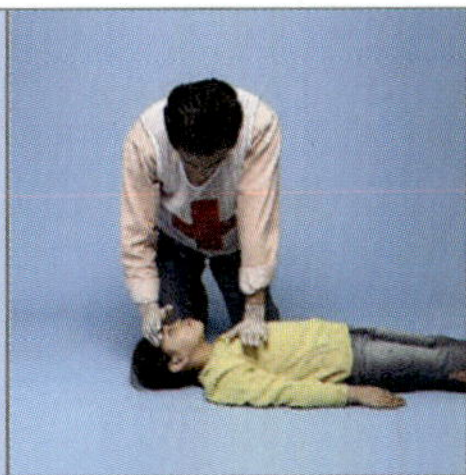	양쪽 유두를 잇는 선과 흉골이 만나는 지점(가슴 중앙부)을 손꿈치로 압박한다. 압박 깊이는 가슴 두께의 1/2~1/3 정도 들어가도록 하며, 1분에 100회 이상의 속도로 규칙적으로 30회 압박한다. 이때 압박의 규칙성과 깊이, 팔의 각도를 특히 유의하여 압박하여야 한다.
③ 기도 열기 및 인공호흡 2회	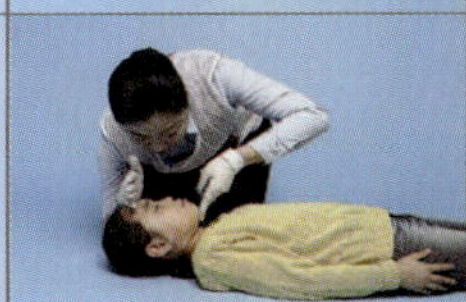 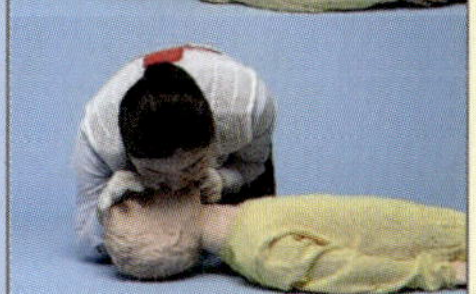	머리를 뒤로 젖히고, 턱을 끌어올리는 방법으로 기도를 연 다음, 코를 막고 1초 간격으로 2회 연속 공기를 가슴이 올라오는 만큼 불어넣는다.
④ 가슴 압박과 인공호흡 반복	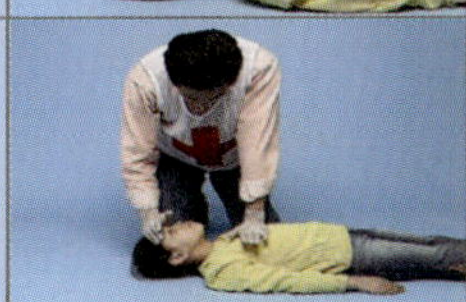 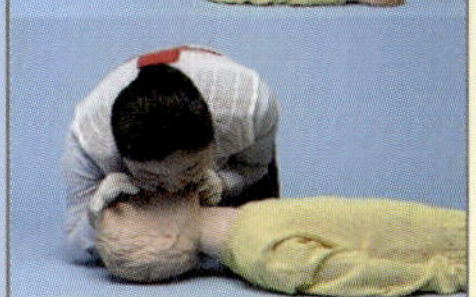	가슴 압박 30회, 인공호흡 2회를 119 대원들이 오거나 병원에 도착할 때까지 규칙적으로 포기하지 말고 반복하여 실시하여야 한다.
⑤ 회복자세	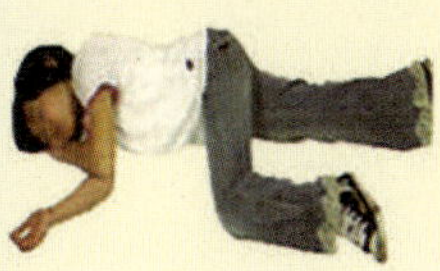	실시 도중 의식이 돌아오면 회복자세를 취해 주어야 한다. 이것은 뒤이은 호흡 정지와 기도 폐쇄 상황을 예방할 수 있으며, 편안히 호흡하며 쉴 수 있는 자세가 된다. 돌아눕는 반대쪽 손등이 얼굴을 받치게 하고, 옆으로 누인 뒤 위쪽 다리를 90° 꺾어 주어 안정감이 있게 한다.

출처: 대한적십자사(2011).

토 론

1. 아동에게 가장 많이 일어나는 사고의 종류에 대해 토론해 보자.
2. 아동의 사고 예방을 위한 방법을 토론해 보자.
3. 각종 사고 시 적절한 응급처치법에 대해 토론해 보자.
4. 아동에게 올바른 심폐소생술 방법에 대해 토론해 보자.

부록 1 예방접종 사전 예진표

(앞 면)

주민등록번호	– (□남 □여)	전화번호	
성 명		체 중	kg
주 소	시 · 도 시 · 군 · 구 읍 · 면 · 동 번지 이하 주소 아파트 동 호		

접종대상자에 대한 확인사항	보호자(본인) 확인 ✓
오늘 아픈 곳이 있습니까? 아픈 증상을 적어 주십시오. ( )	□예 □아니요
약이나 음식물(계란 포함) 혹은 백신접종으로 두드러기 또는 발진 등의 알레르기 증상을 보인 적이 있습니까?	□예 □아니요
과거에 예방접종 후 이상반응이 생긴 일이 있습니까? 있다면 예방접종명을 적어 주십시오. (예방접종명:)	□예 □아니요
선천성 기형, 천식 및 폐질환, 심장질환, 신장질환, 간질환, 당뇨 및 내분비 질환, 혈액질환으로 진찰받거나 치료받은 일이 있습니까? 있다면 병명을 적어 주십시오. ( )	□예 □아니요
경련을 한 적이 있거나 기타 뇌신경계 질환(길랑-바레 증후군 포함)이 있습니까?	□예 □아니요
암, 백혈병 혹은 면역계 질환이 있습니까? 있다면 병명을 적어 주십시오. ( )	□예 □아니요
최근 3개월 이내에 스테로이드제, 항암제, 방사선 치료를 받은 적이 있습니까?	□예 □아니요

(계속)

최근 1년 동안 수혈을 받았거나 면역 글로불린을 투여받은 적이 있습니까?	□예 □아니요
최근 1개월 이내에 예방접종을 한 일이 있습니까? 있다면 예방접종명을 적어 주십시오. (예방접종명:)	□예 □아니요
(여성) 현재 임신 중이거나 또는 다음 한 달 동안 임신할 가능성이 있습니까?	□예 □아니요

의사의 진찰 결과와 이상반응에 대한 설명을 듣고 예방접종을 하겠습니다. 보호자(본인) 성명: (서명) 접종대상자와의 관계: 년 월 일

※ 예방접종 확인 및 다음 일정 안내 문자알림(SMS) 수신 □ 동의(휴대폰 번호:)

의사 예진 결과(의사 기록란)		
체온: ℃	이상반응 설명 여부	□예 □아니요
문진 결과:		
이상의 문진 및 진찰 결과 예방접종이 가능합니다.	의사 성명: (서명)	

※ 참고문헌: 예방접종의 실시기준 및 방법(별표 2)

제정 2002. 7. 15. 보건복지부고시 제2002-50호
개정 2005. 5. 31. 보건복지부 고시 제2005-37호
2006. 6. 12. 보건복지부 고시 제2006-46호
2010. 12. 24. 보건복지부 고시 제2010-126호
(시행 2010. 12. 30.)

부록 2 예방접종의 실시기준 및 방법

제정 2002. 7. 15. 보건복지부고시 제2002-50호
개정 2005. 5. 31. 보건복지부 고시 제2005-37호
2006. 6. 12. 보건복지부 고시 제2006-46호
2010. 12. 24. 보건복지부 고시 제2010-126호
(시행 2010. 12. 30.)

① 결핵

- 접종 대상
  - 모든 영유아를 대상으로 한다.
- 표준접종시기
  - 생후 1개월 이내에 접종을 권장한다.
- 백신 종류
  - BCG(피내용)

② B형 간염

- 접종 대상
  - 모든 영유아를 대상으로 한다.
  - HBsAg과 anti-HBs 검사 결과가 모두 음성인 성인 중에서는 B형 간염 바이러스에 노출될 위험이 높은 환경에 있는 사람이 대상이다. 특히 다음에 해당하는 성인은 우선 접종권장 대상이 된다.
    ① B형 간염 바이러스 보유자의 가족
    ② 혈액제제를 자주 수혈받아야 되는 환자
    ③ 혈액투석을 받는 환자
    ④ 주사용 약물 중독자
    ⑤ 의료기관 종사자
    ⑥ 수용시설의 수용자 및 근무자

⑦ 성매개질환의 노출 위험이 큰 집단

• 표준접종시기

−모체가 HBsAg 양성인 경우: HBIG 및 B형 간염 1차 접종을 생후 12시간 이내 각각 다른 부위에 실시할 것을 권장한다.

−모체가 HBsAg 음성인 경우: 생후 1~2개월에 B형 간염 접종을 시작할 것을 권장한다.

−모체의 HBsAg 검사 결과를 알지 못하는 경우: B형 간염 1차 접종을 생후 12시간 이내에 실시하고, 산모의 검사 결과 양성으로 밝혀지면 가장 빠른 시기(늦어도 7일 이내)에 HBIG를 백신접종과 다른 부위에 접종할 것을 권장한다.

③ 디프테리아 · 파상풍 · 백일해

• 성인 예방접종기준

−40세 이상 성인 중 DTaP 예방접종력이 없는 경우, Td를 3회 접종한다(이때 간격은 0, 1, 6개월). 3회 중 한 번은 Tdap으로 접종하는 것을 권장한다(가능하면 1회 때 접종).

−DTaP 기본 접종력이 확인된 성인의 경우, 마지막 접종으로부터 10년 이상 경과하였으면 Td 혹은 Tdap 1회 접종을 권장한다.

• 접종 대상

−모든 영유아를 대상으로 한다.

−성인의 경우는 대상에 따라 선별적으로 Td 혹은 Tdap 추가 접종을 권장한다.

• 표준접종시기

−생후 2, 4, 6개월에 3회 기초 접종할 것을 권장한다.

−생후 15~18개월, 만 4~6세, 만 11~12세에 3회 추가 접종할 것을 권장한다.

※ 표준접종일정

구 분		표준접종시기	접종 간격	백 신
기초 접종	1차	생후 2개월	최소한 생후 6주 이후	DTaP
	2차	생후 4개월	1차 접종 후 4~8주 경과 후	DTaP

	3차	생후 6개월	2차 접종 후 4~8주 경과 후	DTaP
추가 접종	4차	생후 15~18개월	3차 접종 후 9개월 이상 경과 후	DTaP
	5차	만 4~6세	–	DTaP
	6차	만 11~12세	–	Tdap 혹은 Td

④ 폴리오

- 접종 대상
  - 모든 영유아를 대상으로 접종한다.
- 표준접종시기
  - 생후 2, 4, 6개월에 3회 기초 접종할 것을 권장한다.
    (단, 3차 접종은 생후 6~18개월까지 접종 가능)
  - 만 4~6세에 추가 접종할 것을 권장한다.

⑤ 홍역 · 유행성 이하선염 · 풍진

- 접종 대상
  - 모든 영유아를 대상으로 한다.
- 표준접종시기
  - 생후 12~15개월과 만 4~6세에 2회 접종할 것을 권장한다.

⑥ 일본뇌염

- 접종 대상
  - 모든 영유아를 대상으로 한다.
- 표준접종시기
  - 생후 12~24개월 중 1주일 간격으로 2회 기본 접종할 것을 권장한다.

-기본 접종 후 12개월 뒤에 1회 더 접종하여 기초 접종을 완료할 것을 권장한다.
-만 6세와 만 12세에 2회 추가 접종할 것을 권장한다.

• 백신 종류
-일본뇌염 사백신

⑦ 장티푸스

• 접종 대상
-다음의 대상자 중 위험요인 및 접종환경 등을 고려하여 제한적으로 접종할 것을 권장한다.
① 장티푸스 보균자와 밀접하게 접촉하는 사람(가족 등)
② 장티푸스가 유행하는 지역으로 여행하는 사람 및 파병되는 군인
③ 장티푸스균을 취급하는 실험실 요원
④ 간이급수시설 지역 중 불안전 급수지역 주민 및 급수시설 종사자
⑤ 집단급식소 종사자
⑥ 식품위생접객업소 종사자

• 표준접종시기
-Vi polysaccharide 백신을 접종하는 경우 3년마다 접종하고 2세 미만의 영아는 권장하지 않는다.
-경구용 생백신인 경우 격일로 3~4회 투여하고, 3년마다 추가 접종하며, 5세 미만 소아에게는 권장하지 않는다.

⑧ 인플루엔자

• 접종 대상
-다음의 대상자를 우선 접종할 것을 권장한다.
① 만성폐질환자, 만성심장질환자
② 만성질환으로 사회복지시설 등 집단시설에서 치료, 요양, 수용 중인 사람
③ 만성간질환자, 만성신질환자, 신경-근육 질환, 혈액-종양 질환, 당뇨환자, 면역저하자(면역억제제 복용자), 아스피린 복용 중인 6개월~18세 소아

④ 65세 이상의 노인
⑤ 의료인
⑥ 만성질환자, 임신부, 65세 이상 노인과 함께 거주하는 자
⑦ 6개월 미만의 영아를 돌보는 자
⑧ 임신부
⑨ 50~64세 인구
⑩ 생후 6개월~59개월 인구

• 표준접종시기
 －매년 1회 접종을 원칙으로 한다.
 －단, 과거접종력이 없거나 첫해에 1회만 접종받은 6개월 이상~9세 미만의 소아에게는 1개월 간격으로 2회 접종하고, 이후 매년 1회 접종한다.

⑨ 신증후군 출혈열

• 접종 대상
 －다음의 대상자 중 위험요인 및 접종환경 등을 고려하여 제한적으로 접종할 것을 권장한다.
① 군인 및 농부 등 직업적으로 신증후군 출혈열 바이러스에 노출될 위험이 높은 집단
② 신증후군 출혈열(유행성 출혈열) 바이러스를 다루거나 쥐 실험을 하는 실험실 요원
③ 야외활동이 빈번한 사람 등 개별적 노출 위험이 크다고 판단되는 자

• 표준접종시기
 －1개월 간격으로 2회 접종하고, 2차 접종 후 12개월 뒤에 3차 접종할 것을 권장한다.

⑩ 수두

• 접종 대상
 －모든 영유아를 대상으로 한다.

• 표준접종시기
 －생후 12~15개월에 1회 접종할 것을 권장한다.

참고문헌

강신덕(1997). '청소년의 학교공포증' 청소년 대화의 광장(문화체육부 청소년 상담 정책기관), 청소년 상담문제 연구보고서.

경기도교육청(2010). 전염병관리 실무 매뉴얼.

고일선(2009). 간호의 기초. 서울: 은하출판사.

곽노의(2010). 영유아 건강교육. 고양: 공동체.

교육과학기술부(2010). 전염병 위기대응 실무 매뉴얼.

교육과학기술부(2011). 감염병 예방관리 매뉴얼.

김경화 · 신혜경 · 이임복(2011). 아동건강 및 안전. 고양: 공동체.

김나리(2011). 틱장애 아동의 틱 증상 감소를 위한 아동 미술치료 프로그램 개발. 한남대학교 대학원.

김남순(2003). 발달심리학. 파주: 교육과학사.

김미경(2010). 미술치료가 발달장애 아동의 정서지능에 미치는 효과. 원광대학교 대학원 석사학위청구논문.

김민정(2010). 아동 · 청소년 불안장애 선별척도(SCARED)의 타당화 연구: 초등학교 고학년, 중학생을 대상으로. 숙명여자대학교 대학원 석사학위논문.

김성경 · 김혜영 · 최현미(2005). 아동복지론. 파주: 양서원.

김순혜(2011). 현대아동상담. 서울: 학지사.

김승권(2005). 인구전환기의 한국사회 가치관 및 가족변화와 대응방안. 서울: 한국보건사회연구원.

김태임 · 김희순 · 신영희 · 심미경 · 오원옥(2007). 성장발달과 건강. 파주: 교문사.

대한예방의학회(2010). 예방의학과 공중보건학.

류황건 외(2009). 알기 쉬운 공중보건학. 파주: 수문사.

박용순(2009). 사회복지개론. 서울: 학지사.

서경미(2011). 학습장애아동과 일반아동의 관형사형 어미 이해 및 산출 능력 비교. 용인대학교 재활보건과학대학원 석사논문.

송지호 · 조결자 · 박은숙(2009). 아동간호학. 서울: 현문사.

안현희(2009). 통합미술치료프로그램이 발달장애 아동의 사회정서발달에 미치는 영향. 창원대학교 대학원 석사학위 청구논문.

은소희 · 은백린(2006). 소아 및 청소년에서 두통의 원인과 치료, 소아학회지. 49(4), 354-363

이경희 · 권수자 · 김남희 · 김윤희 · 박성희(2011). 보건교육. 파주: 수문사.

이상복(2000). 발달장애의 신개념 소개와 지도방법. 제18회 정서장애아 및 학습장애아 교육연수지. 한국정서학습장애아 교육학회.

임경혜(2004). 국제결혼 사례별로 나타난 가족문제에 따른 사회복지적 대책에 관한 연구. 대구대학교 대학원 석사학위논문.

임미혜 · 정정옥(2010). 영유아 건강교육. 서울: 창지사.

임상록 · 최영숙 · 장우심 · 윤영미 · 정옥희 · 김광병 · 변민수(2007). 사회복지개론. 서울: 파란마음.

임혁 · 채인숙(2010). 정신건강의 이해. 고양: 공동체.

장인협 · 오정수(2001). 사회복지론. 서울: 서울대학교 출판부.

정옥분(2002). 아동발달의 이해. 서울: 학지사.

정옥분(2009). 발달심리학. 서울: 학지사.

정옥분(2011). 아동발달의 이해. 서울: 학지사.

주수길 · 김지연(2003). 아동복지강론. 파주: 양서원.

조결자 · 송지호 · 유일영 · 박인숙 · 박은숙 · 김미원 · 김희순 · 신희선(2000). 가족중심의 아동간호학. 서울: 현문사.

중앙건강가정지원센터(2012). 건강가정지원센터운영가이드북.

진혜경(2001). 발달장애의 개념 및 치료. 발달장애 교육치료학회 추계학술발표대회 및 제1차 워크숍 논문집 5-16.

질병관리본부(2009). 질병관리백서.

질병관리본부(2010). 전염병관리 사업지침.

질병관리본부/대한소아청소년과개원의사회(2009). 소아전염병표본감시결과보고서.

최경숙(2007). 발달심리학. 파주: 교문사.

최명민 · 이기영 · 최현미 · 김정진(2009). 문화적 다양성과 사회복지. 서울: 학지사.

충청북도교육청(2007). 학교 전염병 예방관리.

하정훈(2012). 삐뽀삐뽀 119 소아과. 서울: 그린비라이프.

한국영양학회(2010). 한국인 영양섭취기준 개정판.

현정희(2010). 아동복지론. 서울: 한국원격평생교육원.

〈웹사이트〉

World Health Organization(WHO). http://who.int

교육과학기술부. http://www.mest.go.kr

대한건강정보. http://www.gunganghaseyo.com

대한소아과학회. http://www.pechiatrics.or.kr

대한심폐소생술협회. http://www.kacpr.org

대한적십자사. http://www.redcross.or.kr

미국정신의학회. http://www.psych.org

법제처. http://www.moleg.go.kr

보건복지부. http://www.mw.go.kr

보건복지부/대한의학회. http://health.mw.go.kr

소아청소년 정신건강클리닉. http://drchoi.pe.kr

식중독예방 대국민 홍보사이트. http://kfda.go.kr/fm/index.do

식품의약품안전청. http://www.kfda.go.kr

여성가족부. http://www.mogef.go.kr

예방접종 도우미. http://nip.cdc.go.kr

중앙보육정보센터. http://central.childcare.go.kr

질병관리본부. http://www.cdc.go.kr

통계청. http://www.kostat.go.kr

한국선천성 대사질환협회. http://kcmd.or.kr

한국소비자원. http://www.kca.go.kr

한국아동발달센터. http://isuwon.co.kr

한국특수교육학회. http://www.ksse.or.kr

찾아보기

■ 인 명 ■

■ 내 용 ■

저자 소개

장우심

국군간호사관학교 간호학 전공
고려대학교 사회복지학 석사
대구가톨릭대학교 사회복지학 박사
전 우송정보대학 전임 강사
　고려대학교 겸임 교수
현 영동대학교 사회복지학부 교수

황혜정

혜천대학교 간호학 전공
건양대학교 보건학 석 · 박사
전 혜천대학교 전임 강사
현 건양사이버대학교 보건복지경영학과 교수

주영주

이화여자대학교 간호학 전공
국립공주대학교 간호학 석 · 박사
문경대학교 초빙교수
현 우송정보대학 간호과 교수

구정아

국군간호사관학교 간호학 전공
연세대학교 간호학 석 · 박사
전 중부대학교 전임 강사
현 구미대학교 간호과 교수

아동간호학

2013년 2월 20일 1판 1쇄 인쇄
2013년 2월 25일 1판 1쇄 발행

지은이 • 장우심 · 황혜정 · 주영주 · 구정아
펴낸이 • 김진환
펴낸곳 • (주) 학지사
121-837 서울시 마포구 서교동 352-29 마인드월드빌딩 5층
대표전화 • 02-330-5114 팩스 • 02-324-2345
등록번호 • 제313-2006-000265호

홈페이지 • http://www.hakjisa.co.kr
커뮤니티 • http://cafe.naver.com/hakjisa

ISBN 978-89-997-0047-7 93510

정가 17,000원